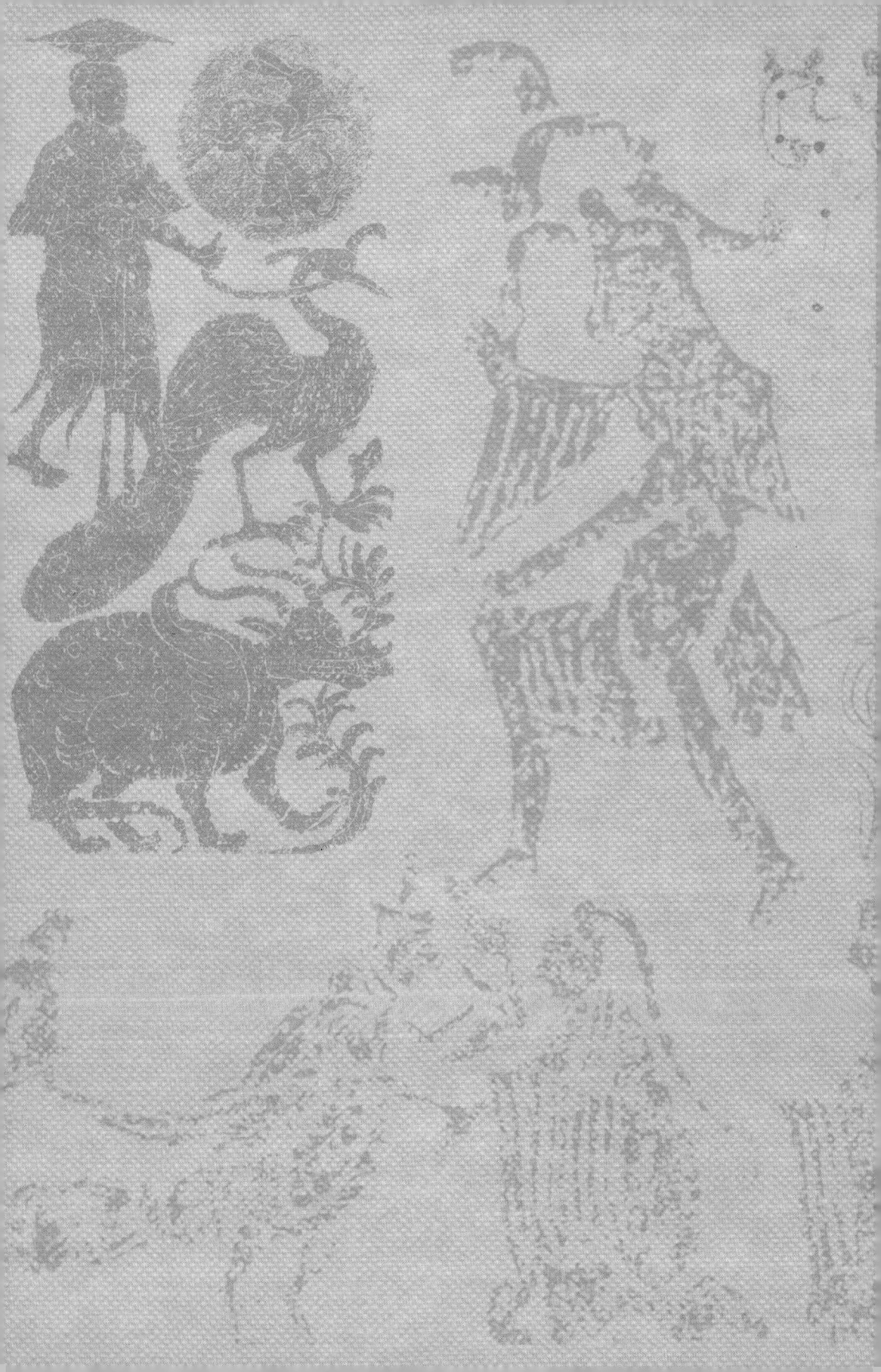

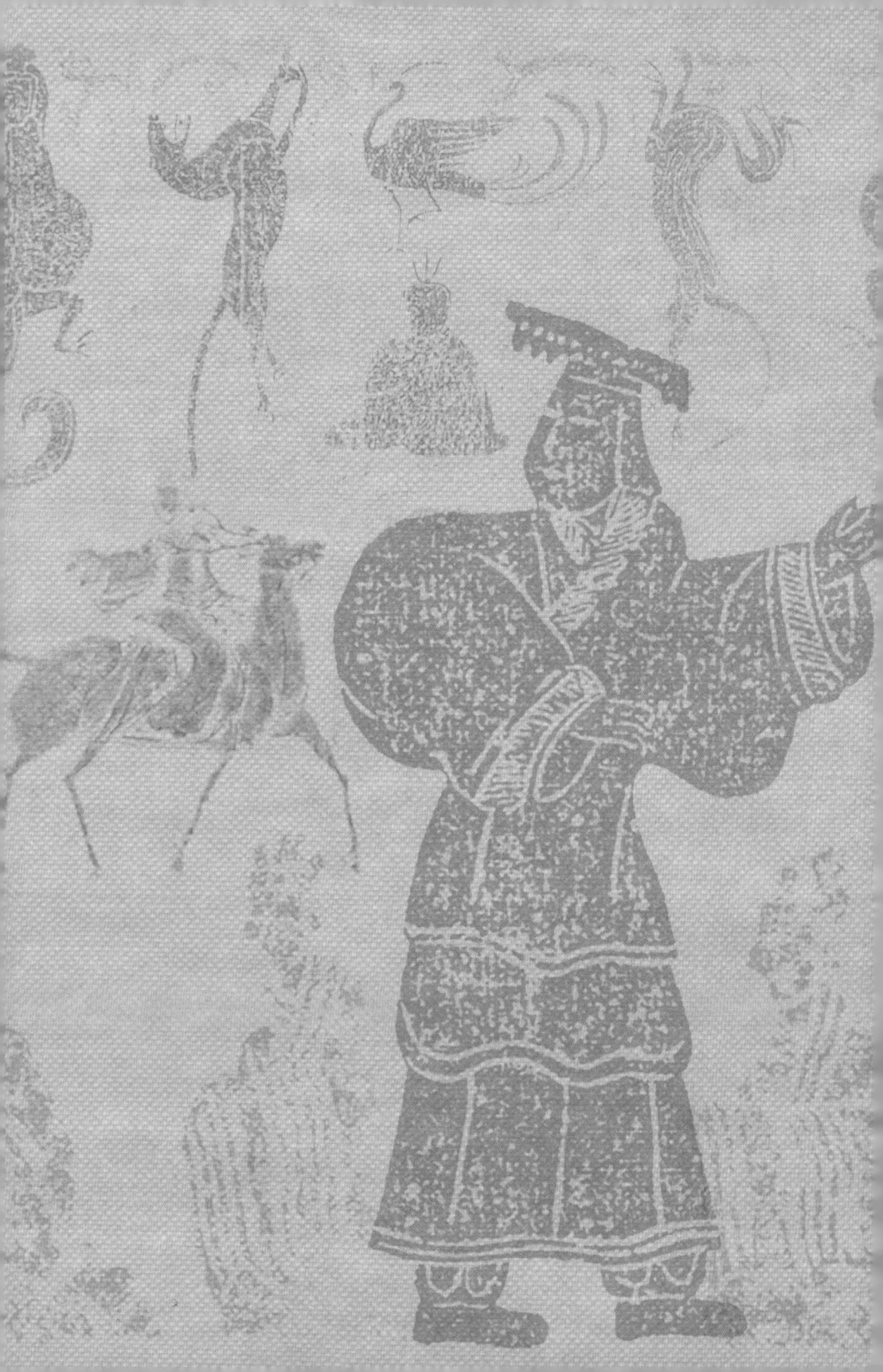

中国古医籍整理丛书

圣济总录

(第八册)

宋·赵佶　敕编

主　校　王振国　杨金萍

校注者（按姓氏笔画排序）

王飞旋　王春燕　田丹枫　刘　鹏　李怀芝

李建业　李绍林　何　永　张丰聪　陈　聪

范　磊　周　扬　金秀梅　孟　玺　郭君双

路明静　臧守虎

中国中医药出版社

·北　京·

图书在版编目（CIP）数据

圣济总录 /（宋）赵佶敕编；王振国，杨金萍主校 . —北京：中国中医药出版社，2018.12（2023.10重印）
（中国古医籍整理丛书）
ISBN 978 – 7 – 5132 – 3940 – 0

Ⅰ . ①圣⋯　Ⅱ . ①赵⋯ ②王⋯ ③杨⋯　Ⅲ . ①方书 – 中国 – 宋代　Ⅳ . ①R289.344

中国版本图书馆 CIP 数据核字（2016）第 312837 号

中国中医药出版社出版

北京经济技术开发区科创十三街31号院二区8号楼
邮政编码　100176
传真　010 64405721
保定市中画美凯印刷有限公司印刷
各地新华书店经销

开本 710×1000　1/16　印张 281.5　字数 3005 千字
2018 年 12 月第 1 版　2023 年 10 月第 2 次印刷
书号　ISBN 978 – 7 – 5132 – 3940 – 0

定价　2980.00 元
网址　www.cptcm.com

服 务 热 线　010–64405510
购 书 热 线　010–89535836
侵 权 打 假　010–64405753

微信服务号　zgzyycbs
微商城网址　https://kdt.im/LIdUGr
官 方 微 博　http://e.weibo.com/cptcm
天猫旗舰店网址　https://zgzyycbs.tmall.com

如有印装质量问题请与本社出版部联系（010 64405510）

第八册目录

卷第一百五十

妇人血风门 …………… 三〇七三

血风统论 …………… 三〇七三

妇人血风劳气 …… 三〇七三

妇人血风走注 …… 三〇七九

妇人血风身体骨节

疼痛 …………… 三〇八六

妇人风虚劳冷 …… 三〇八九

妇人中风 …………… 三〇九一

妇人中风角弓反张

…………… 三〇九五

妇人中风偏枯 …… 三〇九七

妇人风邪惊悸 …… 三〇九九

卷第一百五十一

妇人血气门 …………… 三一〇二

血气统论 …………… 三一〇二

妇人月水不利 …… 三一〇二

妇人月水不调 …… 三一〇五

妇人月水不通 …… 三一一五

妇人月水不断 …… 三一二五

妇人月水来腹痛 …… 三一二九

室女月水不通 …… 三一三三

室女月水不调 …… 三一三九

室女月水来腹痛 …… 三一四三

卷第一百五十二

妇人血气门 …………… 三一四七

带下 …………… 三一四七

漏下 …………… 三一五一

经血暴下 …………… 三一五五

卷第一百五十三

妇人血气门 …………… 三一六四

妇人经血暴下兼带下

…………… 三一六四

妇人血积气痛 …… 三一七二

妇人瘀血 …………… 三一七九

妇人血分 …………… 三一八一

妇人水分 …………… 三一八三

妇人血枯 …………… 三一八六

妇人无子 …………… 三一八七

卷第一百五十四

妊娠门 …………… 三一九一

妊娠统论 …………… 三一九一

妊娠恶阻 …………… 三一九二

妊娠漏胎 …………… 三一九七

妊娠惊胎 …………… 三二〇〇

妊娠胎动 …………… 三二〇二

妊娠胎动下血 …… 三二〇六

卷第一百五十五

妊娠门 …………………… 三二一〇

妊娠卒下血 ……………… 三二一〇

妊娠胎萎燥 ……………… 三二一四

妊娠胎不长养 …………… 三二一六

妊娠心痛 ………………… 三二一七

妊娠腹满 ………………… 三二二〇

妊娠腹痛 ………………… 三二二二

妊娠心腹痛 ……………… 三二二五

卷第一百五十六

妊娠门 …………………… 三二二九

妊娠呕逆不下食 ………… 三二二九

妊娠痰饮 ………………… 三二三一

妊娠虚烦懊热 …………… 三二三四

妊娠咳嗽 ………………… 三二三六

妊娠伤寒 ………………… 三二三八

妊娠下痢 ………………… 三二四一

妊娠子淋 ………………… 三二四五

卷第一百五十七

妊娠门 …………………… 三二四七

妊娠胎间水气肌肤

浮肿 …………………… 三二四七

妊娠小便不通 …………… 三二四九

妊娠小便利 ……………… 三二五二

妊娠大便不通 …………… 三二五四

妊娠大小便不通 ………… 三二五六

妊娠半产 ………………… 三二五八

妊娠数日不产 …………… 三二六〇

妊娠数堕胎 ……………… 三二六二

卷第一百五十八

妊娠门 …………………… 三二六六

妊娠堕胎后衣不出

…………………………… 三二六六

妊娠堕胎后血不出

…………………………… 三二六八

妊娠堕胎后血出

不止 …………………… 三二七〇

妊娠诸疮 ………………… 三二七二

产妇推行年等法并

安产图 ………………… 三二七四

卷第一百五十九

逆产门 …………………… 三二八五

逆产 ……………………… 三二八五

产难 ……………………… 三二八九

子死腹中 ………………… 三三〇〇

息胞 ……………………… 三三〇七

卷第一百六十

产后门 …………………… 三三一四

产后统论 ………………… 三三一四

产后血运 ………………… 三三一四

产后语言妄乱 …………… 三三二三

产后恶露不下 …………… 三三二六

卷第一百六十一

产后门 ……………… 三三三四

产后恶露不断 ……… 三三三四

产后血气攻腹痛 …… 三三三七

产后血块攻筑疼痛

………………………… 三三四一

产后中风 ………… 三三四五

产后中风口喎 …… 三三五一

卷第一百六十二

产后门 ……………… 三三五四

产后中风偏枯 …… 三三五四

产后中风角弓反张

………………………… 三三五七

产后伤寒 ………… 三三六一

产后霍乱 ………… 三三六四

产后寒热疟 ……… 三三六八

产后头痛 ………… 三三七一

卷第一百六十三

产后门 ……………… 三三七五

产后腰痛 ………… 三三七五

产后呕逆 ………… 三三七七

产后烦闷 ………… 三三八一

产后虚热 ………… 三三八四

产后虚渴 ………… 三三八六

产后短气 ………… 三三八九

产后上气 ………… 三三九一

产后惊悸 ………… 三三九三

卷第一百六十四

产后门 ……………… 三三九六

产后咳嗽 ………… 三三九六

产后虚羸 ………… 三三九九

产后汗出不止 …… 三四〇四

产后蓐劳 ………… 三四〇六

产后泄泻 ………… 三四一〇

卷第一百六十五

产后门 ……………… 三四一四

产后下痢 ………… 三四一四

产后肿满 ………… 三四二二

产后小便不通 …… 三四二六

产后大便不通 …… 三四二八

卷第一百六十六

产后门 ……………… 三四三三

产后大小便不通

………………………… 三四三三

产后乳汁不下 …… 三四三七

产后妒乳 ………… 三四四一

产后乳结核 ……… 三四四四

产后乳结痈 ……… 三四四七

卷第一百五十

妇人血风门

血风统论　妇人血风劳气　妇人血风走注　妇人血风身体骨节疼痛
妇人风虚劳冷　妇人中风　妇人中风角弓反张　妇人中风偏枯
妇人风邪惊悸

妇人血风门

血风统论

论曰：气凭血运，血依气行，二者不可斯须离。天和日温则血气淖溢，天寒日阴则血气凝泣。苟风寒客于血腑，则变生诸病。盖风善行而数变，或为寒热，或为疼痛，或为拘挛，或为偏枯。其候不一，当随证而治之。

妇人血风劳气

论曰：血风劳气者，经血所下不调，或缘产蓐感于风邪，久不差则变寒热，休作有时，饮食减少，肌肤瘦悴。遇经水当至，即头目昏眩，胸背拘急，四肢痠痛，身体烦热，足肿面浮，或经水不通。故谓之血风劳气也。

治妇人血风劳气，头目昏眩，胸背拘急，心烦体热，血脉不利，肌肉枯悴，**牡丹汤方**

牡丹皮　芍药剉　牛膝酒浸，切，焙　生干地黄焙　柴胡去苗。各二两　附子炮裂，去皮脐　当归切，焙　芎劳剉　细辛去苗叶　干姜炮　白芷　吴茱萸汤洗，焙干，炒　人参　陈橘皮去白，焙　虎杖　延胡索　山茱萸各一两

上一十七味，剉如麻豆。每服五钱匕，水一盏，童子小便半盏，同煎至一盏，去滓温服。

治妇人血风劳气，**鳖甲汤方**

鳖甲去裙襕，醋炙　当归切，焙　芍药各一两半　柴胡去苗　秦艽去苗、土　桔梗炒　知母切，焙　枳壳去瓤，麸炒　黄耆剉　桂去粗皮　芎䓖　前胡去芦头　人参　白茯苓去黑皮　荆芥穗　地骨皮　羌活去芦头。各一两

上一十七味，粗捣筛。每服三钱匕，水一盏，煎七分，去滓温服。

治妇人血风劳，四肢疼痛，心腹胀满，吐逆，面无颜色，经脉不调，**煨肝茵陈散方**

茵陈蒿　犀角屑　石斛去根　人参　芍药　桔梗炒　防风去叉　柴胡去苗　细辛去苗叶　白术　桂去粗皮　吴茱萸汤洗，焙干，炒　当归切，焙。各一两

上一十三味，捣罗为散。每服五钱匕，用猪肝一具，切作五段，每服用一段，薄切作小片子，入药末拌令匀，以湿纸裹，慢火煨熟，取出细嚼，以米饮下。

治妇人血风劳气，头项筋急疼痛，咽喉干，脐腹痛，四肢无力，血脏不调，**地黄丸方**

生干地黄二两　地骨皮　麦门冬去心，焙　柴胡去苗　枳壳去瓤，麸炒　赤芍药　黄连去须　羚羊角屑　桃仁汤去皮尖、双仁，炒　百合　桔梗炒。各一两一分　郁李仁汤浸，去皮，炒　玄参　槟榔剉　茯神去木。各一两

上一十五味，捣罗为末，炼蜜和丸梧桐子大。每服二十丸至三十丸，煎茯苓汤下。

治妇人血风劳气，头痛，胸背气注拘急，筋脉骨节痛，心烦悸，腰腿无力，肌肉瘦悴，**羚羊角丸方**

羚羊角镑。三分　茯神去木　肉苁蓉酒浸，切，焙　防风去叉　赤芍药　人参　柴胡去苗　旋覆花　桃仁汤浸，去皮尖、双仁，炒　独活去芦头　郁李仁汤去皮，炒　熟干地黄焙。各一两　生干地黄焙。一两半

上一十三味，捣罗为末，炼蜜和丸梧桐子大。每服三十丸，煎黄耆汤下。

治妇人数经分免①，血风委积，肌体羸瘦，面无颜色，**半夏汤**方

半夏汤洗去滑，生姜汁制，暴干。一两　人参　厚朴去粗皮，生姜汁炙。各一两半　陈橘皮汤浸，去白，焙　细辛去苗叶　白茯苓去黑皮　枳壳去瓤，麸炒　槟榔剉。各一两

上八味，粗捣筛。每服三钱匕，水一盏，生姜半分，切，同煎七分，去滓温服。

治妇人血风劳气，头目昏眩，胸背拘急，四肢疼痛，心躁烦热，气满腹胀，腰膝无力，经候不调，**柴胡丸**方

柴胡去苗　黄连去须　知母焙　赤芍药　龙胆　黄芩去黑心　地骨皮　麦门冬去心，焙　茯神去木　甘草炙。各一两　槟榔剉。三分

上一十一味，捣罗为末，炼蜜和丸梧桐子大。每服二十丸，温酒下，不拘时。

治妇人血风劳气，气块攻心，日渐黄瘦，经脉不行，**牡丹丸**方

牡丹皮二两　芍药一两　贝母半两　当归切，焙　芎䓖　桂去粗皮　苦参　大黄剉，炒。各一两　郁李仁汤去皮。二两

上九味，捣罗为末，炼蜜和丸梧桐子大。每服二十丸，温酒下，日二。

治妇人血风劳气，四肢拘急，百节疼痛，身体烦热，经水不利，**虎骨丸**方

虎骨酥炙　生干地黄焙。各三两　防风去叉　延胡索　芍药　枳壳去瓤，麸炒　丹参　五加皮　桔梗炒　薏苡仁　巴戟天去心。各一两半　桂去粗皮　当归切，焙　茯神去木。各一两　槟榔剉。五枚　大麻仁研　羚羊角镑　郁李仁汤去皮。各二两

---

① 免：元刻本、日本抄本、文瑞楼本同，明抄本、乾隆本作"娩"。免，通"娩"。《国语·越语上》："将免者以告，公令医守之。"韦昭注："免，娩乳也。"

上一十八味，捣罗为末，炼蜜和丸梧桐子大。每服二十丸，温酒下。

治妇人血风劳气，骨节疼痛，寒热头眩，眼睛疼，心虚恍惚，惊悸，**芍药汤方**

芍药　牡丹皮　玄参　芎䓖　白茯苓去黑皮　熟干地黄焙　白敛　甘草炙，剉　当归切，焙　五味子　麦门冬去心，焙　人参各一两

上一十二味，粗捣筛。每服三钱匕，水一盏，煎至七分，去滓温服，不拘时。

治妇人血风劳气，肢体羸瘦，饮食减少，疼痛寒热，**荆芥汤方**

荆芥穗一两　人参　木香　芍药　生干地黄焙　秦艽去苗、土　柴胡去苗　当归切，焙　半夏生姜自然汁制，焙干　乌药　芎䓖　甘草炙。各半两

上一十二味，粗捣筛。每服三钱匕，水一盏，生姜三片，同煎至七分，去滓，空心日午临卧服。

治妇人血风劳气，身体疼痛，面色萎黄，四肢无力，大便秘涩，口苦舌干，不思饮食，**延胡索丸方**

延胡索　京三棱炮，剉　赤芍药　当归切，焙　旋覆花各一两　麒麟竭　乌贼鱼骨去甲　泽兰叶　滑石各半两

上九味，捣罗为末，炼蜜和丸梧桐子大。每服二十丸，温酒下，日三服。

治妇人血风劳气，肌瘦寒热，咳嗽盗汗，减食，**人参汤**方

人参　荆芥穗　柴胡去苗　白术　鳖甲去裙襕，醋炙　酸枣仁微炒　紫菀去土　黄耆剉　厚朴去粗皮，生姜汁炙。各二两　木香　桂去粗皮　白茯苓去黑皮　桔梗炒　五味子炒　陈橘皮去白，焙　枳壳去瓤，麸炒　细辛去苗叶　大腹皮各一两　沉香剉。半两

上一十九味，粗捣筛。每服三钱匕，水一盏，生姜三片，乌梅半枚，同煎至七分，去滓温服，日三。

治妇人血风劳气，每至晚即壮热憎寒，肢节疲痛，腹胀，饮食无味，日渐羸瘦，**羚羊角汤方**

羚羊角屑　鳖甲去裙襕，醋炙　当归切，焙　芍药　桂去粗皮　牡丹皮　陈橘皮去白，焙　芎劳　防风去叉　白茯苓去黑皮　草豆蔻去皮　独活去芦头　甘草炙　人参　白术　白芷　天麻　麻黄去根节　蒲黄　柴胡去苗　益智　厚朴去粗皮，生姜汁炙　干荷叶　延胡索各一两

上二十四味，粗捣筛。每服三钱匕，水一盏，生姜三片，同煎至七分，去滓，空心食前温服。

治妇人血风劳气，攻注四肢，腰背疼痛，呕逆吞酸，不思饮食，日渐羸瘦，面色萎黄，手脚麻痹，**五加皮汤方**

五加皮剉　乌头炮裂，去皮脐　芍药　牡丹皮　海桐皮剉　桂去粗皮　干姜炮　芎劳各一两

上八味，剉如麻豆。每服三钱匕，水一盏，入油浸钱一文，同煎六分，去滓温服，日二。

治妇人血风虚劳，邪气相乘，肢节疼倦，口苦舌干，不思饮食，寒热头痛，虚汗不止，**熟干地黄汤方**

熟干地黄焙　黄耆剉　人参　麻黄去根节　当归切，焙　芎劳　秦艽去苗、土　鳖甲去裙襕，醋炙。各一两　延胡索　甘草炙，剉　赤芍药　桂去粗皮　前胡去芦头　地骨皮　柴胡去苗。各三分

上一十五味，粗捣筛。每服三钱匕，水一盏，生姜二片，大枣、乌梅各一枚，煎至六分，去滓温服，日三。

治妇人血风劳气，血海虚冷，经候不调，肌肤黄瘦，八风十二痹，带下三十六疾①，妊娠胎动不安，或子死腹中，产后诸疾，**大泽兰丸方**

泽兰去梗　当归切，焙。各二两　细辛去苗叶　白术炒　人

---

① 带下三十六疾：元刻本、日本抄本、文瑞楼本同，明抄本、乾隆本作"赤白带下"。

参 桔梗剉，炒 防风去叉 蜀椒去目并合口者，炒出汗 厚朴去粗皮，生姜汁炙 白芷 藁本去苗、土 石膏碎。各一两半 桂去粗皮 干姜炮 乌头炮裂，去皮脐 芍药 芎䓖 白薇 芫荑炒 甘草炙，剉 柏子仁研 吴茱萸汤浸，焙干，炒。各一两

上二十二味，捣罗为末，炼蜜和丸如弹子大。每服半丸，早晚食前温酒嚼下。死胎不出，儿衣未下，并服一丸至二丸，用瞿麦煎汤下。腹中疠痛，冷血气刺，经脉不利，用当归煎酒下。产后中风，伤寒汗不出，用麻黄一分，去节，煎汤，并三服，厚衣盖覆，取微汗即愈。血脏久冷无子，及数随①胎，胎漏血下，以熟干地黄煎酒下。

治妇人血风劳气，四肢少力，月候不调，脐腹疼痛，**茯苓丸方**

白茯苓去黑皮 当归切，焙 防风去叉 山芋 黄耆剉 覆盆子各一两半 牛膝酒浸，切，焙 人参 独活去芦头 山茱萸 芎䓖 蜀椒去目并闭口，炒出汗 芫荑熬 厚朴去粗皮，生姜汁炙 藁本去苗、土 桂去粗皮。各一两 泽兰一两三分 熟干地黄焙。三两

上一十八味，捣罗为末，炼蜜和丸如梧桐子大。每服三十丸，温酒下，不拘时。

治妇人血风劳气，恍惚烦闷，饮食减少，日渐羸瘦，**赤箭丸方**

赤箭 山茱萸 枳壳去瓤，麸炒 防风去叉 甘菊花 沙参 白茯苓去黑皮 肉苁蓉去皱皮，酒浸，切，焙 白芍药 熟干地黄焙 鳖甲醋炙，去裙襕。各一两半 大麻仁五两

上一十二味，捣罗为末，炼蜜和丸如梧桐子大。每服三十丸，米饮下，不拘时。

治妇人血风劳瘦，**琥珀煮散方**

---

① 随：文瑞楼本同，元刻本、明抄本、乾隆本、日本抄本作"堕"。随，通"堕"。《管子·形势解》："臣下堕而不忠，则卑辱困穷。"戴望校正："宋本随作'堕'，古字多通用。"

琥珀研　没药研　木香　当归切，焙　芍药　白芷　羌活去芦头　芎劳　熟干地黄　延胡索各半两　土瓜根　桂去粗皮　牡丹去心　白术各一两

上一十四味，捣罗为散。每服二钱匕，水一盏，煎至七分，益酒三分，复煎少时，并滓热服。

治妇人血风劳，寒热进退，百骨节痛，食少力劣，月事不时下，**紫桂汤方**

桂去粗皮　当归剉，焙　枳壳去瓤，麸炒　赤芍药　芎劳　白芷各一两　荆芥穗　马鞭草剉，焙。各二两

上八味，粗捣筛。每服三钱匕，水一盏，煎至七分，去滓，空心温服。泄痢，即加生姜三片，同煎服。

妇人血风走注

论曰：妇人血风走注者，血虚而风邪乘之也。风气善行而数变，血得之则与荣卫俱行，随所留止而为病，故走注不定也。

治妇人血风走注，皮肤瘙痒，或瘾胗丹起，筋脉肌肉疼痛，**海桐皮煎方**

海桐皮酒浸半日，炙。一两　桂去粗皮。半两　附子炮裂，去皮脐。一两　牛膝酒浸，切，焙。二两　甘草炙。一两　大黄剉，炒　羌活去芦头　独活去芦头。各半两

上八味，捣罗为末。每次秤三两，先用黑豆一盏，生姜半两，切碎，水五升，同煎至三升，绞去滓，入前药末，煎如稀饧，以瓷合盛。每服一匙头，煎当归酒调下。

治妇人血风，在四肢走注疼痛，**丹参散方**

丹参　人参　苦参各一两半　雷丸　牛膝酒浸，切，焙　防风去叉　白附子炮　白花蛇酒浸一宿，去皮、骨，炙。各一两

上八味，捣罗为散。每服三钱匕，煎甘草酒调下。

治妇人血风毒气，攻注游走，肢体疼痛，**麝香没药散方**

麝香别研。一分　没药别研。半两　败龟酒炙。二两　牡丹皮　芍药　骨碎补去毛。各一两　麒麟竭研　枳壳汤浸，去瓤，焙。

各半两　当归切，焙　甜瓜子炒。各一两　虎骨酒炙。二两　自然铜煅，醋淬七遍。半两

上一十二味，除麝香、没药外，捣罗为散，和匀。每服一钱匕，豆淋酒调下，日三。

治妇人血风走注，随所留止疼痛，**踯躅丸**方

踯躅花　干蝎全者。炒　乌头炮炙，去皮脐。各半两　地龙阴干。二十条

上四味，捣罗为末，炼蜜丸如小豆大。每服五丸至七丸，煎荆芥酒下，日二。

治妇人血风，荣卫气涩，经脉不调，皮肤不泽，肢体烦热，头目昏眩，骨节痠疼，**香桂丸**方

桂去粗皮　芎䓖　肉豆蔻去壳　人参　赤茯苓去黑皮　附子炮裂，去皮脐　木香　白芷　当归切，焙　槟榔刬　黄耆刬　山芋　泽泻　京三棱煨，刬　枳壳去瓤，麸炒　干漆炒烟出　楮实炒　牛膝去苗，酒浸，切，焙　牡丹皮　陈橘皮汤浸，去白，炒　独活去芦头。各半两　防风去叉　芍药　吴茱萸汤浸，焙干，炒。各三分①

上二十四味，捣罗为末，炼蜜和捣千百杵，丸如梧桐子大。每服二十九，温酒下，空心晚食前服。

治妇人血风走注，攻头目昏眩，四肢疼痛，皮肤瘾胗，**当归散**方

当归切，焙　乌头炮裂，去皮脐　芍药　延胡索　京三棱煨，刬　蓬莪茂煨，刬　芎䓖各一两

上七味，捣罗为散。每服二钱匕，温酒调下，空心日午临睡服。

治妇人血风，每至天阴，即先头旋眼睛痛，头目昏，躁闷，怔忪，手足热疼，吃食减少，经候不匀，有时腹痛，或多便利，**蓬香散**方

---

① 分：元刻本、日本抄本、文瑞楼本同，明抄本、乾隆本作"两"。

蓬莪茂煨，剉　京三棱煨，剉　荆芥穗　沉香剉　厚朴去粗皮，生姜汁炙　桂去粗皮　乌药　当归切，焙　延胡索　天麻　附子炮裂，去皮脐。各一两

上一十一味，捣罗为末。每服二钱匕，生姜自然汁少许和，温酒调下，日三。

治妇人血风，皮肤瘾胗痒痛，或有细疮，**防风丸方**

防风去叉　苍耳炒　苦参　蒺藜子炒。各二①两　枳壳去瓤，麸炒。一②两

上五味，捣罗为末，炼蜜丸如梧桐子大。每服二十丸，温酒下，荆芥茶下亦得，不拘时候。

治妇人血风，攻头目疼痛，口苦舌干，或发热，**牡丹汤方**

牡丹皮　赤芍药　防风去叉　甘菊花各二两　芎藭　羌活去芦头。各一两半　半夏汤洗去滑，七遍，生姜汁炒　甘草炙。各一两

上八味，粗捣筛。每服二钱匕，水一盏，生姜三片，薄荷三叶，煎至七分，去滓温服。

治妇人血风，攻头目不利，可③思饮食，手足烦热，肢节拘急疼痛，胸膈不利，大肠不调，阴阳相干，心下怔悸，或时旋运，**牡丹汤方**

牡丹皮一两　桂去粗皮。半两　陈橘皮汤浸，去白，焙。三两　芎藭一两　延胡索半两　木香三分　白术　甘草炙　芍药各三分　京三棱煨，剉　干姜炮。各半两　诃黎勒皮三分　半夏汤洗去滑，七遍，生姜汁炒。半两　羌活去芦头　枳壳去瓤，麸炒。各一两　当归切，焙。一两半

上一十六味，粗捣筛。每服三钱匕，水一盏，生姜三片，煎至七分，去滓，食前温服。

治妇人血风攻注，四肢腰背疼痛，呕逆醋心，不思饮食，日渐羸瘦，面色萎黄，手脚麻痹，血海冷败，**油煎散方**

---

① 二：元刻本、文瑞楼本同，明抄本、乾隆本、日本抄本作"一"。
② 一：元刻本、日本抄本、文瑞楼本同，明抄本、乾隆本作"二"。
③ 可：元刻本、文瑞楼本同，明抄本、乾隆本、日本抄本作"不"。

五加皮　乌头炮裂，去皮脐　芍药　牡丹皮　海桐皮各一两　桂去粗皮　干姜炮　芎䓖各三分

上八味，捣罗为散。每服二钱匕，水一盏，入油浸钱一文，同煎至七分，去滓温服。

治妇人血风，攻身体疼痛，手足瘑痹，筋脉拘急，或时寒热，经脉不调，**骨碎补丸方**

骨碎补一两　木鳖子去壳。一两半　乳香研。一两　青橘皮汤浸，去白，焙　陈橘皮汤浸，去白，焙。各一两半　木香一两　没药研。一两半　甜瓜子炒。一两一分　自然铜煅，醋淬七遍。一两　干漆炒烟出　苍术米泔浸，剉，炒。各一两半　芫花醋半升浸一日，炒令焦　干姜炮　血竭研。各一两

上一十四味，捣罗为末，醋煮面糊丸如梧桐子大。每服七丸至十丸，空心温酒下，醋汤亦得，日三。

治妇人血风，走注疼痛，及打扑伤损，**虎骨散方**

虎骨酥炙　败龟醋炙　当归切，焙　桂去粗皮　地龙去土，炒　牛膝去苗，酒浸，切，焙　漏芦　威灵仙去土　延胡索　自然铜煅，醋七遍淬。各一两

上一十味，同捣罗为细散。每服一钱匕，热酒调下，每日一服。

治妇人血风攻注，四肢麻木，瘙痒有如虫行，或肌生赤肿疼痛，肩背拘急，神情倦怠，**枳壳羌活丸方**

枳壳去瓤，麸炒。二两　羌活去芦头　牡荆实　人参各一两半　防风去叉　芍药　白茯苓去黑皮　白芷各二两　细辛去苗叶　当归切，焙　甘草生用。各一两　牡丹皮二两半　芎䓖三两

上一十三味，捣罗为末，炼蜜丸如大弹子大。每服一丸，水一盏，煎至八分，食后细呷。

治妇人血风攻注，遍身疼痛，**没药散方**

没药研　芎䓖　木香　乌头炮裂，去皮脐　茯神去木　天麻　白芷　桂去粗皮　牡丹皮　芍药　当归切，焙。等分

上一十一味，捣罗为散。每服一钱匕，茶清调下，日三。

治妇人血风走注疼痛，**五灵散方**

五灵脂一两半　当归切，焙。一两　蜀椒去目并闭口，炒出汗。一分　姜黄一两

上四味，捣罗为散。每服二钱匕，水半盏，酒半盏，同煎六分，食前温服。

治妇人血风血气，烦躁，口干咳嗽，四肢无力，多卧少起，肌骨蒸热，**逍遥饮方**

柴胡去苗　白茯苓去黑皮　赤芍药　白术剉，麸炒　当归切，焙。各二两

上五味，粗捣筛。每服二钱匕①，水一盏，入生姜一枣大、甘草一寸，同煎至七分，去滓温服，不拘时。

治妇人血风，劳倦身体，骨节疼痛，**羌活散方**

羌活去芦头。一两　附子炮裂，去皮脐。一枚②　牡丹皮　芍药　海桐皮剉　当归切，焙　桂去粗皮　蒲黄各半两

上八味，捣罗为散。每服一钱匕，温酒调下，日三五服。

治妇人血风劳气，攻注四肢，身体疼痛，**乌金散方**

乌头剉。一两　草乌头剉。二两　乱发三两　五灵脂二两

四味入在一瓦罐内，盐泥固济，候干，烧令通赤，候冷取出，细研③。

当归切，焙。二两　乳香研　没药研　自然铜煅，醋淬七遍。各一分④　延胡索半两

上九味，捣研为末。每服一钱匕，空心食前温酒调下。

治妇人血风下注，脚生疮，**没药丸方**

没药研　地龙去土，炒　乳香研　牛膝酒浸，切，焙　胡桃仁研。各三分

---

① 二钱匕：元刻本、日本抄本、文瑞楼本同，明抄本、乾隆本作"三钱"。

② 枚：元刻本、日本抄本、文瑞楼本同，明抄本、乾隆本作"两"。

③ 研：元刻本、日本抄本、文瑞楼本同，明抄本、乾隆本此后有"入后味"。

④ 一分：元刻本、文瑞楼本同，明抄本、乾隆本作"一两"，日本抄本作"三分"。

上五味，捣研为末，酒煮面糊丸如绿豆大。每服二十丸，食前温酒下，日三。

治妇人血风劳气，下注腰脚，上攻头目，**木香汤方**

木香　没药　乌头炮裂，去皮脐　当归切，焙　五加皮剉　无食子　桂去粗皮　血竭研。各一两　槟榔剉　赤芍药各半两

上一十味，剉如麻豆。每服三钱匕，水一盏，煎沸，入油三两滴，再煎至七分，空心日午夜卧，去滓温服。

治妇人血风走注，浑身疼痛，心松恍惚，头目昏眩，**芍药汤方**

赤芍药　牡丹皮　桂去粗皮　当归切，焙。各一两　芸薹子研。半两

上五味，粗捣筛。每服三钱匕，水一盏，入酒少许，同煎至七分，去滓温服。

治妇人血风走注，上焦不利，头目昏重，少力多倦，浑身刺痛，四肢麻木，**防风汤方**

防风去叉　威灵仙　赤芍药　牡丹皮各一两　乌头炮裂，去皮脐。半两

上五味，剉如麻豆。每服三钱匕，水一盏，煎至七分，去滓温服，不拘时。

治妇人血风毒气，内外走注，身体皮肤骨节寒热疼痛，燥涩麻木，**天麻散方**

天麻　羌活去芦头　芎䓖　防风去叉　蒺藜子炒，去角　桂去粗皮　当归切，焙　白附子炮　干蝎全者。炒　乌头炮裂，去皮脐　枳壳去瓤，麸炒　天南星炮　麻黄去根节，煎，去沫，焙　地骨皮各半两

上一十四味，捣罗为散，研入麝香半钱，和匀。每服一钱匕，薄荷汤调下，温酒亦得，不拘时。

治妇人血风攻注，四肢无力，劳倦，头目昏眩，背项拘急，骨节痠痛，**海桐皮汤方**

海桐皮剉　桂去粗皮　木香　天麻　人参　羌活去芦头　独

活去芦头　牛膝酒浸，切，焙　金毛狗脊煨①，去毛　石斛去根　黄
耆剉　防风去叉　鳖甲去裙襕，醋浸，炙　萆薢　麻黄去根节。各
三分

上一十五味，粗捣筛。每服三钱匕，水一盏，生姜二片，煎
至七分，去滓，稍热服。如伤风冷，头疼壮热，入葱白煎，并两
服，出汗愈。

治妇人血风走注，气冷，月候不调，四肢烦热，头面虚肿麻
木，**地黄散方**

生干地黄焙　牛膝酒浸，切，焙　蒲黄炒　芎䓖　当归切，
焙　桂去粗皮　刘寄奴　延胡索　芍药　乌头炮裂，去皮脐　蓬莪
茂煨，剉。各一两

上一十一味，捣罗为散。每服二钱匕，温酒调下，不拘时候。

治妇人血风走注，上攻头目昏重，下注腰脚痠疼，及遍身刺
痛，**牡丹丸方**

牡丹皮一两　乌头炮裂，去皮脐。半两　赤芍药一两　地龙去
土，炒　当归切，焙　赤小豆炒　青橘皮汤浸，去白，焙。各半两

上七味，捣罗为末，醋煮面糊丸如梧桐子大。每服二十丸，
生姜醋汤或温酒下。

治妇人血风攻注，脚膝虚肿，或上焦不利，**独活汤方**

独活去芦头　桂去粗皮　芎䓖　白术　防风去叉　茵芋　人
参　枳壳去瓤，麸炒　海桐皮剉　甘草炙。各半两　薏苡仁一
两　附子炮裂，去皮脐　麻黄去根节，煎，掠去沫，焙　赤茯苓去
黑皮　牛膝去苗，酒浸，切，焙。各三分

上一十五味，剉如麻豆。每服三钱匕，水一盏，入生姜半分，
拍碎，煎至七分，去滓，不拘时温服。

治妇人血风血气，腹胁刺痛，不思饮食，筋挛骨痹，手足麻
木，皮肤瘙痒，**当归丸方**

---

① 煨：元刻本、日本抄本、文瑞楼本同，明抄本、乾隆本作"酒蒸"。

当归切，焙。一①两　没药研。半两　五灵脂剉。一两

上三味，捣罗为末，醋煮面糊丸如梧桐子大。每服十丸至二十丸，温酒或生姜汤下，空心食前服。

治妇人血风，攻心烦闷，腹内疼痛，**牡丹汤方**

牡丹皮一两　大黄剉，炒　赤芍药　当归切，焙。各半两　干荷叶一两

上五味，粗捣筛。每服三钱匕，水一盏，煎至七分，去滓温服，不拘时候。

妇人血风身体骨节疼痛

论曰：血风身体骨节疼痛者，以血虚，风邪寒湿之气搏于经络，攻注关节，故荣卫凝涩，骨节疼痛，不可屈伸也。

治妇人血风攻注身体，骨节疼痛，或因打扑，瘀血不散，遇天阴雨冷，四肢瘆痛，诸般风滞，经水不利等疾，**龟甲散方**

龟甲醋炙　虎骨酒炙。各二两　漏芦　当归切，焙　芎䓖　桂去粗皮。各半两　天雄炮裂，去皮脐。一两半　羌活去芦头。一两②　没药研。半两　牛膝酒浸，切，焙。一两

上一十味，捣罗为散。每服二钱匕，温酒调下。

治妇人血风劳气攻身体，骨节疼痛，早晚寒热，腰脚沉重，手足麻木，呕逆恶心，不思饮食，头旋目晕，日渐瘦瘁，**油煎散方**

乌头炮裂，去皮脐　五加皮剉　芍药　牡丹皮　芎䓖　海桐皮各一两。剉　桂去粗皮　干姜炮。各半两

上八味，捣罗为散。每服二钱匕，水一盏，入油钱一文，同煎至七分，温服，不拘时。

治妇人血风，身体骨节疼痛，胸胁胀满，心烦热躁，筋脉拘急，经水不利，虚劳等疾，**鳖甲汤方**

---

① 一：元刻本、日本抄本、文瑞楼本同，明抄本、乾隆本作"三"。
② 一两：元刻本、日本抄本、文瑞楼本同，明抄本、乾隆本作"五钱"。

鳖甲去裙襕，醋浸，炙　大黄剉，炒　羌活去芦头　枳壳去瓤，麸炒　消石研　当归切，焙　芎藭　吴茱萸夹黑豆炒，去豆　槟榔煨，剉　牛膝酒浸，切，焙。各半①两

上一十味，粗捣筛。每服三钱匕，水一盏，生姜五片，煎至七分，去滓温服，不拘时候。

治妇人血风虚劳，身体骨节疼痛，手足烦热，筋脉拘急，胸膈不利，大肠结燥，血积气痛，月水不调，**牡丹皮汤方**

牡丹皮　桂去粗皮　芎藭　延胡索　白术　芍药　甘草炙，剉　京三棱煨，剉　羌活去芦头　当归切，焙　枳壳去瓤，麸炒　诃黎勒炮，去核。各一两　干姜炮　木香各半两　陈橘皮去白，焙。一两半　半夏生姜汁制作饼，暴干。半②两

上一十六味，粗捣筛。每服三钱匕，水一盏，生姜三片，枣一枚，擘破，煎至七分，去滓，不拘时温服。

治妇人血风，身体百节疼痛，四肢少力，肌肉黄瘁，多困，遍身痠疼，心腹撮痛，**香甲汤方**

木香三分　鳖甲去裙襕，醋浸，炙。二两　牡丹皮　赤芍药　陈橘皮汤浸，去白，焙　桂去粗皮　人参　白茯苓去黑皮　熟干地黄焙　秦艽去苗、土　柴胡去苗　白术炒　甘草炙，剉　当归切，焙　附子炮裂，去皮脐。各一两　干姜炮。三分③

上一十六味，剉如麻豆。每服三钱匕，水一盏，生姜三片，枣二枚，擘破，同煎至七分，去滓热服。如心烦躁，更入乌梅一两，去核。

治妇人血风，攻注身体，骨节疼痛，头目昏眩，口苦舌干，多困少力，时发寒热，**芎藭汤方**

芎藭　芍药　牡丹皮各一两半　羌活去芦头　甘菊花　防风去叉　甘草炙。各二两　柴胡去苗　半夏生姜汁制作饼，暴干。各一两

---

① 半：元刻本、日本抄本、文瑞楼本同，明抄本、乾隆本作"一"。
② 半：元刻本、日本抄本、文瑞楼本同，明抄本、乾隆本作"一"。
③ 三分：元刻本、日本抄本、文瑞楼本同，明抄本、乾隆本作"一两"。

上九味，粗捣筛。每服三钱匕，水一盏，生姜三片，薄荷三叶，煎至七分，去滓温服，不拘时。

治妇人血风，身体骨节发歇疼痛，**羌活散方**

羌活去芦头　桂去粗皮　没药研　虎脑骨涂酥炙　骨碎补去毛　红花子炒。各一两

上六味，捣罗为散。每服二钱匕，温酒调下，不计时候。

治妇人血风，百节疼痛，心烦热躁，恍惚忧惧，头目昏重，夜多虚汗，**逍遥饮方**

白茯苓去黑皮　柴胡去苗　白术炒　当归切，焙　赤芍药各二两　甘草炙。半两

上六味，粗捣筛。每服二钱匕[1]，水一盏，煎至七分，去滓，不计时候，温服。

治妇人血风，四肢疼痛，不思饮食，**没药羌活散方**

没药研　羌活去芦头　桂去粗皮　山茱萸　赤芍药　牡丹皮　附子炮裂，去皮脐。各半[2]两

上七味，捣研为散。每服二钱匕，温酒调下。若病甚日久者，用童子小便半盏，生地黄自然汁半盏，同煎至七分，温服。

治妇人血风，身体发歇疼痛，**羌活当归散方**

羌活去芦头　当归切，焙　白茯苓去黑皮　桂去粗皮　没药研　虎胫骨涂酥炙　骨碎补去毛，酒浸，焙　红花子各一两

上八味，捣罗为散。每服二钱匕，温酒调下，空心服。

治妇人血风攻注，百节痠痛，皮肤虚肿，筋脉拘急，或生瘾胗，寒热不时，饮食无味，**当归散方**

当归切，焙　延胡索　蒲黄炒　芎藭　生干地黄焙　赤芍药　泽兰叶　蓬莪茂煨，剉　天麻　地榆剉，醋炒　桂去粗皮　滑石各一两

上一十二味，捣罗为散。每服二钱匕，温酒或薄荷茶清调下。

---

① 二钱匕：元刻本、日本抄本、文瑞楼本同，明抄本、乾隆本作"三钱"。

② 半：元刻本、日本抄本、文瑞楼本同，明抄本、乾隆本作"一"。

如手脚冷，卒患血气奔心撮痛，炒生姜，酒调下。

治妇人血风攻身体，骨节疼痛，不思饮食，黄瘦无力，胸膈痞满，经水不利，心多忪悸，**人参荆芥煮散方**

人参一两　荆芥穗四两　秦艽去苗、土　肉豆蔻去壳，炮　白芷　黄耆剉　鳖甲去裙襕，醋炙　桔梗剉，炒　桂去粗皮。各二两　当归切，焙　芎䓖　蓬莪茂煨，剉　麦门冬去心，炒　芍药　柴胡去苗　白茯苓去黑皮　海桐皮剉　枳壳去瓤，麸炒　甘草炙　熟干地黄焙　酸枣仁　木香炮。各一两　沉香剉　槟榔剉。各半两

上二十四味，捣为粗末。每服三钱匕，水一盏，生姜三片，乌梅一枚，同煎至七分，去滓温服。

治妇人血风，头目昏眩，身体疼痛，心忪烦躁，手足心热，兼治伤寒，**茯神汤方**

茯神去木　蔓荆实去白皮　赤茯苓去黑皮　枳壳去瓤，麸炒。各二两　麻黄去根节。一两半　防风去叉　黄芩去黑心　芎䓖　石膏碎　羌活去芦头　独活去芦头　甘草炙。各一两

上一十二味，粗捣筛。每服三钱匕，水一盏，生姜五片，薄荷五叶，同煎至七分，去滓热服。

治妇人血风，身体百节疼痛，乍寒乍热，经脉不利，日渐羸瘦，**当归汤方**

当归切，焙　黄耆剉　牛膝酒浸，切，焙　枳壳去瓤，麸炒　芎䓖　羌活去芦头　人参　附子炮裂，去皮脐　芍药　木香　槟榔剉　桔梗剉，炒　牡丹去心　沉香剉　甘草炙，剉　地骨皮　半夏生姜汁浸，炒。各一两　桂去粗皮　蓬莪茂煨，剉　陈橘皮汤浸，去白，炒。各一两半　柴胡去苗　熟干地黄焙　荆芥穗　鳖甲去裙襕，醋炙。各二两

上二十四味，剉如麻豆。每服三钱匕，水一盏，生姜三片，乌梅一枚，同煎至七分，去滓温服。

妇人风虚劳冷

论曰：妇人因虚劳伤，血弱气衰，又为风冷所侵，各随脏腑

虚损而为病。在脾胃则饮食不化，在大肠则下利频滑，在血脉则经闭不行，在胞则不成胎孕，此皆风虚劳冷之候。

治妇人风虚劳冷，头目昏眩，肢体痿痛，脐腹冷疼，饮食不化，经水不匀，**鳖甲汤**方

鳖甲去裙襕，醋炙　羌活去芦头　防风去叉　芎䓖　熟干地黄焙　人参　附子炮裂，去皮脐　白茯苓去黑皮　芍药　柴胡去苗。各一两　木香　桂去粗皮。各半两

上一十二味，剉如麻豆。每服三钱匕^①，水一盏，生姜三片，枣一枚，擘破，煎至七分，去滓，空心日午临卧温服。

治妇人风虚劳冷，肢体疼倦，气血凝涩，脾胃气弱，月经不匀，**芎䓖汤**方

芎䓖　防风去叉　当归酒浸，切，焙　附子炮裂，去皮脐　黄耆剉　人参　藁本去苗、土　前胡去芦头　五加皮　石斛去根　山芋　续断各一两

上一十二味，剉如麻豆。每服三钱匕，水一盏，生姜三片，枣一枚，擘破，煎至七分，去滓，空心日午临卧温服。

治妇人风虚劳冷，筋脉拘急，肢体烦疼，气滞血涩，肠胃不快，**人参汤**方

人参　牛膝酒浸，切，焙　羌活去芦头　独活去芦头　白芷　黄耆剉　芍药　当归酒浸，切，焙　天雄炮裂，去皮脐。各一两

上九味，剉如麻豆。每服三钱匕，水一盏，生姜三片，枣一枚，擘破，煎至七分，去滓，空心日午临卧温服。

治妇人风虚劳冷，身体瘦瘁，头目昏眩，气滞血涩，脐腹冷痛，**羌活汤**方

羌活去芦头　独活去芦头　芎䓖　当归酒浸，切，焙　细辛去苗叶　枳壳去瓤，麸炒　柴胡去苗　附子炮裂，去皮脐　木香　赤茯苓去黑皮。各一两

上一十味，剉如麻豆。每服三钱匕，水一盏，生姜三片，枣一枚，擘破，煎至七分，去滓，空心日午临卧温服。

治妇人风虚劳冷，四肢困倦，面色萎黄，经水不调，饮食减少，补暖血脏，**泽兰丸方**

泽兰叶 芎䓖各一两半 牛膝酒浸，切，焙 防风去叉 禹余粮煅，醋淬 白茯苓去黑皮 附子炮裂，去皮脐 黄耆剉 芍药 当归酒浸，切，焙。各一两 柏子仁研 蜀椒去目并合口，炒出汗 桃仁去皮尖、双仁，炒，研 桂去粗皮 木香 牡丹皮各半两

上一十六味，捣罗十四味为末，与二味研者和匀，炼蜜丸如梧桐子大。每服三十丸，空心日午临卧温酒下。

治妇人风虚劳冷，日渐羸瘦，血气攻刺，经脉不匀，**延胡索汤方**

延胡索 桂去粗皮 芍药 白茯苓去黑皮 熟干地黄焙 鳖甲去裙襕，醋炙 续断 芎䓖 羌活去芦头 附子炮裂，去皮脐。各一两 人参 木香各半两

上一十二味，剉如麻豆。每服三钱匕，水一盏，煎至七分，去滓，空心日午临卧温服。

治妇人虚劳，被风冷所侵，头目昏眩，筋脉拘急，骨节烦疼，或寒或热，**芎附汤方**

芎䓖 附子炮裂，去皮脐 赤茯苓去黑皮 羌活去芦头 独活去芦头 柴胡去苗 前胡去芦头 桔梗炒 枳壳去瓤，麸炒 甘草炙，剉 人参各一两 木香半两

上一十二味，剉如麻豆。每服三钱匕，水一盏，煎至七分，去滓，空心日午临卧温服。

妇人中风

论曰：真气内弱，风邪袭虚，从背俞而入，内中五脏，各随其脏而生病。风之中人，虚微则中微，虚甚则中甚。其候或心中恍惚，神情闷乱，或暴不知人，涎液不收，或口眼㖞僻，或言语

謇涩，或身体强直，或肢体不利，皆中风之证也。

治妇人中风，言语謇涩，筋脉拘急，肢体缓纵，**羌活汤**方

羌活去芦头　赤茯苓去黑皮　芎䓖　防风去叉　当归切，焙　乌头炮裂，去皮脐　麻黄去根节，煎，掠去沫，焙　桂去粗皮。各一两　石膏碎　细辛去苗叶。各半两

上一十味，剉如麻豆。每服三钱匕，水一盏，生姜三片，枣二枚，擘破，煎七分，去滓温服，日三。

治妇人中风，牙关紧急，四肢强直，痰涎不利，**天南星散**方

天南星　半夏汤洗去滑，七遍　麻黄去节，煎，掠去沫，焙　赤箭各半两　蝎梢炒　乌头炮裂，去皮脐　桂去粗皮。各一分^①　麝香半分。研

上八味，除麝香外，捣罗为散，入麝香，研令匀。每服半钱匕，豆淋酒调下，不拘时候。

治妇人中风，言语不利，四肢拘急，头目昏眩，遍体发热，**芎䓖汤**方

芎䓖　麻黄去根节，煎，掠去沫，焙　升麻　白芷　甘草炙　石膏碎。各一两　干姜炮　桂去粗皮。各半两

上八味，粗捣筛。每服三钱匕，水一盏，煎七分，去滓温服，日三。

治妇人卒中风，身体缓纵，口眼㖞斜，舌强不得语，奄奄忽忽，神情闷乱，**小续命汤**方

麻黄去节^②，煎，掠去沫，焙　人参　黄芩去黑心　芍药　芎䓖　甘草炙　杏仁去皮尖、双仁，炒　桂去粗皮。各一两　防风去叉。一两半　附子一枚大者。炮裂，去皮脐

上一十味，剉如麻豆大。每服五钱匕，以水一盏半，入生姜半分，切，同煎取七分，去滓温服，日二夜一。

治妇人中风，身强口噤，四肢不利，精神昏冒，形如醉人，

牛黄散方

牛黄研。一分　麝香研。一钱　雄黄研。一分　铅霜研。一分　丹砂研　天南星炮裂　天麻酒浸，炙干　白附子各半两　麻黄去根节，煎，掠去沫，焙　桂去粗皮　白僵蚕炒　干蝎去土，炒　防风去叉　独活去芦头　羌活去芦头　附子炮裂，去皮脐　当归切，炒。各一两

上一十七味，除研药外，捣罗为散，入研者药，再研匀。每服一钱匕，生姜薄荷酒调下，不拘时，日三。

治妇人中风，筋脉拘急，肢体疼痛，言语不利，精神冒闷，**天雄汤方**

天雄炮裂，去皮脐　前胡去芦头　芎䓖　枳壳去瓤，麸炒　细辛去苗叶　黄芩去黑心　茯神去木　羌活去芦头　独活去芦头　防风去叉　桂去粗皮　甘草炙　麻黄去根节，煎，掠去沫，焙　芍药各一两

上一十四味，剉如麻豆。每服三钱匕，水一盏，煎七分，去滓温服，日三。

治妇人中风，筋脉挛急，肢体疼痛，行履艰难，神思昏冒，语言不利，**羚羊角汤方**

羚羊角镑。一分　芍药　枳壳去瓤，麸炒　生干地黄焙　当归切，焙　桂去粗皮　麻黄去根节，煎，掠去沫，焙　黄耆剉　五加皮剉　牛膝酒浸，切，焙　独活去芦头　羌活去芦头　附子炮裂，去皮脐　防风去叉。各一两　酸枣仁　白僵蚕炒　白附子各半两

上一十七味，剉如麻豆。每服三钱匕，水一盏，生姜三片，薄荷五叶，煎七分，去滓温服。

治妇人中风，筋脉拘急，肢节痠疼，言语謇涩，头目不利，**羌活散方**

羌活去芦头　天麻酒浸，焙干　芎䓖　蔓荆实去皮　羚羊角镑　白附子　桂去粗皮　薏苡仁　柏子仁研如膏　牛膝酒浸，切，焙　乌蛇肉酒浸，去皮、骨，炙　当归切，焙。各一两　蝉蜕炒。一分　麝香研。一钱　酸枣仁炒。半两

上一十五味，除麝香外，捣罗为散，入麝香，研令匀。每服一钱匕，豆淋酒调下，日三。

治妇人中风，一切风证，**麻黄汤方**

麻黄去根节，煎，掠去沫，焙干　防风去叉　人参　黄芩去黑心　赤芍药　杏仁去皮尖、双仁，炒　芎藭　甘草炙。各一两　附子一枚。炮裂，去皮脐

上九味，剉如麻豆。每服五钱匕，以水一盏半，入生姜半分，切，煎取七分，去滓温服，日三。

治妇人中风，不能语，不知痛处，拘急不得转侧，**当归汤方**

当归切，焙。二两　麻黄去节，煎，掠去沫，焙。六两　桂去粗皮。二两　芎藭一两　黄芩去黑心。半两　干姜炮。一两　杏仁去双仁、皮尖，炒。四十枚　石膏碎。三两半　甘草炙，剉。二两

上九味，粗捣筛。每用六钱匕，以水三盏，煎取一盏半，去滓，分温二服。

治妇人中风，手足拘挛，百节疼痛，烦热闷乱，不欲饮食，**三黄汤方**

麻黄去节，煎，掠去沫，焙。一两一分　独活去芦头。一两　细辛去苗叶。一分　黄耆剉。半两　黄芩去黑心。三分

上五味，粗捣筛。每服五钱匕，水一盏半，煎取一盏，去滓温服。心躁，加大黄半两，剉，炒；腹满，加枳实一枚，去瓤，麸炒；气虚，加人参三分；惊悸，加牡蛎粉三分，熬；渴，加栝楼根三分，剉；先有寒，加附子一枚，炮裂，去皮脐。

治妇人中风，头目昏疼，失音不语，烦躁喘粗，汗出恶风，口吐涎沫，四肢不随，**麻黄汤方**

麻黄去节，先煮，掠去沫，焙。二两　羌活去芦头。一两　防风去叉。一两半　赤芍药一两半　桂去粗皮。一两　石膏碎。三两　杏仁去皮尖、双仁，炒。一两　甘草炙，剉。一两

上八味，粗捣筛。每服五钱匕，水一盏半，煎取一盏，去滓温服，日二。牙颔冷痹，舌强，加附子一枚，炮裂，去皮脐，竹沥五合；若渴，加麦门冬一两半，去心，焙，生犀角一两，镑，

同煎。

治妇人中风不语，心闷恍惚，四肢不举，风热壅滞，**羚羊角汤方**

羚羊角镑。一两　麻黄去根节，煮，掠去沫，焙。三两　黄芩去黑心。一两　赤芍药一两半　羌活去芦头。一两　白鲜皮一两　防己一两　葛根剉。一两　杏仁去皮尖、双仁，炒。一两半　石膏碎。三两　马牙消研。二两半　甘草剉，炙。一两

上一十二味，粗捣筛。每服五钱匕，水一盏半，煎取一盏，去滓温服，日二。

治妇人中风，口面㖞斜，**麻黄汤方**

麻黄去根节，煎，掠去沫，焙　芎藭各一两半　升麻　防风去叉　防己　桂去粗皮　羚羊角镑。各一两

上七味，粗捣筛。每用五钱匕，水一盏半，煎取一盏，去滓，入竹沥半合，再煎三四沸，去滓，分温二服。

妇人中风角弓反张

论曰：《内经》谓背为阳，腹为阴。一身经络阴阳，各相维持，若血气偏虚，则风中其经。阳经得风则络脉缩急，使腰背反折，如角弓之状，故名角弓反张。

治妇人中风，角弓反张，心膈烦闷，言语不利，**芎藭汤方**

芎藭剉　当归切，焙　细辛去苗叶　独活去芦头　麻黄去根节　续断各一两　桂去粗皮　干姜炮　羚羊角屑各半两

上九味，粗捣筛。每服三钱匕，水、酒各半盏，煎七分，去滓温服，不拘时。

治妇人中风口噤，角弓反张及痓病，**当归汤方**

当归切，焙　防风去叉。各三分　独活去芦头。一两半　麻黄去节。一两　附子炮裂，去皮脐。一枚　细辛去苗叶。半两

上六味，剉如麻豆。每服五钱匕，水一盏半，煎取一盏，去滓温服。如口噤，即斡口灌之，得汗为效。

治妇人中风，角弓反张，腰背反折，筋脉挛急，心神烦闷，

言语不利，**犀角散方**

犀角镑　羌活去芦头　桑螵蛸炒　白鲜皮　地骨皮　蔓荆实去皮　丹砂研　酸枣仁各半两　乌头炮裂，去皮脐　白僵蚕炒　鹿角胶炒令燥　薏苡仁　白附子炮　当归切，焙　芎䓖　人参各一两　牛黄研。一分①　麝香研。一②钱

上一十八味，捣罗为散。每服一钱匕，生姜薄荷酒调下。

治妇人中风，角弓反张，筋脉偏急，言语謇涩，**羌活汤**方

羌活去芦头　桂去粗皮　防风去叉　麻黄去根节　附子炮裂，去皮脐　当归切，焙　人参各一两

上七味，剉如麻豆。每服三钱匕，水一盏，生姜三片，大枣一枚，擘，同煎七分，去滓温服，不拘时。

治妇人中风，腰背反折，如角弓弯状，筋脉急痛，**细辛汤**方

细辛去苗叶　附子炮裂，去皮脐　羌活去芦头　麻黄去根节　升麻　防风去叉　当归切，焙　白芷剉　白僵蚕炒。各一两

上九味，咬咀如麻豆。每服三钱匕，水一盏，生姜五片，大枣一枚，擘，同煎七分，去滓温服，不拘时。

治妇人中风，角弓反张，**茯苓汤**方

赤茯苓去黑皮　芎䓖　当归切，焙　甘草炙，剉。各一两　桂去粗皮。二两　栀子仁十四枚　吴茱萸汤洗，焙，炒　细辛去苗叶　干姜炮　生干地黄焙。各一两半

上一十味，粗捣筛。每服五钱匕，水一盏半，煎取一盏，去滓温服，不拘时。

治妇人中风，身如角弓，筋脉抽掣疼痛，**羚羊角汤**方

羚羊角屑　麻黄去根节　羌活去芦头　桂去粗皮　防风去叉　升麻　细辛去苗叶。各一两　干蝎炒，去土　天麻酒炙。各半两

上九味，粗捣筛。每服三钱匕，水一盏，生姜三片，大枣一

---

① 一分：元刻本、日本抄本、文瑞楼本同，明抄本、乾隆本作"二钱"。
② 一：元刻本、日本抄本、文瑞楼本同，明抄本、乾隆本作"三"。

枚，擘，煎七分，去滓温服，不拘时。

治妇人中风如角弓，腰背反张，语涩壅闷，**天麻散方**

天麻酒炙　乌蛇肉酒浸，炙　麻黄去根节　桂去粗皮　独活去芦头　芎藭各一两　白附子炮　天南星炮裂　白僵蚕炒　羚羊角屑　柏子仁别研。各半两　麝香一钱。别研

上一十二味，捣研罗为散，和匀。每服二钱匕，生姜、薄荷自然汁化开，再用温酒调下。

治妇人中风，角弓反张，**续命汤方**

甘草炙　黄芩去黑心。各一两　防风去叉。三分　人参　芎藭　芍药　麻黄去根节　防己各半两　附子一枚①。炮裂，去皮脐

上九味，剉如麻豆。每服五钱匕，水一盏半，入生姜半分，切，煎取一盏，去滓温服，并三服，取汗为效。

妇人中风偏枯

论曰：人身血气不足，则所养不周。风邪乘虚，偏中一边，荣卫滞涩，久不已，真气去，邪气独留，遂致偏枯。其状或冷或痹，或痿或不知痛，肌肉偏枯是也。治之以时，则真气可复；治之后时，则废而不用矣。《内经》曰汗出偏沮使人偏枯。

治妇人中风偏枯，手足不随，或冷或痹，**桂附汤方**

桂去粗皮　附子炮裂，去皮脐　当归切，焙　人参　茯神去木　防风去叉　细辛去苗叶　萆薢　牛膝酒浸，切，焙　赤芍药　麻黄去根节，煎，掠去沫，焙　羌活去芦头。各一两

上一十二味，剉如麻豆。每服三钱匕，水一盏，入生姜三片，大枣二枚，擘破，同煎七分，去滓温服，空腹食前各一。

治妇人中风偏枯，冷痹无力，不任支持，**羌活汤方**

羌活去芦头　麻黄去根节，煎，掠去沫，焙　杏仁去皮尖、双仁，炒，别研如膏入　人参　桂去粗皮　薏苡仁　当归切，焙　干姜炮　附子炮裂，去皮脐　芎藭各一两

---

① 枚：元刻本、日本抄本、文瑞楼本同，明抄本、乾隆本作"两"。

上一十味，剉如麻豆。每服三钱匕，水一盏，生姜三片，枣二枚，擘破，同煎七分，去滓温服，日三。

治妇人中风偏枯，手足无力，皮肤冷痹，**羚羊角散**方

羚羊角屑　麻黄去根节　桂去粗皮　赤芍药　附子炮裂，去皮脐　白僵蚕炒。各一两　干蝎去土，炒　丹砂研。各半两

上八味，捣罗为散。每服二钱匕，生姜、薄荷汁化开，温酒调下，日二。

治妇人中风偏枯，肌肉枯瘦，**熟干地黄丸**方

熟干地黄焙　当归切，焙　草薢　防风去叉　桂去粗皮　干漆捣碎，炒烟出　附子炮裂，去皮脐。各一两　蜀椒去目并闭口，炒出汗　乌头炮裂，去皮脐。各半两

上九味，捣罗为末，炼蜜和捣三二百杵，丸如梧桐子大。每服二十丸，食前温酒下。

治妇人半身不随，肌肉偏枯，或言语微涩，或口眼微㖞，举动艰辛，**椒附酒**方

蜀椒去目并闭口者　附子去皮脐　生干地黄焙　当归　牛膝去苗　细辛去苗叶　薏苡仁　酸枣仁　麻黄去根节　杜仲去粗皮　草薢　五加皮　原蚕砂　羌活去芦头。各一两

上一十四味，并生用，㕮咀，用好酒二斗，浸五日后，不拘时，温饮一盏，常觉醺醺为妙。或病势急，其药即将酒煎沸，乘热投之，候冷，即旋饮之，亦得。

治妇人偏枯，半身瘸痹，举动不随，或缓或急，**虎骨丸**方

虎胫骨酥炙　牛膝酒浸，切，焙　当归去芦头，切，焙　防风去叉　赤箭各二两　威灵仙去土　天雄炮裂，去皮脐　丹参　五加皮剉　杜仲去粗皮，剉，炒　桂去粗皮　石斛去根　仙灵脾　苍耳①各一两

上一十四味，捣罗为末，炼蜜为丸梧桐子大。每服二十丸，加至三十丸，温酒下，空腹食前日三。

---

①　苍耳：元刻本、日本抄本、文瑞楼本同，明抄本、乾隆本作"苍术"。

治妇人偏枯，半身不收，或瘙痹不仁，或痿弱无力，**乌头汤方**

乌头炮裂，去皮脐　细辛去苗叶　干姜炮　蜀椒去目并闭口，炒出汗。各半两　赤茯苓去黑皮　防风去叉　当归切，炒　附子炮裂，去皮脐　桂去粗皮　独活去芦头　牛膝酒浸，切，焙　赤芍药　秦艽去苗、土　生干地黄焙。各一两①

上一十四味，剉如麻豆。每服三钱匕，水一盏，煎至七分，去滓温服，日三。

治妇人偏枯，手足或冷或痛，或不知痛，**天雄散方**

天雄炮裂，去皮脐　天麻酒炙。各三分　天南星炮裂。半两　桂去粗皮　麻黄去根节　当归切，炒　独活去芦头　乌蛇肉酒浸，去皮、骨，炙。各一两　干蝎去土，炒　白僵蚕炒。各半两

上一十味，捣罗为散。每服二钱匕，温酒调下，不拘时。

妇人风邪惊悸

论曰：妇人风邪惊悸者，以心为五官之主，神明所出。若心气虚怯，则风邪乘之，风主躁动，所以神志不宁，故令惊而悸动不定也。

治妇人心气虚弱，为风邪所乘，惊悸不定，**麦门冬汤方**

麦门冬去心，焙　白茯苓去黑皮　人参　防风去叉　芎䓖　当归切，焙　紫菀去苗、土。各一两　桂去粗皮　甘草炙　紫石英研。各半两

上一十味，粗捣筛。每服三钱匕，水一盏，煎七分，去滓温服，不拘时候。

治妇人风邪惊悸，心神恍惚，**羚羊角汤方**

羚羊角屑　生干地黄焙　人参各一两　茯神去木　麦门冬去心，焙　防风去叉。各三分　黄耆炙，剉　桑根白皮剉，炒　甘草炙。各半两

---

① 一两：元刻本、日本抄本、文瑞楼本同，明抄本、乾隆本作"五钱"。

上九味，粗捣筛。每服四钱匕，以水一盏，入生姜、竹叶各五片，同煎取七分，去滓温服，不拘时候。

治妇人风邪惊悸不定，**紫石英饮**方

紫石英研　防风去叉　白茯苓去黑皮　人参　麦门冬去心，略炒　当归切，焙　远志去心　赤芍药　细辛去苗叶　羌活去芦头　黑豆炒，去皮。各一两

上一十一味，粗捣筛。每服三钱匕，水一盏，煎至七分，去滓温服。

治妇人心虚受风，惊悸不安，**龙齿丸**方

龙齿研　丹砂研，水飞过　茯神去木。各一两　犀角屑　槟榔剉　防风去叉　生干地黄各半两　人参　远志去心　当归切，焙。各三分　赤箭　天麻各半两　麝香研。一钱

上一十三味，捣研为末，炼蜜丸如梧桐子大。每服二十丸，薄荷温酒下，不拘时候。

治妇人心气不足，被风所乘，惊悸不已，**丹砂丸**方

丹砂别研　雄黄别研　龙齿去土，研　羚羊角屑　远志去心。各半两　菖蒲洗，剉，焙　羌活去芦头　独活去芦头　升麻　芎藭　沙参　防风去叉。各一两

上一十二味，捣罗十味为末，入丹砂、雄黄和匀，用炼蜜为丸如梧桐子大。每服二十丸，温水下，日二服。

治妇人心气不足，汗出烦闷，惊悸不宁，**补心汤**方

麦门冬去心，焙。三两　紫石英研。一两一分　紫菀去苗、土　桂去粗皮。各二两　赤茯苓去黑皮　甘草炙。各一两　人参　赤小豆三分

上八味，粗捣筛。每服三钱匕，以水一盏，入大枣二枚，擘，煎取七分，去滓温服，日二。

治妇人心气怯弱，感于风邪，惊悸不安，**茯神汤**方

茯神去木　麦门冬去心，焙　人参　龙齿去土　升麻　石膏椎碎　枳壳去瓤，麸炒　沙参　赤芍药　甘草炙，剉　羌活去芦头　防己各一两

上一十二味，粗捣筛。每服三钱匕，水一盏，煎至七分，去滓温服，日再。

治妇人惊悸，安神定志，解风邪，**防风汤**方

防风去叉　人参　远志去心　桂去粗皮　独活去芦头　甘草炙。各一两　茯神去木。一两半　细辛去苗叶　干姜炮　白术剉，炒　酸枣仁炒。各半两

上一十一味，粗捣筛。每服三钱匕，水一盏，煎七分，去滓温服，日二夜一。

治妇人风邪惊悸，恍惚不安，**人参散**方

人参　远志去心　赤小豆炒　白茯苓去黑皮　细辛去苗叶　桂去粗皮　干姜炮　防风去叉。各一两　熟干地黄焙　黄耆炙，剉。各一两半　龙齿研。半两　菖蒲洗，剉，焙　白术各三分

上一十三味，捣罗为散。每服二钱匕，温酒调下，日三。

治妇人风邪惊悸，神思不安，**人参丸**方

人参二两　桂去粗皮　防己　牛膝酒浸，切，焙　桔梗炒　远志去心　干姜炮　白茯苓去黑皮　白敛　防风去叉。各一两　大黄蒸熟①。半两　金银箔各十片。研入

上一十三味，捣罗十一味为末，将金银箔细研和入，炼蜜为丸梧桐子大。每服二十丸，生姜薄荷汤下。

镇心安神，去邪气，止惊悸，及治妇人血攻寒热，惊忧成病等，**蕊珠丸**方

丹砂一两一分。凤尾草一握，水研汁，同煮一食久，水洗干，研　桃仁去皮尖、双仁。四十九枚。生，研　附子一分半。纸裹煨，捣　安息香一分。蜜一分，酒少许，同煮成膏　麝香研。二钱　阿魏研　木香捣。各半两　牛黄研。一钱

上八味，和丸如大豆。每服五七丸至十丸，妇人桃心醋汤下，丈夫桃心盐汤下。有人因悲忧，病腹中有块如拳，每相冲击则闷绝，服此药即愈。

---

① 蒸熟：元刻本、日本抄本、文瑞楼本同，明抄本、乾隆本作"酒蒸三次"。

卷第一百五十一

妇人血气门

　血气统论　妇人月水不利　妇人月水不调　妇人月水不通
妇人月水不断　妇人月水来腹痛　室女月水不通　室女月水不调
室女月水来腹痛

妇人血气门

血气统论

　论曰：血为荣，气为卫，行阴行阳，昼夜共五十周。内之五脏六腑，外之百骸九窍，莫不假此而致养。矧妇人纯阴，以血为本，以气为用，在上为乳饮，在下为月事。养之得道，则荣卫流行而不乖；调之失理，则气血愆期而不应。卫生之经，不可不察。

妇人月水不利

　论曰：凡月水不利，有因风冷伤于经络，血气得冷则涩而不利者；有因心气抑滞①，血气郁结不能宣流者，二者当审订而疗之。

　治妇人月水不利，胸胁痞满，脐腹刺痛，手足烦热，**薏苡仁丸方**

　薏苡仁二两　干姜炮裂　吴茱萸汤浸七遍，焙干，微炒　附子炮裂，去皮脐　大黄剉，炒　芍药各一两　黄芩去黑心　生干地黄微炒　当归微炒　桂去粗皮　白术各半两　蜀椒去目并合口者，炒出汗　人参　石韦去毛，微炙。各一分　桃仁汤浸，去皮尖、双仁，麸炒黄色。三十枚

　上一十五味，捣罗为末，炼蜜和丸如梧桐子大。每服二十丸，温酒下，日三。

　治妇人经血久寒，月水不利，**吴茱萸汤方**

---

① 滞：日本抄本、文瑞楼本同，明抄本、乾隆本作"郁"。

吴茱萸汤浸七遍，焙干，微①炒。二两半　小麦淘净　桂去粗皮　半夏汤浸七宿，炒黄。各二两　生姜切，炒。三两　大枣去核，炒。十枚　人参　芍药各一两　甘草炙　水蛭以糯米少许同炒，米熟去米　䗪虫微炒　虻虫去翅足，微炒　牡丹皮　牛膝酒浸，切，焙。各半两　桃仁汤去皮尖、双仁，麸炒黄色。二十②枚

上一十五味，粗捣筛。每服三钱匕，酒水各半盏，煎七分，去滓温服，日三。

治妇人月水不利，或血瘀不通，或腹坚硬如石，如有妊状，**大黄散**方

大黄剉，炒。四两　芍药二两③　土瓜根剉。一两

上三味，捣罗为散。每服二钱匕，温酒调下，日二。

治妇人月水不利，脐腹撮痛，**桃仁汤**方

桃仁汤浸，去皮尖、双仁，麸炒黄。十枚　干姜炮　芍药　当归微炒　芒消　吴茱萸汤浸七遍，焙干，微炒。各半两　大黄剉，炒。一两半　甘草炙。一分　桂去粗皮。一两

上九味，粗捣筛。每服三钱匕，水一盏，煎七分，去滓服，血快即止。

治妇人月水不利，腹中满痛，**虎掌汤**方

虎掌剉。半两　大黄剉，炒。二两　桃仁汤浸，去皮尖、双仁，麸炒黄。三十枚　水蛭以糯米同炒，米熟去米用。二十一枚

上四味，粗捣筛。每服二钱匕，水一盏，煎七分，去滓温服，血快即止。

治妇人月水不利，气血不和，脐下疞痛，面色萎黄，身体羸瘦，饮食不下，**桃仁丸**方

桃仁汤浸，去皮尖、双仁，麸炒黄　牡丹皮　当归微炒。各三两　芎䓖　土瓜根去土，剉　芍药　桂去粗皮　牛膝酒浸，切，焙　防风去叉。各二两　甘草炙。一两

① 微：日本抄本、文瑞楼本同，明抄本、乾隆本作“醋”。
② 二十：日本抄本、文瑞楼本同，明抄本、乾隆本作“二十一”。
③ 二两：日本抄本、文瑞楼本同，明抄本、乾隆本此前有“酒炒”。

上一十味，捣罗为末，炼蜜和剂，熟捣丸如梧桐子大。每服三十丸，空心温酒下，渐加至五十丸。

治妇人月水不利，脐腹疼痛，身体疼倦，**鳖甲丸方**

鳖甲去裙襕，醋炙　芎䓖　贝母各三分。去心秤　苦参二两　赤芍药　牡丹皮　紫苏子微炒　熟干地黄焙。各一两

上八味，捣罗为末，炼蜜和丸如梧桐子大。每服二十丸，空心温酒下，渐加至三十丸。

治妇人月水不利，或前或后，乍多乍少，腰疼腹痛，手足烦热，唇口干燥①，**牡丹丸方**

牡丹皮一两一分　苦参半两　贝母三分。去心秤

上三味，捣罗为末，炼蜜和剂捣熟，丸如梧桐子大。每服二十丸，加至三十丸，空腹米饮下，日三。

治妇人虚劳，月水不利，百节痠痛，壮热少力，心躁烦闷，**秦艽汤方**

秦艽去苗、土　马鞭草　甘草炙，剉　柴胡去苗。各一两　芎䓖　芍药　桂去粗皮。各二两　荆芥穗三两　半夏汤洗去滑，生姜汁制，炒干。半两　白芷三分②

上一十味，粗捣筛。每服三钱匕，水一盏，乌梅一枚，拍破，生姜三片，同煎至七分，去滓温服。

治妇人月水不利，累月不快，身体烦热，骨节沉重，日渐羸瘦，**泽兰丸方**

泽兰叶　钟乳别研　细辛去苗叶　黄耆剉　紫石英别研。各三分　大黄剉，炒　远志去心　熟干地黄焙　白芷　苦参　柏子仁微炒　蜀椒去目并闭口者，炒出汗　白术③　芎䓖　附子炮裂，去皮脐　吴茱萸汤洗，焙干，炒　麦蘖炒　陈曲炮　前胡去芦头　大枣去核，炒。各半两　丹参　枳壳去瓤，麸炒　芍药　桔梗炒　秦艽去苗、土　当归切，焙　沙参　桂去粗皮　厚朴去粗皮，生姜汁炙，

---

①　燥：日本抄本、文瑞楼本同，明抄本、乾隆本此后有"便秘"。
②　三分：日本抄本、文瑞楼本同，明抄本、乾隆本作"五钱"。
③　白术：日本抄本、文瑞楼本同，明抄本、乾隆本此后有"炒。五钱"。

剉　石斛去根　麦门冬去心，焙。各三分　人参半两[1]

上三十二味，捣罗为末，炼蜜和丸如梧桐子大。每服二十丸，空腹温酒下，渐加至三十丸。

治妇人月水不利，体热烦闷，少腹腰脚沉重疼痛，及产后恶露不快，大便秘涩，**金花散**方

桂去粗皮　威灵仙去土[2]　白芷　当归切，焙　牡丹皮[3]

上五味，等分，捣罗为散，和匀。每服二钱匕，煎陈曲汤调下。

治妇人忧恚，心下支满，气胀腹热，月水不利，血气上攻，心痛欲呕，**土瓜根丸**方

土瓜根　大黄剉，炒令烟尽　芍药　当归切，焙。各半两　蜀椒去目并闭口，炒汗出　黄芩去黑心。各一分　干漆熬，令烟尽。一分半

上七味，捣罗为末，炼蜜和丸如梧桐子大。空腹服五丸，酒下，日二服。

治妇人月水不利，脐下撮痛，食减羸劣，**当归汤**方

当归切，焙　甘草炙，剉　桂去粗皮　木贼　大黄剉，炒　京三棱炮，剉。各一两　威灵仙去土　生干地黄焙　王不留行　槟榔　延胡索　代赭煅，醋淬　天雄炮裂，去皮脐　鳖甲去裙襴，醋炙。各一两半　红蓝花炒。三分

上十五味，㕮咀如麻豆。每服五钱匕，水一盏半，煎八分，去滓温服，不拘时候。

妇人月水不调

论曰：月水不调者，经脉或多或少，或湛[4]或浊，或先期而来，或后期而至是也。盖由失于调养而冲任虚损，天癸之气乖于

---

① 半两：日本抄本、文瑞楼本同，明抄本、乾隆本作"三分"。
② 去土：文瑞楼本同，明抄本、乾隆本此后有"二两"，日本抄本无。
③ 牡丹皮：日本抄本、文瑞楼本同，明抄本、乾隆本此后有"不见火"。
④ 湛：日本抄本、文瑞楼本同，明抄本、乾隆本作"清"。

常度。故《内经》曰：任脉通，冲脉盛，月事以时下。言其有常度也。

治妇人月水不调①，**阳起石汤方**

阳起石别研　人参　甘草炙　干姜炮　桂去粗皮。各一两　续断　赤石脂各一两半②　伏龙肝二两半　熟干地黄二③两　附子炮裂，去皮脐。半两

上一十味，㕮咀如麻豆大。每服三钱匕，水一盏半，煎至八分，去滓温服，日三。

治妇人月水不调，或多或少，或先或后，腰脚④疼痛，手心烦热⑤，不思饮食，**赤芍药汤方**

赤芍药　牡丹皮　丹参　生干地黄炒。各二两　牛膝酒浸，切，焙　土瓜根　当归切，焙　桂去粗皮　黄芩去黑心。各一两半　桃仁汤浸，去皮尖、双仁，麸炒。四十⑥枚

上一十味，粗捣筛。每服三钱匕，水一盏，生姜五片，煎至六分，去滓，下朴消末半钱匕。温服，日三。

治妇人月经不调，**干地黄汤方**

熟干地黄切，焙。三两　黄芩去黑心　当归切，焙　柏叶炙　艾叶炒。各半两　伏龙肝一两

上六味，粗捣筛。每服三钱匕，水一盏，生姜一枣大，拍碎，煎至七分，去滓，下蒲黄一钱匕，更煎一两沸。温服，日三。

治妇人月候不调，胸中烦躁，腰胯痹痛，不思饮食，**鳖甲汤方**

鳖甲去裙襴，醋炙　白茯苓去黑皮　枳实去瓤，麸炒　赤芍药　五加皮剉　菴䕡子微炒。各一两半　黄芩去黑心　当归切，

---

① 调：日本抄本、文瑞楼本同，明抄本、乾隆本此后有"或多或少，或清浊先后，悉皆治之"。

② 一两半：日本抄本、文瑞楼本同，明抄本、乾隆本作"一两"。

③ 二：明抄本、乾隆本、文瑞楼本同，日本抄本作"一"。

④ 腰脚：日本抄本、文瑞楼本同，明抄本、乾隆本作"腰腹"。

⑤ 手心烦热：日本抄本、文瑞楼本同，明抄本、乾隆本作"手足发热"。

⑥ 四十：日本抄本、文瑞楼本同，明抄本、乾隆本作"研。四十九"。

焙　羌活去芦头。各一两

上九味，粗捣筛。每服三钱匕，水一盏，煎至六分，去滓，下地黄汁一合、好酒一合，更煎一两沸。空心服。

治妇人月水不调，脐腹胀满，四肢寒热，不嗜①饮食，**防风汤方**

防风去叉　羚羊角镑　地榆　赤芍药各一两半　茯神去木　鳖甲去裙襕，醋炙　熟干地黄焙　枳壳去瓤，麸炒。各一两

上八味，粗捣筛。每服三钱匕，水一盏，煎至六分，去滓温服。

治妇人月水不调，头目昏眩，心腹气痛②，四肢麻痹，脐下胀闷③，**茯神汤方**

茯神去木　赤芍药　地榆　熟干地黄焙。各一两半④　地骨皮　白术　甘菊花　柴胡去苗。各一两

上八味，粗捣筛。每服三钱匕，水一盏，煎至六分，去滓温服。

治妇人月水不调，血气攻刺，脐下疼痛不可忍，**当归汤方**

当归切，焙　桂去粗皮　甘草炙，剉。各二两　赤芍药　白茯苓去黑皮。各二两半⑤

上五味，粗捣筛。每服三钱匕，水一盏，煎至六分，去滓温服，相次再服。

治妇人月水不调，或多或少⑥，腹中冷痛，**吴茱萸汤方**

吴茱萸汤洗，焙干，炒。一升　生姜切，炒　桂去粗皮。各五两　大枣去核，炒。十枚　人参　牛膝酒浸，切，焙　芍药各一

---

① 嗜：日本抄本、文瑞楼本同，明抄本、乾隆本作"思"。

② 心腹气痛：日本抄本、文瑞楼本同，明抄本、乾隆本作"心腹脐下气刺痛"。

③ 脐下胀闷：日本抄本、文瑞楼本同，明抄本、乾隆本此后有"不思饮食"。

④ 一两半：日本抄本、文瑞楼本同，明抄本、乾隆本作"二两"。

⑤ 二两半：日本抄本、文瑞楼本同，明抄本、乾隆本作"二两"。

⑥ 或多或少：日本抄本、文瑞楼本同，明抄本、乾隆本此后有"或清浊先后"。

两　甘草炙，剉。半两　小麦① 牡丹皮各一两半　半夏汤洗七遍。二两半② 桃仁汤浸，去皮尖、双仁，炒。二十枚

上一十二味，粗捣筛。每服三钱匕，水半盏，酒半盏，煎至七分，去滓温服，良久再服。如不饮酒，只以水煎。

治妇人月水不调，胸膈气闷，脐腹疼痛，**赤芍药汤方**

赤芍药　黄耆剉　熟干地黄焙　防风　五味子各一两半③ 桔梗炒　白茯苓去黑皮　羚羊角镑。各一两

上八味，粗捣筛。每服三钱匕，水一盏，煎至七分，去滓，空腹温服，日再。

治妇人月水不调，或不通利，发即刺痛④，**鳖甲汤方**

鳖甲去裙襴，醋炙　大黄剉，炒　桂去粗皮　羌活去芦头　枳壳去瓤，麸炒　当归切，焙　芎䓖　吴茱萸汤浸七遍，焙干，炒　瞿麦穗　牛膝各三分　槟榔剉。三枚

上一十一味，粗捣筛。每服三钱匕，水一盏，生姜一枣大，拍破，煎至六分，去滓温服。

治妇人月水不调，或多或少⑤，脐下胀满疼痛，**白茯苓丸方**

白茯苓去黑皮　黄耆炙，剉　薏苡仁　草薢　山茱萸　赤芍药各一两半　枳壳去瓤，麸炒。一两一分　白槟榔炮，剉　熟干地黄焙。各二⑥两　桃仁汤浸，去皮尖、双仁，麸炒黄色。二两半⑦ 当归切，焙。一两

上一十一味，捣罗为末，炼蜜和涂酥捣熟，丸如梧桐子大。

---

① 小麦：明抄本、乾隆本、文瑞楼本同，日本抄本作“沙参一作小麦”。
② 汤洗七遍二两半：日本抄本、文瑞楼本同，明抄本、乾隆本作“姜炒二两”。
③ 一两半：乾隆本、文瑞楼本同，明抄本无，日本抄本作“一两”。
④ 发即刺痛：日本抄本、文瑞楼本同，明抄本、乾隆本作“发即脐腹疼痛”。
⑤ 或多或少：日本抄本、文瑞楼本同，明抄本、乾隆本此后有“或清浊”。
⑥ 二：明抄本、乾隆本、文瑞楼本同，日本抄本作“一”。
⑦ 二两半：日本抄本、文瑞楼本同，明抄本、乾隆本作“两半”，前有“研”。

每服四十丸，空腹煎枣汤下。

治妇人月水不调，或多或少^①，脐下块结，痛如锥刺，不治即成劳疾，**赤芍药丸方**

赤芍药　大黄剉，炒　吴茱萸汤洗，焙，炒　干姜炮　厚朴去粗皮，生姜汁炙，剉　细辛去苗叶　牡丹去心。各一两半　芎劳　当归切，炒。各二两　桃仁汤浸，去皮尖、双仁，炒。二两半　附子炮裂，去皮脐。一两^②

上一十一味，捣罗为末，炼蜜和涂酥捣熟，丸如梧桐子大。每服二十丸，空心酒下，渐加至三十丸。久冷劳可服至四十丸，觉暖即减丸数。

治妇人月水不调，或不通利，或一月再来，或如豉汁^③，腹痛难任，**牛膝丸方**

牛膝酒浸，切，焙　桃仁去皮尖、双仁，炒黄　牡丹皮　莨菪子各一两一分　桂去粗皮　赤芍药　芎劳　当归切，炒　大黄剉，炒。各一两　蒲黄三分

上一十味，捣罗为末，炼蜜和丸如梧桐子大。每服四十丸，空心酒下，日二，加至五十丸。

治妇人经候不调，脐下疠痛，**桂心莨菪子丸方**

桂去粗皮　芎劳　土瓜根　桑耳微炒　牛膝酒浸，切，焙　大黄剉，炒　莨菪子各一两　赤茯苓去黑皮。一两一分^④　熟干地黄切，炒。二两　甘草炙，剉。三分　赤芍药一两半

上一十一味，捣罗为末，炼蜜和丸如梧桐子大。每服二十丸，空腹酒下，渐加至三十丸。

治妇人月水不调，绕脐腹痛，上抢心胸，往来寒热，**薏苡仁散方**

---

① 或多或少：日本抄本、文瑞楼本同，明抄本、乾隆本此后有"或清浊先后"。

② 两：日本抄本、文瑞楼本同，明抄本、乾隆本作"枚"。

③ 或如豉汁：日本抄本、文瑞楼本同，明抄本、乾隆本作"色如豆汁"。

④ 一两一分：日本抄本、文瑞楼本同，明抄本、乾隆本作"一两"。

薏苡仁　代赭丁头者　牛膝酒浸，切，焙。各二两　白茯苓去黑皮。一两　大黄剉，炒。五两　桃仁汤浸，去皮尖、双仁，炒黄。五十①枚　桂去粗皮。半两　䗪虫微炒。五十枚

上八味，捣罗为散。每服二钱匕，温酒调下，日三。

治妇人月水不调，脐下疼痛，不思饮食，**桑耳散**方

桑耳微炒　牛膝酒浸，切，焙　赤芍药　土瓜根　白茯苓去黑皮　牡丹皮　桂去粗皮　甘草炙，剉　芎䓖　大黄剉，炒。各一两半　干地黄焙。一两三分②　菴䕡子炒。一两

上一十二味，捣罗为散。每服三③钱匕，空心温酒调下。

治妇人血气不调，经脉不定，腹胁多胀，或五六月一来，或三二月一来，虽来色如煮小豆汁，其血复少者，**菴䕡子散**方

菴䕡子一两一分④　瞿麦穗　槟榔剉　桂去粗皮　牡丹皮　芎䓖　当归切，焙　甘草炙，剉　射干⑤　木香　吴茱萸汤洗，焙，炒。各三分　桃仁汤浸，去皮尖、双仁，炒黄。十二⑥枚　鳖甲去裙襴，醋炙　牛膝酒浸，切，焙　蒲黄⑦　赤芍药　大黄剉，炒　熟干地黄焙。各一两　黄芩去黑心。一两半　水蛭微炒。一分

上二十味，捣罗为散。每服一钱匕，日再，稍加至二钱匕，温酒调，以效为度。

治妇人月候不调，或一月再来，或隔月不来，或多或少，脐下疼痛，面色萎黄，四体虚羸，不能饮食，**当归汤**方

当归切，焙　牛膝酒浸，切，焙　桃仁汤浸，去皮尖、双仁，炒黄⑧　牡丹皮　大黄剉，炒。各一两半　芎䓖　土瓜根　赤芍药　朴消　桂去粗皮。各一两　虻虫去翅足，糯米同炒，米熟去

---

①　五十：文瑞楼本同，明抄本、乾隆本作"四十九"，日本抄本作"十五"。
②　一两三分：日本抄本、文瑞楼本同，明抄本、乾隆本作"三两"。
③　三：日本抄本、文瑞楼本同，明抄本、乾隆本作"二"。
④　一两一分：日本抄本、文瑞楼本同，明抄本、乾隆本作"一两"。
⑤　射干：日本抄本、文瑞楼本同，明抄本、乾隆本此后有"一两"。
⑥　十二：日本抄本、文瑞楼本同，明抄本、乾隆本作"二十一"。
⑦　蒲黄：日本抄本、文瑞楼本同，明抄本、乾隆本列"牡丹皮"前。
⑧　汤浸……炒黄：此9字日本抄本、文瑞楼本同，明抄本、乾隆本此后有"研"。

米　水蛭微炒。各一分

上一十二味，粗捣筛。每服二^①钱匕，水一盏，煎至六分，去滓温服，日再夜一。

治妇人月经不调，脐下疗痛，**桑椹汤**方

桑椹　白茯苓去黑皮　牡丹皮　熟干地黄焙　桂去粗皮　芎䓖各一两

上六味，粗捣筛。每服三钱匕，水一盏，煎至七分，去滓，空心温服。

治妇人月水不调，或一月再来，或隔月不来，或多或少^②，淋沥不断，腰腹刺痛不可忍，四体虚弱，不能饮食，心腹坚痛，不欲行动，体重嗜卧，好食酸物，**干地黄丸**方

熟干地黄一两半^③　蒲黄　牛膝酒浸，切，焙　赤芍药　牡丹皮　蜀椒去目并合口者，炒出汗　白芷　桑耳炒　干姜炮　黄芩去黑心　泽兰叶各半两　䗪虫微炒。二十枚　桃仁去皮尖、双仁，炒黄。一两　甘草炙，剉　芎䓖　当归切，焙　人参　丹参各三分　虻虫去翅足，糯米同炒，米熟去米　水蛭炒。各三十五枚

上二十味，捣罗为末，炼蜜和丸如梧桐子大。每服二十丸，空心温酒下，渐加至二十五丸。

治妇人月水不调，绕脐疗痛，手足烦热，两脚痠疼，**干姜丸**方

干姜炮　吴茱萸汤洗，焙，炒　附子炮裂，去皮脐。各一两半　黄芩去黑心　蜀椒去目并合口，炒出汗　熟干地黄焙　当归切，焙^④　大黄剉，炒　桂去粗皮　白术^⑤各一两　赤芍药　人参　石韦去毛。各半两　桃仁汤浸，去皮尖、双仁，炒黄。三十五枚　薏苡仁二两

---

① 二：日本抄本、文瑞楼本同，明抄本、乾隆本作"三"。
② 少：日本抄本、文瑞楼本同，明抄本、乾隆本此后有"或清浊"。
③ 一两半：日本抄本、文瑞楼本同，明抄本、乾隆本作"二两"。
④ 焙：日本抄本、文瑞楼本同，明抄本、乾隆本作"酒炒"。
⑤ 白术：日本抄本、文瑞楼本同，明抄本、乾隆本此后有"土炒"。

上一十五味，捣罗为末，炼蜜和捣，丸如梧桐子大。每服二十丸，温酒下，日再，未知稍加，以知为度。

治妇人月水不调，手足烦热，头运心烦，**大黄丸方**

大黄剉，炒　白茯苓去黑心　虻虫去翅足，炒　芒消各半两　葶苈纸上炒　水蛭微炒　前胡各一两　杏仁九铢。熬　桃仁三十枚。熬　干姜十八铢　蜀椒十铢。熬　芎𧘂十八铢

上一十二味，捣罗细末，炼蜜和丸如梧桐子大。每服七丸，米饮下，日三，加之一倍。

治妇人月水往来，乍多乍少，仍腹不调，时时痛，小腹里急，下引腰身重，**牛膝丸方**

牛膝　芍药　人参　大黄各三两①　甘草　当归　芎𧘂　牡丹皮各二两　桂心一两　䗪虫　蛴螬　䗪蠊各四十枚　虻虫　水蛭各七十枚

上十四味，捣罗为末，炼蜜和丸如梧桐子大。每服五丸，空心以温酒下，渐加至七丸，日三。不效，稍增之。

治妇人月经不调，腰腹冷痛，面无血色，日见消瘦，胸腹满闷，欲成骨蒸，及已成者，宜服**半夏饮方**

半夏汤洗七遍，焙②。二两　大黄剉，炒。一两　芎𧘂　当归炒，焙③　赤芍药　桂去粗皮。各一两　吴茱萸洗，焙，微炒。一两半　桃仁汤去皮尖、双仁，炒。一两　桑寄生一两半　槟榔煨。三枚

上一十味，粗捣筛。每服三钱匕，水一盏，入生姜一枣大，切，煎至七分，去滓，空腹温服。

治妇人腹中血结，月候不调，**破血丸方**

牡丹皮　苦参　赤芍药　当归剉，焙　大黄剉，炒。各二④两　食茱萸洗，焙，炒　延胡索　五味子各一两　贝母去心。一两

---

① 两：日本抄本、文瑞楼本同，明抄本、乾隆本作"分"。
② 焙：日本抄本、文瑞楼本同，明抄本、乾隆本作"姜炒"。
③ 炒焙：文瑞楼本同，明抄本、乾隆本作"酒炒"，日本抄本作"炒"。
④ 二：明抄本、乾隆本、文瑞楼本同，日本抄本作"三"。

半　槟榔锉。十枚　莲叶一斤

上一十一味，捣罗为细末，炼蜜丸如梧桐子大。每日空腹酒下三十丸，渐加至四十丸。

治血风冷气，月候不调[1]，**琥珀丸方**

琥珀研　白芷　芎䓖醋浸一宿，炒　当归酒浸一宿，炒。各一两半　阿魏入蜜研细　木香　白术醋浸一宿，炒　桂去粗皮　附子炮裂，去皮脐　陈橘皮汤浸，去白，醋浸一宿，炒。各一两　杏仁去皮尖、双仁，炒令黄　吴茱萸醋浸一宿，炒。各半两

上一十二味，捣罗为末，炼蜜和丸如梧桐子大。每服三十丸，空心温酒下。

治妇人月水不调，脐下撮痛，**芎䓖汤方**

芎䓖　黄耆锉　桑耳　桔梗各一两半[2]　黄连去须　赤芍药　牡蒙　京三棱炮，锉　附子炮裂，去皮脐　代赭　当归切，焙　白术各一两[3]　青橘皮去白，炒　黄芩去黑心。各半两　桂去粗皮。三分

上一十五味，㕮咀如麻豆。每服五钱匕，水一盏半，入生姜五片，煎至八分，去滓温服，不拘时。

治妇人经候不调，或所下过多，腹痛腰重，**黄连汤方**

黄连去须。一两　地榆　桑耳　赤石脂　黄耆锉，炒[4]。各一两半　白芷　厚朴去粗皮，生姜汁炙。各三[5]分　黄芩去黑心。半两

上八味，粗捣筛。每服五钱匕，以水一盏半，入生姜一枣大，切，煎取八分。去滓温服，空心食前，日三。

治月水不调，或在月前，或在月后，乍多乍少[6]，**干地黄汤方**

---

① 调：日本抄本、文瑞楼本同，明抄本、乾隆本此后有"腰腹冷痛"。

② 一两半：日本抄本、文瑞楼本同，明抄本、乾隆本作"一两"。

③ 一两：日本抄本、文瑞楼本同，明抄本、乾隆本作"五钱"。

④ 炒：日本抄本、文瑞楼本同，明抄本、乾隆本作"蜜炙"。

⑤ 三：明抄本、乾隆本、文瑞楼本同，日本抄本作"一"。

⑥ 少：日本抄本、文瑞楼本同，明抄本、乾隆本此后有"淋沥不断"。

生干地黄焙　延胡索　大腹皮剉。各三①两　当归切，焙　桑耳　威灵仙去土　桔梗②各一两半　木香　附子炮裂，去皮脐　王不留行　桂去粗皮。一两

上一十一味，㕮咀如麻豆。每服三钱匕，水一盏，入生姜三片，同煎至七分，去滓温服，食前，日二。

治妇人经水不调，腰背疼痛，食物不得③，**牡丹皮汤**方

牡丹皮　白芷　桑耳　诃黎勒皮煨　代赭碎　龙骨去土　当归切，焙。各一两半　黄连去须　黄耆炙，剉　地榆　鹿茸去毛，酥炙。各一两一分④　苍术米泔浸，切，焙　附子炮裂，去皮脐。各一两　杏仁十五枚。去皮尖、双仁，炒令黄　肉豆蔻去皮。二枚　黄芩去黑心。半两

上一十六味，㕮咀如麻豆。每服五钱匕，以水一盏半，入生姜五片，煎取八分，去滓温服。

治妇人经气不调，**黄连厚朴汤**方

黄连去须　厚朴去粗皮，生姜汁炙。各一两一分⑤　桑耳　茯神去木　天雄炮裂，去皮脐　射干　黄耆剉，炒。各一两半　代赭碎　枳壳去瓤，麸炒　桔梗剉，炒　地榆　当归切，焙。各一两　白术剉，炒　桂去粗皮　黄芩去黑心。各半两

上一十五味，㕮咀如麻豆。每服三钱匕，以水一盏，生姜三片，煎取七分，去滓温服。

治妇人经脉不调，头眩睛疼，恶心减食，**车前子饮**方

车前子　甘菊花　天雄炮裂，去皮脐　当归炙，剉　京三棱煨，剉　黄连去须。各一两　熟干地黄焙　桔梗剉，炒　延胡索　萆薢　柴胡去苗　赤芍药　赤石脂研。各一两半　石膏椎碎。三两　桂去粗皮。半两

---

① 三：明抄本、乾隆本、日本抄本、文瑞楼本作"二"。
② 桔梗：日本抄本、文瑞楼本同，明抄本、乾隆本此后有"炒"。
③ 不得：日本抄本、文瑞楼本同，明抄本、乾隆本作"不得下"。
④ 一两一分：日本抄本、文瑞楼本同，明抄本、乾隆本作"一两"。
⑤ 一两一分：日本抄本、文瑞楼本同，明抄本、乾隆本作"一两"。

上一十五味，吹咀如麻豆。每服五钱匕，以水一盏半，入生姜一枣大，切，煎取八分，去滓温服，不拘时候。

治妇人经候不调，或过多，腰疼重，**黄耆饮**方

黄耆剉，炒。半两　小蓟　桑耳　附子炮裂，去皮脐。各三[1]两　延胡索　白芷　桂去粗皮。各一两半[2]　黄芩去黑心。一两　肉豆蔻二枚。去壳　赤石脂研　当归炙，剉　生干地黄　芎䓖　白术　地榆各一两

上一十五味，吹咀如麻豆。每服五钱匕，以水一盏半，入生姜一分，拍碎，同煎取八分，去滓温服。

治月候不调，渐瘦寒热，**紫葛汤**方

紫葛剉　紫参各三分　柴胡去苗。一两　禹余粮醋淬三遍　紫菀去苗、土。各半两　芒消一两

上六味，粗捣筛。每服二钱匕，水一盏，煎七分，去滓温服，空心食前服。

治妇人经候不调，气攻心腹，妨胀迷闷，**瞿麦汤**方

瞿麦穗　延胡索　京三棱炮，剉。各一两半　当归切，焙　桂去粗皮　白前　大腹剉碎　代赭　红蓝花炒。各一两　桃仁二十[3]枚。去皮尖、双仁，炒，研　草豆蔻去皮。三枚

上一十一味，粗捣筛十味，入桃仁拌匀。每服二[4]钱匕，水一盏，入生姜三片，同煎至七分，去滓温服。

妇人月水不通

论曰：月水不通者，所致不一。有味[5]不化血微不通，有先期太过后期不通，有大病后热燥不通，有寒凝结滞不通，有积聚气结不通，有心气抑滞不通。凡此所受不同，治之亦异。盖妇人假

---

① 三：日本抄本、文瑞楼本同，明抄本、乾隆本作"二"。
② 一两半：明抄本、乾隆本、文瑞楼本同，日本抄本作"一两"。
③ 二十：日本抄本、文瑞楼本同，明抄本、乾隆本作"二十一"。
④ 二：日本抄本、文瑞楼本同，明抄本、乾隆本作"三"。
⑤ 味：日本抄本、文瑞楼本同，明抄本、乾隆本作"气"。

血为本，以气为用，血气稽留则涩而不行，其为病或寒或热，脐腹坚痛，肌肉消瘦①，久则为劳瘵之证。

治妇人寒搏②，月水不通，腹中气满，结块寒热，**当归饮**方

当归切，炒　桂去粗皮　干漆捣，炒令烟出。各一两　虻虫去翅足，炒　水蛭糯米同炒，米熟去米　芍药　细辛去苗叶　黄芩去黑心　蒌薐　甘草③各一两　大黄三④两

上一十一味，粗捣筛。每服三钱匕，清酒一大盏，煎至六分，去滓，下芒消二钱⑤，烊尽再煎令沸，温服食后。

治妇人女子诸病后，月经闭绝不通，及从小来不通，并新产后瘀血不消，服诸汤利血后，余疾未平，宜服之平复，**牡丹丸**方

牡丹三两　芍药　玄参　桃仁⑥　当归⑦　桂心各二两　虻虫五十枚　蛴螬二十枚　瞿麦　芎䓖　海藻各一两　水蛭五十枚

上十二味，捣罗为末，炼蜜和丸如梧桐子大。每服以温酒下十五丸，加至三十丸。血盛者，作散服方寸匕，腹中当转如沸，血自化成水去。如小便赤少，除桂心，加地肤子一⑧两，不计时候服。

治妇人经年月水不通，胞中有风冷，**大黄汤**方

大黄剉，炒　牛膝去苗，酒浸，切，焙。二两　牡丹皮　紫葳凌霄花是也　虻虫去翅足，炒　甘草炙。各一两　水蛭炒⑨　代赭别研　干姜炮　细辛去苗叶。各半两　桃仁去皮尖、双仁，麸炒。四两　麻仁一两半

---

①　脐腹坚痛肌肉消瘦：日本抄本、文瑞楼本同，明抄本、乾隆本作"或脐腹坚痛，或肌肉消瘦"。

②　寒搏：日本抄本、文瑞楼本同，明抄本、乾隆本作"寒气内搏"。

③　甘草：日本抄本、文瑞楼本同，明抄本、乾隆本作"炙甘草"。

④　三：日本抄本、文瑞楼本同，明抄本、乾隆本作"二"，前有"炒"。

⑤　下芒消二钱：日本抄本、文瑞楼本同，明抄本、乾隆本作"入芒消末五分"。

⑥　桃仁：日本抄本、文瑞楼本同，明抄本、乾隆本此后有"去皮尖，炒"。

⑦　当归：日本抄本、文瑞楼本同，明抄本、乾隆本此后有"酒炒"。

⑧　一：日本抄本、文瑞楼本同，明抄本、乾隆本作"二"。

⑨　炒：日本抄本、文瑞楼本同，明抄本、乾隆本此后有"一两"。

上一十二味，粗捣筛。每服三钱匕，水一盏，煎至六分，去滓，下朴消末一钱匕 ①，再煎令沸，温服，有顷再服，取下恶物后避风。

治妇人月水不通，心腹疼痛欲死，通血止痛，**吴茱萸汤**方

吴茱萸汤洗，焙干，炒　大黄剉，炒　当归切，炒　甘草炙　干姜炮　熟干地黄焙　芎䓖　虻虫去翅足，炒　水蛭糯米同炒，米熟去米。各一两　细辛去苗叶。半两　栀子仁六枚　桃仁去皮尖、双仁，麸炒。二两　芍药一两半

上一十三味，粗捣筛。每服三钱匕，水一盏，煎至六分，去滓温服，有顷再服。

治虚热气燥，及劳热病后月水不通，**前胡汤**方

前胡去芦头。一两半　牡丹皮　甘草炙　射干　栝楼根剉　玄参剉　桃仁去皮尖、双仁，麸炒。各一两　芍药　黄芩去黑心　白茯苓去黑皮　枳实去瓤，麸炒　大黄剉，炒。各一两半　旋覆花去蒂。半两

上一十三味，粗捣筛。每服三钱匕，水一盏，煎至六分，去滓温服，日三。

治妇人腹内血结，气攻疼痛，行经脉，**没药丸**方

没药一两。研　桂去粗皮　当归切，炒　芫花醋炒半焦　干漆炒烟透。各半两

上五味，捣罗为末，醋煮面糊，丸如梧桐子大。每服二十丸，温酒或醋汤下，不拘时。

治妇人腹内有瘀血，月水不通，少腹满急，**桃仁丸**方

桃仁去皮尖、双仁，麸炒。三两。研　虻虫四十枚。去翅足，炒　大黄三两。剉，炒　水蛭四十枚。糯米同炒，米熟去米

上四味，先将三味捣罗为末，入桃仁同研匀，炼蜜丸如梧桐子大。每服三十丸，空心食前温酒服，当下恶血。

治妇人经脉不通，血热壅滞攻注，四肢皮肤瘾胗，并行经脉，

---

① 一钱匕：日本抄本、文瑞楼本同，明抄本、乾隆本作“五分”。

紫葳散方

紫葳凌霄花是也。不以多少

上一味，捣罗为散。每服二钱匕，食前温酒调下。

治妇人月水不通，**琥珀丸方**

琥珀碎　生藕节切，焙　没药研　斑猫去翅足，糯米同炒，米熟去米。各半两　白丁香　硇砂各一分。研　牵牛子生。半两

上七味，捣研为末，合研令匀，用醋熬狗胆为丸如梧桐子大。每服五丸，空心没药酒下。未通，加至十丸。

治妇人血劳气滞，经脉不通，腹内疼痛，**当归散方**

当归切，炒　牡丹皮　芍药　延胡索　芎劳各一两　桂去粗皮　黄芩圆小者　甘草炙　水蛭糯米同炒，米熟去米。各半两

上九味，捣罗为散。每服二钱匕，空心温酒调下。

治妇人月经滞涩，调顺荣气，**姜黄散方**

姜黄　丁香各半两　当归切，炒。一两　芍药一分

上四味，捣罗为散。每服二钱匕，温酒调下，日二。

治妇人经候结滞不通，**麒麟竭散方**

麒麟竭　鲮鲤甲炙焦　水蛭炒　虻虫去翅足，炒。各半两

上四味，捣罗为散，水和成块，外用湿面裹，炮焦赤，去面取药，再研为散。每服一钱匕，煎当归酒，温调下，空心食前。

治妇人血气不调，月水滞涩，身体麻痹瘙痒疼痛，饮食减少，面黄肌瘦，背脊拘急，骨间痠痛，多吐清水，脐腹胀闷，**当归没药丸方**

没药研　丁香各三分　木香一两　丁香皮　桂去粗皮　麒麟竭研　延胡索　干漆炒烟出　牡丹皮　当归剉，炒　肉豆蔻各半两　槟榔一两①。剉　安息香　乳香各一两。二味同捣末，再用酒研，滤去滓，银器内熬成膏

上一十四味，捣罗十二味为末，以二香膏和丸，如膏少即少入炼蜜，丸如梧桐子大，以丹砂为衣。每服二十丸至三十丸，温

---

① 一两：日本抄本、文瑞楼本同，明抄本、乾隆本作"五钱"。

酒或生姜汤下，食前早晚各一服。

治妇人经脉不通，腰腹刺痛，拘倦少力，呕吐恶心，怠惰多睡，头旋眼涩，日渐羸瘦，饮食减少，**当归汤方**

当归切，炒　红蓝花　延胡索　紫葳各一两　琥珀半两^①。研　牡丹皮^②　姜黄　牡蒙　鬼箭羽各三两^③　麒麟竭各一两　桃仁去皮尖、双仁，麸炒　菴䕡子　藕节切，焙　没药研　桂去粗皮。各一两

上一十五味，粗捣筛。每服三钱匕，水一盏，酒半盏，同煎至七分，去滓，空心食前温服。如无牡蒙亦得。

治妇人月水不通，肢节烦痛，寒热往来，腹胁结块，攻刺疼痛，日渐羸瘦，欲变成劳，**丹砂丸方**

丹砂研^④　水银　硫黄各一钱。二味同结成沙子用　硇砂研　腻粉各一字　班猫二十一枚。去翅足，麸炒焦，为末　雄黄研。一字

上七味，再同研匀，以狗胆汁和，作四十九丸。每服一丸，空心临卧，炒铅丹少许，以酒半盏调匀，烧秤锤，蘸铅丹酒，微焦黑色，放温下。或产后血露不快，腹内疼痛，皆可服。

治血气滞涩，月经不行，呕逆酸水，心腹疼痛不可忍者，**干漆散方**

干漆一两。炒令烟出　五灵脂二两半。用浆水一碗熬干，去沙石　没药研^⑤　桂去粗皮　当归切，炒。各半两　胡椒一分　麝香一钱。研入

上七味，捣罗为散。每服一钱匕，空心食前，煎热酒或醋汤调下。

治妇人月水或来或不来，脏腑疼痛，**麒麟竭丸方**

---

① 半两：日本抄本、文瑞楼本同，明抄本、乾隆本作"三分"。
② 牡丹皮：日本抄本、文瑞楼本同，明抄本、乾隆本列"麒麟竭"前。
③ 两：明抄本、日本抄本、文瑞楼本作"分"，乾隆本无此方。
④ 研：日本抄本、文瑞楼本同，明抄本作"飞过"，乾隆本无此方。
⑤ 研：日本抄本、文瑞楼本同，明抄本、乾隆本作"炙"。

麒麟竭三分　芫花二^①钱。醋炒焦　蟾酥一分

上三味，各捣研为末，合研匀细，用糯米粥丸如黍米大。每服五丸，空心临卧桃仁酒下。

治妇人经月不通，小便赤涩，身体疼痛，**红蓝花汤**方

红蓝花　木通剉　牡丹皮各一两　当归切，炒　土瓜根各半两　甘草炙。一分

上六味，粗捣筛。每服三钱匕，水一盏，入葱白一寸，同煎至七分，去滓，空心食前温服。

治妇人血块、血积、血瘕及经候不行，**没药丸**方

没药研　麒麟竭　丁香炒　沉香各一分　桂去粗皮　京三棱炮，剉　蓬莪茂炮，剉　当归切，炒。各半两　斑猫糯米同炒，去头足翅。一分　芫花半两。醋炒焦　干漆一两。炒烟出　硇砂半两。研　芸薹子一分。炒

上一十三味，捣研为末，和匀，醋煮面糊，丸如梧桐子大。每服十丸至二十丸，空心食前生姜醋汤下。

治妇人血闭不行，脐下硬痛，及腰疼不可忍^②，**凌霄花汤**方

凌霄花去萼。一名紫葳　芫花醶醋炒焦　红蓝花各半两　没药一分^③。研

上四味，粗捣筛。每服一钱匕，水一盏，煎至六分，去滓，食前热服。

治妇人月候久不行，心忪体热，面颊色赤，不美饮食，脐下刺痛，腰胯重疼，**地黄煎丸**方

地黄汁　生姜汁　青蒿汁各一盏。同熬成膏　麒麟竭研　没药研　延胡索　凌霄花　红蓝花各半两

上八味，将五味各捣研为末，和匀，将前膏子丸如弹子大。每服一丸，烧秤锤投酒化下。

治妇人月候久不通，脐下结硬疼痛，**硇砂丸**方

①　二：文瑞楼本同，明抄本、乾隆本无此方，日本抄本作"一"。
②　忍：日本抄本、文瑞楼本同，明抄本、乾隆本此后有"少思饮食"。
③　分：日本抄本、文瑞楼本同，明抄本、乾隆本作"两"。

硇砂研。半两　水银一分　黑铅半分。与水银结成沙子　当归切，炒。半两　京三稜一两。炮　青橘皮去白，焙　延胡索各半两　芫青①糯米同炒，去头足翅　芫花醋炒焦。各一分

上九味，捣研为末，和匀，炼蜜丸如梧桐子大。每服五丸，空心食前红蓝花汤下。

治妇人血涩不行，心忪肌热，腰重腹痛②，**当归汤方**

当归切　芎劳　桂去粗皮　牡丹皮　牛膝酒浸，切，焙　芍药赤者　延胡索　麦蘖炒。各半两　没药③　琥珀各一④分

上一十味，粗捣筛。每服二钱匕，水一盏，煎至六分，去滓，食前温服。

治妇人经水不通，**荡滞散方**

斑猫炒，去翅足。半两　大黄剉，炒。三分　水蛭糯米内炒熟，去米　虻虫炒。各一分

上四味，捣罗为细散，研匀，狗胆酒调下半钱匕。

治月水不通，脐下结块，渐觉羸瘦，不能饮食，**紫葛丸方**

紫葛剉　菴䕡子　牛膝酒浸，切，焙。各一两半　桃仁去皮尖、双仁。四十九枚。熬　水蛭二十一枚。熬　赤芍药　鳖甲去裙襕，醋炙。各二两　牡丹皮一两一分⑤　瞿麦穗一两　桂去粗皮。二分⑥

上一十味，捣罗为末，炼蜜和丸如梧桐子大。空腹煎茅根槟榔汤下二十丸，日再服，渐加至三十丸。

治积血不散，经水不通，**乌鸦散方**⑦

乌鸦去皮毛，炙。三分　墨烧，醋淬。半两　当归剉，焙。三分　延胡索半两　蒲黄炒。半两　水蛭糯米内炒熟，去米。半

---

① 芫青：日本抄本、文瑞楼本同，明抄本、乾隆本作"虻虫"。

② 痛：日本抄本、文瑞楼本同，明抄本、乾隆本作"痛不可忍"。

③ 没药：日本抄本、文瑞楼本同，明抄本此后有"炙"，乾隆本此后有"炙去油"。

④ 一：乾隆本、日本抄本、文瑞楼本同，明抄本作"二"。

⑤ 一两一分：日本抄本、文瑞楼本同，明抄本、乾隆本作"一两"。

⑥ 二分：日本抄本、文瑞楼本同，明抄本、乾隆本作"一两"。

⑦ 乌鸦散方：日本抄本、文瑞楼本同，明抄本、乾隆本无此方。

两　芫青炒。一分①

上七味，捣罗为细散，研匀。每服一钱匕，温酒调下。

治经络壅滞，月脉不通，日渐羸瘦，四肢无力，**鳖甲汤方**②

鳖甲醋炙，去裙襕。一两　当归剉，焙。三分　桂去粗皮。半两　生干地黄焙。一③两　芍药三分　虎杖炒。一两　柴胡去苗。一两　桃仁汤去皮尖、双仁，炒。一两　牛膝酒浸，去苗，焙。半两　鬼箭羽三分　大黄剉，炒。半两　虻虫一分。炒

上一十二味，粗捣筛。每服三钱匕，水一盏半，煎至七分，去滓温服，日一。

治妇人月经不通，腰腹冷痛，面无颜色，渐至羸瘦，腹胀气满，欲成骨蒸，宜服**柴胡饮方**

柴胡去苗。一两半　半夏汤洗七遍，焙。三两　牡丹皮二两　当归剉，焙。一两半　白茯苓去黑皮。一两半　桃仁去皮尖、双仁，炒。四十枚　吴茱萸洗，焙，微炒　大黄饭甑中蒸三遍，炒　白术　桑寄生　桂去粗皮　芎䓖各一两半

上一十二味，粗捣筛。每服五钱匕，水二盏，煎至一盏，去滓，空腹温服。

治妇女逾年，月水不通，脐下结块，**牛膝汤方**

牛膝酒浸，切，焙　牡丹皮　芍药炒　当归切，焙　柴胡去苗　芎䓖　鳖甲去裙襕，醋炙　羌活去芦头　桃仁去皮尖、双仁，炒黄　陈橘皮汤浸，去白，焙　白蔷薇根　附子炮裂，去皮脐。各一两　京三棱一两半　桂去粗皮。半两

上一十四味，㕮咀如麻豆。每服五钱匕，水一盏半，煎至七分，去滓温服，空心食前。

治月水不通，脐下结痛，身体黄瘦，不思饮食，**菴䕡子丸方**

菴䕡子　芎䓖　桑耳　桂去粗皮　土瓜根各一两　生干地黄焙。二两　甘草炙。三分　牛膝酒浸，切，焙　赤茯苓去黑皮。各

---

① 分：文瑞楼本同，日本抄本作"两"。

② 鳖甲汤方：日本抄本、文瑞楼本同，明抄本、乾隆本无此方。

③ 一：文瑞楼本同，日本抄本作"二"。

一两一分^①　芍药　大黄^②剉，炒。各一两半^③

上一十一味，捣罗为末，炼蜜和为丸如梧桐子大。空腹酒下二十丸，渐加至三十丸。

治经候日久不通，面上奸生，黑如噀墨，每思盐等食之，此疑在脏，热入血室，即歌咏言笑悲泣，或鬼魅等病，此方并治之，**琥珀汤**方

琥珀末　木通剉。各半两　桃仁去皮尖、双仁，炒。二十四^④枚　虻虫二十一枚。去翅足，生　水蛭十四枚。生　芍药二两　大黄一两半　芒消三两

上八味，粗捣筛。每服五钱匕，水一盏半，煎八分，去滓，食后温服。服药后若下痢，痢后有黑血黄涎，亦如泔淀，或下多，即更服一剂，令尽根本。十日内不得吃毒食。

治妇人经候不通已经三两月者^⑤，**鳖甲汤**方

鳖甲去裙襕，醋炙　白前　代赭煅，醋淬　京三棱炮，剉　附子炮裂，去皮脐　延胡索各一两半　大黄剉，炒　甘草炙，剉　木香　桂去粗皮　当归切，焙。各一两　桃仁去皮尖、双仁，炒。二十^⑥枚　熟干地黄焙。三两　红蓝花三分　大腹剉。二两半^⑦

上一十五味，㕮咀如麻豆。每服五钱匕，水一盏半，煎取八分，去滓温服，不拘时。

治妇人血闭，月事不通方

红花子炒。一两

上一味，捣罗为散。每服三钱匕，空心温酒调下。

---

①　一两一分：文瑞楼本同，明抄本、乾隆本、日本抄本作"一两"。

②　大黄：文瑞楼本同，明抄本、日本抄本列"牛膝"前，乾隆本列"赤茯苓"前。

③　一两半：明抄本、乾隆本、文瑞楼本同，日本抄本作"一两"。

④　二十四：日本抄本、文瑞楼本同，明抄本、乾隆本作"十四"。

⑤　治妇人……三两月者：此13字明抄本后有"脐腹坚痛，肌肉消瘦"，乾隆本作"治妇人二三月月水不通，脐腹坚痛，肌肉消瘦"，日本抄本、文瑞楼本作"治妇人经候不通已经三两月日"。

⑥　二十：日本抄本、文瑞楼本同，明抄本、乾隆本作"二十一"。

⑦　二两半：日本抄本、文瑞楼本同，明抄本、乾隆本作"二两"。

治妇人月事不通，**白芷散**方

白芷半两　当归一两。一半生，一半炒　侧柏切，炒。二两

上三味，捣罗为散。每服二钱匕，空心米饮调下。

治月水不通，腰腹疼痛，**鬼箭羽丸**方

鬼箭羽　水蛭熬① 　细辛去苗叶。各三分　桃仁去皮尖、双仁，炒，别研　当归切，焙　芎䓖各一两　大黄剉，炒　牛膝酒浸，焙。各一两一分②

上八味，捣研为末，炼蜜和丸如梧桐子大。空腹酒下十丸，渐加至二十丸。

治月水不通，脐下撮痛，**温经丸**方

牛膝酒浸，切，焙。一两半　大黄剉，炒　桃仁去皮尖、双仁，炒，别研。各一两一分　芎䓖　桂去粗皮　当归切，焙。各一两　水蛭熬　细辛去苗叶。各三分

上八味，捣研为末，炼蜜和丸如梧桐子大。空腹酒下二十丸，加至三十丸。

治妇人风劳气疾③，经脉不通，渐加羸瘦，不思饮食，心腹胀满，遍身疼痛，**当归丸**方

当归切，焙。一两半　鳖甲去裙襕，醋炙　琥珀研　芎䓖　桃仁去皮尖、双仁，炒黄，研　牛膝酒浸，切，焙　水蛭糯米炒令焦。各一两　虎杖　桂去粗皮　大黄一半生，一半炒　柴胡去苗。各半两　虻虫炒令色黄　牡丹皮各二分④ 　麝香研。半分

上一十四味，捣罗为末，炼蜜和丸如梧桐子大。每服二十丸，空心用薄荷酒下。乌梅汤下亦得。

治妇人经水三年不通⑤，**牛膝大黄散**方

---

① 熬：日本抄本、文瑞楼本同，明抄本、乾隆本作"微炒"。

② 一两一分：日本抄本、文瑞楼本同，明抄本、乾隆本作"一两"。

③ 风劳气疾：日本抄本、文瑞楼本同，明抄本、乾隆本作"月水因风劳瘀"。

④ 分：日本抄本、文瑞楼本同，明抄本、乾隆本作"两"。

⑤ 通：日本抄本、文瑞楼本同，明抄本、乾隆本此后有"血气涩滞，结成坚块"。

牛膝去苗。一两一分　大黄剉，炒。二两半　菴䕡子　土瓜根　瞿麦穗①　桃仁汤去皮尖、双仁，炒。各一两半　水蛭糯米内炒熟，去米　虻虫炒，去翅足　桂去粗皮。各一两

上九味，捣罗为细散。空腹煮生姜汁调服方寸匕，日再服。

治月水不通，血气涩滞，结成坚块，**牛膝汤**方

牛膝酒浸，切，焙　虻虫去翅足，熬②　大黄剉，炒　黄芩去黑心。各半两　水蛭熬③　土瓜根各一分半　桃仁去皮尖、双仁，炒。一两　朴消三分

上八味，粗捣筛。每服三钱匕，水一盏，煎七分，去滓温服，空心食前服。

治月水不通，腹中结块，疠刺疼痛，**虎杖汤**方

虎杖　木通剉　牛膝酒浸，切，焙。各二两　茅根三两④　桃仁去皮尖、双仁，炒。四十九枚⑤　紫葛⑥　大黄二两半。剉，炒　芒消　牡丹去心。各一两半

上九味，粗捣筛。每服三钱匕，水一盏，煎七分，去滓温服，空心食前服。

妇人月水不断

论曰：妇人以冲任为经脉之海，手太阳小肠之经，手少阴心之经也，此二经相为表里，主下⑦为月水。若劳伤经脉，冲任既⑧虚，不能制其气血，故令月水来而不断也。

治妇人血海久虚，脐腹疠痛，经脉不止，面黄肌瘦，四肢无力，不思饮食，**石中黄丸**方

---

① 瞿麦穗：日本抄本、文瑞楼本同，明抄本、乾隆本作"荆芥穗"。
② 熬：文瑞楼本同，明抄本、乾隆本作"炒"，日本抄本无。
③ 熬：日本抄本、文瑞楼本同，明抄本、乾隆本作"与糯米炒"。
④ 两：明抄本、乾隆本、文瑞楼本同，日本抄本作"分"。
⑤ 四十九枚：乾隆本、日本抄本、文瑞楼本同，明抄本作"一两"。
⑥ 紫葛：明抄本列"芒消"前，日本抄本、文瑞楼本列"芒消"后。
⑦ 下：原作"于"，文瑞楼本同，据明抄本、乾隆本、日本抄本改。
⑧ 既：日本抄本、文瑞楼本同，明抄本、乾隆本作"气"。

石中黄烧赤，醋淬七遍。三两　五灵脂一两半　禹余粮煅赤，醋淬五①遍。二两　桑黄炙　高良姜各半②两　赤芍药　熟干地黄焙。各一③两　木鳖子去壳，慢火炮　木贼剉，炒　地榆各半两

上一十味，捣罗为末，醋煮面糊，和丸如梧桐子大。每服二十丸至三十丸，食前麝香酒下。

治妇人血海不调，因虚冷成积④，月水不绝，及赤白带下，面色萎黄，**茯苓散方**

白茯苓去黑皮　木香　杜仲切，炒　菖蒲　熟干地黄焙　柏子仁研　秦艽去苗、土　菟丝子酒浸，别捣，焙干　青橘皮汤浸，去白，焙　诃黎勒皮炮　赤石脂　当归切，焙　五加皮剉　牛角䚡烧灰　乌贼鱼骨去甲　艾叶灰，烧存性。各一两

上一十六味，捣罗为散。每服二钱匕，糯米饮调下，温酒亦得，空心食前，日三。

治妇人血脏虚损，月水不断，面色萎黄，四肢少力，脐腹疼痛，**禹余粮丸方**

禹余粮煅赤，醋淬七遍　白龙骨煅　赤石脂各一两　牡蛎煅赤。三两　艾叶醋煮一时辰，焙　乌头炮裂，去皮脐　防风去叉　芎䓖　熟干地黄焙　白茯苓去黑皮。各一两　人参三分⑤

上一十一味，捣罗为末，酒煮面糊，丸如梧桐子大。每服二十丸至三十丸，空心食前温酒或醋汤下。

治妇人月水不断，或多或少，四肢烦倦，身体瘦悴，**当归丸方**

当归切，焙。二两半⑥　芍药　地榆炙，剉　卷柏用叶　桂去粗皮　白龙骨煅　鹿茸酒浸，去毛，炙　人参　蒲黄炒　阿胶炙燥　白术　厚朴去粗皮，生姜汁炙　石斛去根。各一两　枳壳去瓤，

---

① 五：日本抄本、文瑞楼本同，明抄本、乾隆本作“七”。
② 半：日本抄本、文瑞楼本同，明抄本、乾隆本作“二”。
③ 一：日本抄本、文瑞楼本同，明抄本、乾隆本作“二”。
④ 积：日本抄本、文瑞楼本同，明抄本作“疾”，乾隆本作“疾积”。
⑤ 分：日本抄本、文瑞楼本同，明抄本、乾隆本作“两”。
⑥ 二两半：日本抄本、文瑞楼本同，明抄本、乾隆本作“三两”。

麸炒。二①两　熟干地黄焙。三两　白茯苓去黑皮。一两

上一十六味，捣罗为末，炼蜜和丸如梧桐子大。每服二十丸至三十丸，温酒下，日三。

治妇人气血失度，经候不止，面无颜色，食少力倦，**乌贼鱼骨丸方**

乌贼鱼骨去甲　羚羊角屑　龟甲醋炙　茯神去木　卷柏微炙　鹿角胶炙燥　诃黎勒皮煨　地榆炙，剉　当归切，焙　熟干地黄焙。各一两

上一十味，捣罗为末，炼蜜和丸如梧桐子大。每服二十丸，温酒或枣汤下。

治冲任气虚，经血虚损，月水不断，绵绵不止，**地黄汤方**

生干地黄焙。二两　黄芩去黑心　当归切，焙　柏叶各一分②半　艾叶半分③

上五味，粗捣筛。每服三钱匕，水一盏，煎至七分，去滓，入蒲黄一钱匕，空心食前服。

治妇人经血不断，面黄肌瘦，**黄耆汤方**

黄耆剉　白芷　龙骨　干漆炒烟尽　代赭煅，醋淬　牡丹皮各一两半　桂去粗皮　地榆　白术　当归切，焙　天雄炮裂，去皮脐　黄连去须　诃黎勒皮炮　桑耳各一两　黄芩去黑心。半④两

上一十五味，㕮咀如麻豆。每服五钱匕，水一盏半，入生姜五片，煎取八分，去滓温服，不拘时。

治妇人月水不断，脐腹冷痛⑤，腰腿痠疼，**乌贼鱼骨丸方**

乌贼鱼骨去甲，炙焦　鹿茸酥炙，去毛　诃黎勒皮　当归切，焙　白芍药　山茱萸　黄耆剉　酸枣仁微炒　地榆　芎䓖　覆盆子去梗　玄参　白茯苓去黑皮　熟干地黄焙。各一两半　荜澄茄微炒。

---

① 二：乾隆本、日本抄本、文瑞楼本同，明抄本作"三"。

② 分：日本抄本、文瑞楼本同，明抄本、乾隆本作"两"。

③ 半分：文瑞楼本同，明抄本、乾隆本作"五钱"，日本抄本无。

④ 半：日本抄本、文瑞楼本同，明抄本、乾隆本作"一"。

⑤ 痛：日本抄本、文瑞楼本同，明抄本、乾隆本此后有"四肢无力"。

一两

上一十五味，捣罗为末，炼蜜和丸如梧桐子大。每服三十丸，米饮下，空心食前。

治妇人气血虚损，月水不断，绵绵不已，**地黄汤**方

生地黄切，焙。二两　黄芩去黑心。半①两　当归切，焙　地榆剉　柏叶炙　艾叶炒②。各一两半　伏龙肝　蒲黄各一两

上八味，粗捣筛。每服三钱匕，水一盏，入生姜三片，同煎至七分，去滓温服，不拘时。

治妇人月水不断，**竹茹汤**方

青竹茹微炒。三两

上一味，为粗末。每服三钱匕，水一盏，煎至七分，去滓温服。

治妇人月水连绵不绝，**生地黄汤**方

生地黄捣取自然汁

上一味，每服三分一盏，入酒四分一盏，和匀煎令沸，放温服，日三。

治妇人月水日夜不断，**木贼汤**方

木贼一握。剉，炒

上一味，粗捣筛。每服三钱匕，水一盏，煎至七分，去滓温服，日三。

治妇人月水绵绵不断，**干姜煮散**方

干姜半生半烧灰　黄明胶烧灰。各一两　楮纸五张。烧灰　白面一匙。炒

上四味，捣研为散。每服三钱匕，水一盏，煎至六分，去滓温服，空心食前。

治妇人月水久不断，**芍药汤**方

芍药　柏叶炙。各一两

---

① 半：日本抄本、文瑞楼本同，明抄本、乾隆本作"一"。
② 炒：日本抄本、文瑞楼本同，明抄本、乾隆本作"醋炒"。

上二味，粗捣筛。每服三钱匕，水酒各半盏，煎至七分，去滓温服。

治妇人月水久不绝，**蒲黄散方**

蒲黄　毡灰　炒面各半两

上三味，研细为散。每服二钱匕，煎地黄酒调下。

妇人月水来腹痛

论曰：月事乃经血之余，和调则所下应期，无过与不及之患。若冲任气虚，为风冷所乘，致气脉不顺，所下不调，或前或后，或多或少。风冷之气与月事相击，故因所下而腰背拘强、脐腹刺痛也。

治妇人月水不调，腰腹疼痛①，**茯苓饮方**

白茯苓去黑皮　当归微炙　芍药　甘草炙。各一两　桂去粗皮。一两半

上五味，粗捣筛。每服三钱匕，水一盏，煎七分，去滓，空心温服。

治妇人月水不调，及欲来脐下痛，肢体烦热，**当归饮方**

当归微炙　肉豆蔻去壳　厚朴去粗皮，生姜汁炙烟出　甘草炙　芍药　枳壳去瓤，麸炒黄　白茯苓去黑皮　人参各半两

上八味，粗捣筛。每服三钱匕，水一盏，煎至七分，去滓，空心温服。

治妇人月水来腹痛，脐下坚硬，积血不下，**大黄汤方**

大黄剉碎，微炒　朴消　当归微炙　芍药各一两　芎䓖一两一分②　桂去粗皮。二两半③　厚朴去粗皮，生姜汁炙烟出，如此七遍。一两一分④

---

① 痛：日本抄本、文瑞楼本同，明抄本、乾隆本此后有"肌体烦疼拘急"。

② 一两一分：日本抄本、文瑞楼本同，明抄本、乾隆本作"一两"。

③ 二两半：日本抄本、文瑞楼本同，明抄本、乾隆本作"二两"。

④ 一两一分：文瑞楼本同，明抄本、乾隆本作"一两"，日本抄本作"一两二分"。

上七味，粗捣筛。每服三钱匕，水一盏，生姜三片，煎至七分，去滓温服，血行即止服。

治妇人月水来，腹内疼痛，或脐下如盘①，**当归汤**方

当归微炙　生干地黄微炒　防风去叉　山茱萸　黄耆微炙，剉　牛膝去苗，酒浸，焙。各一两　枳壳去瓤，麸炒黄　白术炒　人参　甘草炙微赤，剉　羚羊角屑　芍药各三分

上一十二味，粗捣筛。每服三钱匕，水一盏，煎七分，去滓温服，食前。

治妇人月水来，腹内疼痛不可忍，**温经汤**方

白茯苓去粗皮。半两②　芍药　土瓜根　牡丹去心。各一两半　丹砂别研如粉③　薏苡仁各一两

上六味，除丹砂研外，粗捣筛，即以丹砂和匀。每服三钱匕，水七分，酒三分，共一盏，同煎七分，去滓温服，不计时候。

治妇人月水来不利，攻脐腹痛不可忍，**牡丹汤**方

牡丹去心　芎䓖　甘草炙，剉　黄芩去黑心　人参　桂去粗皮　干姜炮裂　吴茱萸汤浸三遍，焙干，微炒。各一两半④　桃仁八十枚。汤浸，去皮尖、双仁，麸炒黄色　白茯苓去黑皮　当归切，焙　芍药各一两

上一十二味，粗捣筛。每服三钱匕，水一盏，煎七分，去滓温服，不计时候。

治妇人月水来腹痛烦闷体热，**芍药汤**方

芍药　人参　厚朴去粗皮，生姜汁炙烟出。各一两　肉豆蔻去壳。半两　甘草炙　当归微炙　枳壳去瓤，麸炒。各三分⑤

上七味，粗捣筛。每服三钱匕，水一盏，煎七分，去滓温服，不拘时候。

---

① 盘：日本抄本、文瑞楼本同，明抄本、乾隆本作"盆坚硬"。
② 半两：日本抄本、文瑞楼本同，明抄本、乾隆本无。
③ 粉：日本抄本、文瑞楼本同，明抄本、乾隆本此后有"五钱"。
④ 一两半：乾隆本、日本抄本、文瑞楼本同，明抄本作"一两"。
⑤ 分：日本抄本、文瑞楼本同，明抄本、乾隆本作"两"。

治妇人月事欲下，腰腹刺痛，或多或少，或月内再来，或如清水，或似豉汁，心下坚满，沉重虚乏，日渐黄瘦，**干地黄丸方**

生干地黄微炒　桃仁汤去皮尖、双仁，麸炒黄。各一两一分①　芎䓖　白芷　蒲黄各一两　当归微炙　牛膝酒浸，去苗，切，焙　甘草炙　芍药　牡丹　干姜炮裂　人参　桂去粗皮。各三分　水蛭以糯米少许同炒，米熟为度　虻虫去翅足，微炒。各三十枚

上一十五味，捣罗为末，炼蜜和丸梧桐子大。每服三十丸，温酒下，米饮亦得。

治妇人月水不利，脐腹疼痛②，**大黄汤方**

大黄剉碎，微炒　人参　牛膝去苗，酒浸，切，焙。各一两　桂去粗皮　羌活去芦头　枳壳去瓤，麸炒黄　当归微炙　芎䓖　瞿麦穗各三分　槟榔剉。三枚　芍药　吴茱萸微炒。半两

上一十二味，粗捣筛。每服三钱匕，水一盏，生姜一分，拍破，同煎至六分，去滓，下消石半钱，温服，如人行三五里再服。

治妇人月水来腰腹刺痛不可忍，或多或少，来如清水，或似豉汁，虚乏黄瘦，**芎䓖丸方**

芎䓖　白芷各一两　生干地黄剉碎　桃仁汤去皮尖、双仁，炒黄。各一两一分③　干姜炮　甘草炙　蒲黄微炒。各半两　芍药　牡丹去心　桂去粗皮　牛膝去苗，酒浸，切，焙　人参　当归切，焙。各三分

上一十三味，捣罗为末，炼蜜和，更捣匀熟，丸如梧桐子大。每服二十丸，米饮或温酒下，空心食前，日二。

治妇人虚冷，月水凝涩不利，腹内疼痛，四肢烦热，皮肤瘾胗，饮食减少，**琥珀丸方**

琥珀别研　木香　禹余粮煅，醋淬　白术　芍药　鳖甲去裙襕，酒浸，炙令香　桂去粗皮　附子炮裂，去皮脐　羌活去芦

① 一两一分：日本抄本、文瑞楼本同，明抄本、乾隆本作"一两"。
② 治妇人月水不利……疼痛：此11字日本抄本、文瑞楼本同，明抄本作"治月水腹痛，脐下坚硬，积血不下"，乾隆本作"治月水不利，来而腰腹刺痛"。
③ 一两一分：日本抄本、文瑞楼本同，明抄本、乾隆本作"一两"。

头　蓬莪茂炮，剉　细辛去苗叶　牡丹去心　肉豆蔻去壳　人参　京三棱炮，剉　黄耆剉。各一两①　当归微焙　槟榔剉　枳壳去瓤，麸炒。各一两半　柴胡去苗　芎䓖②　桃仁汤去皮尖、双仁，炒黄色。各二两③　安息香半两。研

上二十三味，捣罗为末，以生地黄自然汁一碗与药末同拌，次用酒煮面糊，为丸如梧桐子大。每服二十丸，空心温酒下。

治妇人月事欲下，脐腹撮痛不可忍，**吴茱萸丸方**

吴茱萸汤浸七遍，焙干。三分④　当归微炙　桃仁去皮尖、双仁，麸炒黄。各一两一分⑤　大黄剉碎，微炒　朴消　桂去粗皮　牛膝去苗，酒浸，切，焙　芎䓖　黄耆剉　人参各一两

上一十味，捣罗为末，炼蜜和捣，令匀熟，丸如梧桐子大。空心酒下三十丸，加至四十丸，日三服。或为散子，温酒调服一钱匕，亦得。

治月事欲下，腹疼痛⑥，**苦参丸方**

苦参洗，剉碎　牡丹去心　赤茯苓去黑皮　赤芍药　当归微炒　大黄剉碎，微⑦炒。各一两　食茱萸　延胡索　五味子　荷叶微炙。各半两　槟榔五枚。生用，剉　桂去粗皮。三分

上一十二味，捣罗为末，炼蜜和捣，令匀熟，丸梧桐子大。每日空心酒下三十丸，加至四十丸，以差为度。

治月水不利，或将下少腹痛，**桃仁汤方**

桃仁汤去皮尖、双仁，炒黄。十五⑧枚　干姜炮裂　木香炮　芍

---

① 一两：乾隆本、日本抄本、文瑞楼本同，明抄本作“五钱”。

② 柴胡去苗芎䓖：日本抄本、文瑞楼本同，明抄本列“安息香”前，乾隆本列“当归”前。

③ 二两：日本抄本、文瑞楼本同，明抄本、乾隆本作“两半”。

④ 三分：日本抄本、文瑞楼本同，明抄本、乾隆本此前有“醋炒”。

⑤ 一两一分：日本抄本、文瑞楼本同，明抄本、乾隆本作“一两”。

⑥ 治月事欲下腹疼痛：日本抄本、文瑞楼本同，明抄本作“治月事欲下，腰背拘强，脐腹疼痛”，乾隆本作“治月事欲下，腰背拘强，脐腹疼痛，不可忍”。

⑦ 微：日本抄本、文瑞楼本同，明抄本、乾隆本作“酒”。

⑧ 十五：日本抄本、文瑞楼本同，明抄本、乾隆本作“三十五”。

药　吴茱萸微炒　当归微炙。各一①两　甘草炙。半两　桂去粗皮。一两半　大黄剉碎，炒熟。二两

上九味，粗捣筛。每服三钱匕，水一盏，煎至七分，去滓，入芒消少许，更煎一两沸，温服。

治妇人月水欲来，腰腹先痛，呕逆不食，**三稜汤方**

京三稜炮，剉　芎䓖　天雄炮裂，去皮脐　桑根白皮剉　地榆　黄连去须　代赭煅，醋淬　当归切，焙　白术②各一两　厚朴去粗皮，生姜汁炙，剉　黄芩去黑心　桂去粗皮。各半两　肉豆蔻去壳。一枚

上一十三味，㕮咀如麻豆。每服五钱匕，水一盏半，入生姜五片，煎取八分，去滓温服，不拘时。

室女月水不通

论曰：女子二七而天癸至，任脉通，月事以时下。若禀受不足，或冲任③为风寒所搏，致令血气凝结，不能应时而下，久不治，则致劳瘵④。

治室女月水不通，虚胀如鼓，不嗜饮食⑤，破血行经止痛，**牡丹汤方**

牡丹皮　当归切，焙　芎䓖　白芷　紫葳凌霄花是也　延胡索　红蓝花　赤芍药　桂去粗皮　刘寄奴各一两

上一十味，粗捣筛。每服三钱匕，水一盏，入生姜一枣大，拍碎，煎至六分，入酒三分，重煎取沸，去滓，空心服。

治室女思虑太过，心气不足，气结不得宣利，月水不应时，或久不通，或血隔成劳，渐有寒热，肌肉不生，不思谷味。凡此

---

① 一：乾隆本、日本抄本、文瑞楼本同，明抄本作"二"。
② 白术：日本抄本、文瑞楼本同，明抄本、乾隆本此后有"土炒"。
③ 冲任：日本抄本、文瑞楼本同，明抄本、乾隆本作"任脉"。
④ 瘵：日本抄本、文瑞楼本同，日本抄本旁注"又作疾"，明抄本、乾隆本作"疾"。
⑤ 虚胀如鼓不嗜饮食：日本抄本、文瑞楼本同，明抄本此后有"腹内凝结"，乾隆本作"虚胀如蛊，不嗜饮食，腹内凝结"。

病不可服破血有性之药，宜通心气，行荣卫，滑经络，**人参汤**方

人参　槟榔剉　麦门冬去心，炒　大腹皮剉　牡丹皮　芍药　防己　芎䓖　草豆蔻去皮　白术　生干地黄焙　丁香皮剉　桔梗炒　枳壳去瓤，麸炒　茯神去木　当归切，焙　甘草炙。各一两　桂去粗皮　远志去心　大黄剉，炒。各半两

上二十味，粗捣筛。每服三钱匕，水一盏，入生姜二片，枣一枚，擘破，同煎至七分，去滓温服，不拘时候。

治室女月水不通，通经止痛[1]，**紫葳散**方

紫葳凌霄花是也　青橘皮汤浸，去白，焙　当归切，焙。各半两　大麦蘖炒　大黄剉，炒　没药　桂去粗皮　芎䓖各一分[2]

上八味，捣罗为散。每服一钱匕，温酒调下，食前服。

治室女月水不通，**虎杖汤**方

虎杖　牡丹皮　京三棱炒。各一两一分[3]　芎䓖　当归炒。各一两半　桂去粗皮　陈橘皮[4]各三分　大腹并皮。五枚

上八味，粗捣筛。每服三钱匕，水一盏，入生姜一枣大，拍碎，同煎至七分，去滓，下地黄汁一合，芒消一钱匕，更煎一两沸，空心日午温服。

治室女月水不通，**芍药散**方

赤芍药　牛膝焙。半两。酒制　桂去粗皮　当归焙。各三分　木香　牡丹皮　延胡索　人参　甘草炙　芎䓖各半两　桃仁麸炒。一两

上一十一味，捣罗为散。每服二钱匕，早晚温酒调下。

治室女经脉不通，**生地黄饮**方

生地黄二两　羌活去芦头　柴胡去苗　桂去粗皮　当归切，焙　京三棱煨　芎䓖　地骨皮各半两　桃仁汤浸，去皮尖、双仁，

---

① 通经止痛：明抄本作"破血，通经止痛"，乾隆本作"破血，行经止痛"，日本抄本、文瑞楼本作"通经"。

② 分：日本抄本、文瑞楼本同，明抄本、乾隆本作"两"。

③ 一两一分：日本抄本、文瑞楼本同，明抄本、乾隆本作"一两"。

④ 陈橘皮：日本抄本、文瑞楼本同，明抄本、乾隆本此后有"炒"。

麸炒。二十一^①枚

上九味，细剉，以童子小便五升于新瓷器内慢火煮，令如鱼眼沸，至一升去滓。每服半盏，五更、日午各一服，频作三五剂服之。

治室女月水不通，腹满有瘀血，**水蛭饮方**

水蛭八十枚。糯米同炒，米熟去米 桃仁汤浸，去皮尖、双仁，麸炒。一百枚 虻虫去翅足，微炒。八十枚 大黄剉，炒。三两

上四味，细剉。每服三钱匕，水一盏，煎至六分，去滓温服，有顷再服，当下血。如未下，明日再服。

治室女月水不通，心腹胀满，**柴胡饮方**

柴胡去苗 牛膝去苗 枳壳去瓤，麸炒。各二^②两 蕳蒳子 大黄剉，炒 土瓜根各二两半^③ 牡丹皮 桂去粗皮。各一两半 桃仁汤浸，去皮尖、双仁，麸炒。五十枚 朴消二两

上一十味，吹咀。每服三钱匕，水一盏，入生姜一枣大，拍碎，煎至六分，去滓温服，有顷再服。

治室女月水不通，**桑耳汤方**

桑耳炙。一两 当归切，焙 芍药 桂去粗皮 大黄剉，炒。各半两 枳壳麸炒，去瓤 瞿麦穗各一两

上七味，粗捣筛。每服三钱匕，水一盏，煎至六分，去滓温服，日再。

治室女月经不行，腹中疞痛，**甘草饮方**

甘草炙 芍药各二两 白茯苓去黑皮 桂去粗皮 当归炒。各三两

上五味，细剉。每服三钱匕，水一盏，煎至六分，去滓温服，日二夜一。

治室女月水不通，肌肤不泽，日觉瘦瘁，滑血^④，**鬼箭羽汤方**

---

① 二十一：明抄本、乾隆本、文瑞楼本同，日本抄本作"一十一"。

② 二：明抄本、乾隆本、文瑞楼本同，日本抄本作"一"。

③ 二两半：日本抄本、文瑞楼本同，明抄本、乾隆本作"二两"。

④ 滑血：文瑞楼本同，明抄本、乾隆本无，日本抄本作"消血"。

鬼箭羽　木香　当归切，焙　黄芩去黑心　桂去粗皮　芎
藭　白术各一两　芍药一两一分①　大黄剉，炒　桃仁汤浸，去皮
尖、双仁，麸炒。四十九枚　土瓜根　刘寄奴各一两　虻虫四十九
枚。去翅足，糯米同炒，米熟去米

上一十三味，粗捣筛。每服三钱匕，水一盏，入生姜五片，
煎至七分，去滓，下槟榔、朴消末各半钱匕，更煎一沸，温服。

治室女月水不通，或天癸过期素未通者，**牡丹汤**方

牡丹皮　当归切，焙　黄芩去黑心　芎藭　甘草炙　芍药　细
辛去苗叶　桂去粗皮　人参各一两　生干地黄炒。一两半②　大黄
剉，炒。二两③　水蛭炒。二十五枚　干姜炮。半两　桃仁汤浸，去
皮尖、双仁，麸炒。二十五枚　虻虫去翅足，炒。二十五枚　黄雌
鸡一只。去肠肚，以水八盏煮取四盏，澄清

上一十六味，除鸡外，粗捣筛。每服三钱匕，取鸡汁一盏同
煎至七分，去滓，下消石末半钱匕，更煎一沸，温服食前，日一。

治室女荣卫凝涩，月水不利，或时头目昏闷，肢体拘急，五
心虚烦，饮食进退④，多困少力，**沉香汤**方

沉香　槟榔剉　甘草炙。各三分⑤　鳖甲九肋者。去裙襕，醋
炙。一两半　木香　当归切，焙　柴胡去苗　人参　白茯苓去
黑皮　桂去粗皮　青橘皮汤浸，去白，焙　陈橘皮汤浸，去白，
焙　生地黄各一两⑥

上一十三味，剉如麻豆大。每服三钱匕，水一盏，入生姜一
枣大，拍碎，同煎至七分，去滓温服，空心日晚各一。

治室女月水不利，断续不匀，**当归散**方

当归切，焙　芍药　蓬莪茂炮，剉　陈曲炒　麦蘖炒　青橘皮
汤浸，去白，焙　京三稜炮，剉　大腹剉　木通剉。各一两

① 一两一分：日本抄本、文瑞楼本同，明抄本、乾隆本作“一两”。
② 一两半：日本抄本、文瑞楼本同，明抄本、乾隆本作“二两”。
③ 二两：日本抄本、文瑞楼本同，明抄本、乾隆本作“两半”。
④ 饮食进退：日本抄本、文瑞楼本同，明抄本、乾隆本无。
⑤ 分：日本抄本、文瑞楼本同，明抄本、乾隆本作“两”。
⑥ 一两：日本抄本、文瑞楼本同，明抄本、乾隆本作“两半”。

上九味，捣罗为散。每服二钱匕，温酒调下，不拘时候，日三。

治室女经络寒凝，月水不通，心烦腹满，腰脚急痛，**地黄散方**

生地黄八两　生姜五两

上二味，各切，同炒干，捣罗为散。每服二钱匕，温酒调下。

治室女月水不利，骨节痠痛，头面微浮，筋脉拘急，或生丹胗，寒热不时，饮食无味，**延胡索散方**

延胡索　当归切，焙[1]　蒲黄炒　芎䓖　生干地黄焙　赤芍药　泽兰　蓬莪茂煨，剉　天麻　桂去粗皮　滑石各一两　地榆醋炒，焙。半两

上一十二味，捣罗为散。每服二钱匕，温酒或薄荷茶清调下。

治室女月水不利，遍身疼痛，**没药散方**

没药　芎䓖　木香　乌头炮裂，去皮脐　天麻　白芷　桂去粗皮　茯神去木　牡丹皮　芍药　当归切，焙。各一两

上一十一味，捣罗为散。每服一钱匕，温酒调下，日三。

治室女[2]虚劳内燥，因而月水不利，少[3]力，颊赤，口干，五心烦热，**羚羊角汤**方

羚羊角镑　地骨皮　赤茯苓去黑皮　黄耆剉　防风去叉　羌活[4]去芦头　桂去粗皮　牛膝去苗　芎䓖　麦门冬去心，焙　甘草炙。一两　酸枣仁炒　红花子　当归切，焙　芍药各一两半　熟干地黄焙。三两

上一十六味，粗捣筛。每服三钱匕，水一盏，入生姜五片、薄荷七叶，同煎至六分，去滓温服。

治室女月水不利，小腹刺痛，**当归散方**

---

① 焙：日本抄本、文瑞楼本同，明抄本、乾隆本作"酒炒"。
② 女：日本抄本、文瑞楼本同，明抄本、乾隆本此后有"元气不足"。
③ 少：日本抄本、文瑞楼本同，明抄本、乾隆本此前有"四肢"。
④ 羌活：文瑞楼本同，明抄本、乾隆本列"酸枣仁"前，日本抄本列"芎䓖"前。

当归切，焙　牡丹皮　芍药　延胡索　芎䓖各一两　桂去粗皮　黄芩去黑心　生干地黄焙　甘草炙　水蛭糯米同炒，米熟去米　紫葳各半两

上一十一味，捣罗为散。每服二钱匕，空心温酒调下。

治室女月水不利，散在皮肤，瘾胗丹起，麻木瘙痒，**五灵脂丸**方

五灵脂炒。一两　乌头炮裂，去皮脐　芍药　海桐皮剉　生干地黄焙　红花子　牡丹皮　防风去叉　芎䓖　当归切，焙　紫葳各半两

上一十一味，捣罗为末，酒煮面糊，和丸如梧桐子大。每服二十丸，温酒下。

治室女月水滞涩，调顺荣气，**姜黄散**方

姜黄　丁香　当归切，焙　芍药①各半②两

上四味，捣罗为散。每服二钱匕，温酒调下。经脉欲来，先服此药，不拘时候。

治室女月水滞涩，心烦恍惚，**铅霜散**方

铅白霜半两

上一味，细研为散。每服一钱匕，温地黄汁一合调下。如无地黄汁，用生干地黄煎汤下。

治室女月水不通，脐下疼痛，**干地黄散**方

生干地黄焙。四两　当归切，焙　桂去粗皮　熟干地黄焙。各一两

上四味，木臼内捣罗为散。每服三钱匕，空心临卧温酒调下。

治室女月水不通，**当归丸**方

当归切，焙。一两　干漆炒烟出　芎䓖各半两

上三味，捣罗为末，炼蜜和丸如梧桐子大。每服二十丸，温酒下。

---

① 芍药：日本抄本、文瑞楼本同，明抄本、乾隆本此后有"炒"。

② 半：日本抄本、文瑞楼本同，明抄本、乾隆本作"二"。

治室女月水不通，**水蛭丸方**

水蛭　虻虫二味去翅足，生，为末　硇砂研。各一两。三味以米醋一升半同煎如膏　延胡索一两半　琥珀研　白花蛇酒浸，去皮骨，炙。各半两　芎䓖　白附子炮。各一两

上八味，以后五味捣罗为末，用前膏和，丸如梧桐子大。每服十丸，空心温酒下，未通加至二十丸。

室女月水不调

论曰：血者阴之物，象月盈亏，应时而至，故谓之月水。女子冲任气虚，经络不和，其血应至而未至，未至而先至，或断或续，或多或少，血色有异，是月水不调之证也。

治室女血海虚损，月水不调，乍多乍少，或断或续，或湛①或浊，肌肉黄瘁，吃食进退，四肢倦闷，**泽兰丸方**

泽兰叶　附子炮裂，去皮脐。各一两　当归切，焙　牛膝去苗，酒浸，切，焙　芎䓖　牡丹去心　芍药　远志去心。各半②两　人参　陈橘皮去白，焙　厚朴去粗皮，生姜汁炙　细辛去苗叶　干姜炮　蛇床子各一两半　黄耆剉　乳香研③　白术剉④　肉苁蓉酒浸，炙　桂去粗皮。各三分

上一十九味，捣罗为末，炼蜜和丸如梧桐子大。空心温酒下二十丸，米饮亦得。

治室女月水断续不调，冲任经虚，饮食减退，肢体黄瘁，凡有心腹一切疾病悉疗之，**白薇丸方**

白薇一两　车前子　干姜炮　当归剉，炒　芎䓖　细辛去苗叶　蛇床子各半两　藁本去苗、土　白芷　覆盆子去梗　桂去粗皮　菖蒲　白茯苓去黑皮　远志去心　人参　桃仁汤浸，去皮尖、双仁，麸炒　卷柏各三分　熟干地黄洗，焙　蜀椒去目及闭口者，

---

① 湛：日本抄本、文瑞楼本同，明抄本、乾隆本作"清"。
② 半：日本抄本、文瑞楼本同，明抄本、乾隆本作"一"。
③ 研：日本抄本、文瑞楼本同，明抄本、乾隆本作"去油"。
④ 剉：文瑞楼本同，明抄本、乾隆本作"炒"，日本抄本无。

微炒出汗　白龙骨　麦门冬去心，焙。各一两

上二十一味，捣罗为末，炼蜜和丸如梧桐子大。每服空心及晚食前用温酒下三十丸。

治室女月经不调，或少不利，前后愆期，日月浸久，肌肉黄瘁，胁下积气结硬，时发刺疼，渐成劳状，**鳖甲丸方**

鳖甲去裙襕，醋炙　桂去粗皮　京三稜煨，剉　牡丹皮　牛膝去苗，酒浸，切，焙　诃黎勒皮　琥珀　大黄炮　桃仁去皮尖、双仁，麸炒　土瓜根　附子炮裂，去皮脐　赤茯苓去黑皮。各一两

上一十二味，捣罗为末，炼蜜为丸如梧桐子大。每服二十丸，煎桃仁汤下，破血块气块妙。

治室女月水不调，心腹疼痛，或血冷凝结成片，断续不定，可①思饮食，**琥珀散方**

琥珀三分②。研　延胡索　牡丹皮　土瓜根各一两　没药　当归洗，焙　牛膝去苗，酒浸，切，焙。各半两　木香一两半

上八味，捣罗为散。每服二钱匕，食前米饮调下，温酒亦得。

治室女月水不调，或赤或浊，断续不定，心膈迷闷，腹脏搊撮，疼痛气闷，**乌药散方**

乌药二两　当归切，焙　蓬莪茂炮。各一两

上三味，捣罗为散。每服二钱匕，温酒调下。

治室女月水不调，**漏芦汤方**

漏芦去芦头　当归切，焙　红花子　枳壳去瓤，麸炒　白茯苓去黑皮　人参各半③两

上六味，粗捣筛。每服三钱匕，水一盏，煎七分，去滓温服，不拘时。

治室女月水不调，气攻心腹，或断或续，或赤或白，面色萎黄，不思饮食，**没药汤方**

没药　姜黄　人参　当归切，焙　苏枋木剉　红蓝花　赤芍药

---

① 可：日本抄本、文瑞楼本同，明抄本、乾隆本作"不"。

② 三分：明抄本、乾隆本、文瑞楼本同，日本抄本作"一两"。

③ 半：日本抄本、文瑞楼本同，明抄本、乾隆本作"一"。

各半两　附子大者一枚。炮裂，去皮脐　白茯苓去黑皮。一两

上九味，粗捣筛。每服三钱匕，水一盏，煎至五分，入酒二分，再煎沸，去滓，空心午食前稍热服。

治室女禀受怯弱，月水不调，或来或止①，身体疼痛，时有寒热，**赤芍药丸方**

赤芍药　熟干地黄焙　紫苏子微炒。各二两　贝母去心　桑寄生　人参　鳖甲去裙襕，醋炙　当归切，焙　芎䓖各一两半　苦参②　诃黎勒煨，去核　桂去粗皮。各一两

上一十二味，捣罗为末，炼蜜为丸如梧桐子大。每服空腹，酒下二十丸。

治室女月水不调，或多或少，或断或绝，不快不利，攻刺疼痛③，四肢无力，不思饮食，多困黄瘦，胸膈痞满，**沉香汤方**

沉香一两　柴胡去苗　秦艽去苗、土　肉豆蔻去壳　白芷　黄耆剉　鳖甲去裙襕，醋炙　桔梗炒　桂去粗皮。各二④两　当归切，洗，焙　芎䓖　蓬莪茂炮　麦门冬去心，焙　槟榔剉　芍药　人参　白茯苓去黑皮　海桐皮剉　枳壳去瓤，麸炒　甘草炙　熟干地黄焙　酸枣仁⑤　木香各一两　荆芥穗三两

上二十四味，粗捣筛。每服三钱匕，水一盏，生姜三片、乌梅半枚，同煎至七分，去滓温服，日三。

治室女血气不调⑥，止后复来，脐腹冷疼，**泽兰丸方**

泽兰叶　牡丹皮　芎䓖　当归切，焙　延胡索　蓬莪茂炮，剉　京三稜炮，剉　芍药　熟干地黄焙。各一两　桂去粗皮　青橘皮去白，炒　乌头炮裂，去皮脐。各三分⑦

上一十二味，细捣为末，用酒面糊为丸梧桐子大。每服二十

---

① 止：日本抄本、文瑞楼本同，明抄本、乾隆本此后有"清浊不一"。
② 苦参：日本抄本、文瑞楼本同，明抄本、乾隆本此后有"炒"。
③ 攻刺疼痛：日本抄本、文瑞楼本同，明抄本、乾隆本作"腹肋刺痛"。
④ 二：明抄本、乾隆本、文瑞楼本同，日本抄本作"一"。
⑤ 酸枣仁：日本抄本、文瑞楼本同，明抄本、乾隆本此后有"炒"。
⑥ 调：日本抄本、文瑞楼本同，明抄本、乾隆本此后有"因血气不足"。
⑦ 三分：文瑞楼本同，明抄本、乾隆本作"一两"，日本抄本作"二分"。

丸，空心食前温酒下。

治室女经水过多，连绵不绝，脐腹疼痛，**干姜丸**方

干姜炮　白矾各半两。烧灰　白石脂二两　熟干地黄焙　白茯苓去黑皮　人参　乌贼鱼骨各一两

上七味，捣罗为末，醋煮面糊和丸梧桐子大。每服二十丸，温酒或米饮下，空心食前服。

治室女月水过期，连绵不止，脐腹疼痛，**附子丸**方

附子一枚。炮裂，去皮脐　乌贼鱼骨去甲。一两　白石脂二两　白丁香一分。炒　白矾烧灰　干姜炮。各半两

上六味，捣罗为末，用醋煮面糊，为丸梧桐子大。每服二十丸，米饮下，日三。

治室女月水日久不绝，心闷短气，四肢乏弱，不思饮食，头目昏重，五心烦热，面黄体瘦，**牡蛎汤**方

牡蛎粉　芎䓖　熟干地黄焙　白茯苓去黑皮　龙骨各二①两　续断　当归切，焙　艾叶微炒　人参　五味子　地榆各半两　甘草三分。炙

上一十二味，粗捣筛。每服三钱匕，水一盏，生姜三片，枣一枚，擘，煎至六分，去滓，食前温服。

治室女禀气怯弱，血海虚损，月水不断，**地黄丸**方

熟干地黄焙　柏子仁别研　青橘皮去白，炒　诃黎勒皮炮　杜仲去粗皮，剉，炒　木香炮　白茯苓去黑皮　菖蒲　赤石脂　五加皮剉　菟丝子酒浸，别捣　秦艽去苗、土　海浮石　艾叶烧灰存性　当归切，炒　牛角鰓灰各一两

上一十六味，捣罗为末，醋煮面糊为丸梧桐子大。每服二十丸，米饮或温酒下。

治室女月水不断，心烦气闷，**地黄散**方

熟干地黄洗，焙　白芷　酸石榴皮剉　陈橘皮去白，炒　甘草炙。各一两

---

① 二：日本抄本、文瑞楼本同，明抄本、乾隆本作"一"。

上五味，捣罗为散。每服二钱匕，温米饮调下，不拘时服。

治室女月水不断，**地榆汤方**

地榆剉　柏叶去枝　蒲黄　酸石榴皮剉　甘草炙　生熟地黄焙。各一两

上六味，粗捣筛。每服三钱匕，水一盏，煎七分，去滓温服，空心食前。

治室女月水不断，**侧柏散方**

侧柏去枝　木贼剉，炒微焦。各一两

上二味，捣罗为散。每服二钱匕，温酒调下，米饮亦得。

室女月水来腹痛

论曰：室女月水来腹痛者，以天癸乍至，荣卫未和，心神不宁，间为寒气所客，其血与气两不流利，致令月水结搏于脐腹间，疠刺而痛。治法宜顺血气，无令蕴滞，则痛自愈。

治室女经络凝滞，攻腹疼痛，肢体烦热，骨节疲倦[①]，**羌活散方**

羌活去芦头　桂去粗皮　牡丹皮　芎䓖　芍药　延胡索　枳壳去瓤，麸炒　当归切，焙　甘草炙　白术　蓬莪茂煨。各一[②]两　陈橘皮汤浸，去白，焙。一两半　木香　大黄剉，炒。各半两

上一十四味，捣罗为散。每服二钱匕，温酒调下，不拘时。

治室女血气凝涩，月水欲行，先攻脐腹疼痛，**没药丸方**

没药研　延胡索各一两　高良姜剉　干漆炒烟出　桂去粗皮。各半两　当归切，焙　牛膝酒浸，切，焙。各一两[③]　牡丹皮　干姜炮。各半两

上九味，捣研为末，醋煮面糊为丸如梧桐子大。每服二十丸，煎曲汤下，空心食前服。

治室女经脉虚冷，月水来腹痛，**姜黄散方**

① 疲倦：日本抄本、文瑞楼本同，明抄本、乾隆本作"疼"。
② 一：明抄本、乾隆本、文瑞楼本同，日本抄本作"半"。
③ 一两：文瑞楼本同，明抄本、乾隆本作"两半"，日本抄本漫漶不清。

生姜切。四两　生地黄切。八^①两

上二味，木臼内杵碎暴干，捣罗为散。每服一钱，温酒调，不拘时。

治室女血气不利，月水来即小腹刺痛，**地黄散**方

生干地黄一^②两。焙　生姜切作片。四两　乌豆二合　当归切。一两

上四味，同入银石器中，慢火炒令燥，捣罗为散。每服二钱匕，温酒少许调下，空心日午卧时服。

治室女月水来，腹疹痛^③，**芍药散**方

芍药　当归切，焙　芎䓖各一两　干姜炮。半两

上四味，捣罗为散。每服二钱匕，温酒调下，不拘时。

治室女月水欲行，攻脐腹疼痛，**蓬莪茂散**方

蓬莪茂煨。一两　当归切　红芍药^④　芎䓖　蒲黄　桂去粗皮　延胡索　乌药　没药别研　五灵脂各半两　干姜炮。一分

上一十一味，捣罗为散。每服二钱匕，温酒调下，食前日午卧时服。

治室女血脏虚冷，月水凝涩，攻少腹痛，**牡丹散**方

牡丹皮　乌头炮裂，去皮脐　桂去粗皮。各一两

上三味，捣罗为散。每服二钱匕，温酒调下，不拘时候。

治室女血脏虚冷，月水凝涩，欲来攻脐腹撮痛，**六神散**方

当归切，炒^⑤。一两　干漆炒烟出。半两　延胡索　乌药剉　乌头炮裂，去皮脐　青橘皮去白，炒。各一两^⑥

上六味，捣罗为散。每服二钱匕，温酒调下，空心日晚再服。

治室女月水来，少腹刺痛，**乌药散**方

---

① 八：日本抄本、文瑞楼本同，明抄本、乾隆本此前有"酒洗"。

② 一：日本抄本、文瑞楼本同，明抄本、乾隆本作"二"。

③ 治室女……腹疹痛：此9字日本抄本、文瑞楼本同，明抄本、乾隆本作"治室女月水不利，来即小腹刺痛"。

④ 红芍药：日本抄本、文瑞楼本同，明抄本、乾隆本作"白芍"。

⑤ 切炒：日本抄本、文瑞楼本同，明抄本、乾隆本作"酒浸"。

⑥ 一两：日本抄本、文瑞楼本同，明抄本、乾隆本作"五钱"。

乌药二两　当归切，焙。一两　蓬莪茂煨。一两半

上三味，捣罗为散。每服二钱匕，温酒调下，不拘时候。

治室女月候不快，欲来即攻脐腹疼痛，腰腿沉重，饮食不进，**没药丸方**

没药研　牡丹皮　京三棱煨　连皮大腹剉　芍药　当归切，焙　桂去粗皮。各一两　丹砂细研。半两　木香一两　蘹香子炒　丁香炒。各三分

上一十一味，捣罗为末，炼蜜为丸如鸡头实大。每服一丸，温酒化下，淡醋汤亦得，空心日晚各一。

治室女月水来腹痛，**牛膝散方**

牛膝去苗，酒浸，切，焙　牡丹皮　当归切，焙　丹参各一两半[1]　生地黄焙。二两半[2]　朴消别研　桃仁去皮尖、双仁，炒　芍药　桂去粗皮　木香　黄芩去黑心　人参各一两[3]

上一十二味，捣研为散。每服二钱匕，温酒调下，或用水一盏，生姜三片，煎取七分，空心食前温服亦得。

治室女月水来不利，腰腹痛，**牡丹散方**

牡丹皮　芍药　槟榔剉　当归切，焙　白术　赤茯苓去黑皮　生干地黄焙　芎䓖　莎草根炒，去毛　桂去粗皮　麦蘖炒。各半两　人参一两[4]

上一十二味，捣罗为散。每服三钱匕，水、酒共一盏，煎至七分，去滓，空心温服，未差再服。

治室女月水不利，或来或止，不得宣通，攻击脐腹痛，**桑耳丸方**

桑耳　菴䕡子　桂去粗皮　芎䓖　人参　牛膝去苗，酒浸，切，焙　赤茯苓去黑皮　白芍药各一两半　大黄剉，炒。一两　生干地黄焙。一两　甘草炙。半两

---

① 一两半：文瑞楼本同，明抄本、日本抄本作"一两"，乾隆本作"二两"。
② 二两半：日本抄本、文瑞楼本同，明抄本、乾隆本作"三两"。
③ 一两：日本抄本、文瑞楼本同，明抄本、乾隆本作"两半"。
④ 一两：日本抄本、文瑞楼本同，明抄本、乾隆本作"五钱"。

上一十一味，捣罗为末，炼蜜丸如梧桐子大。每服二十丸，空腹温酒下。

治室女气血不和，月水欲来，先攻少腹刺痛，**当归丸方**

当归切，焙。二两　槟榔生，剉　赤芍药　牡丹皮　延胡索各一两

上五味，捣罗为末，醋煮面糊为丸如梧桐子大。每服二十丸至三十丸，温酒下，空心日晚再服。

治室女气血凝涩，月水来不快利，少腹疼痛，烦闷，**牛膝汤方**

牛膝去苗，酒浸，切，焙。一两　菴䕡子微炒　当归切，焙　芍药　芎藭各半①两　土瓜根洗，切。一两　朴消别研　牡丹皮去心　桂去粗皮。各三分②

上九味，粗捣筛。每服三钱匕，水一盏，煎至七分，去滓③温服。

治室女月水不利，攻腹刺痛，草豆蔻汤方

草豆蔻去皮。三枚　当归切，焙　厚朴去粗皮，生姜汁炙　甘草炙　芍药各一两④　枳壳去瓤，麸炒　白茯苓去黑皮　人参各三分⑤

上八味，粗捣筛。每服三钱匕，水一大盏，煎至七分，去滓温服，不拘时。

---

① 半：日本抄本、文瑞楼本同，明抄本、乾隆本作"一"。

② 三分：日本抄本、文瑞楼本同，明抄本、乾隆本作"一两"。

③ 滓：日本抄本、文瑞楼本同，明抄本、乾隆本此后有"入朴消五分，沸二三沸"。

④ 甘草炙芍药各一两：明抄本、乾隆本、文瑞楼本同，日本抄本作"甘草炙 芍药炙。一两"。

⑤ 三分：日本抄本、文瑞楼本同，明抄本、乾隆本作"二两"。

卷第一百五十二

妇人血气门

带下　漏下　经血暴下

妇人血气门

带　下

论曰：带下有三十六种，名虽不同，所致则一。盖妇人冲任为经脉之海，上为乳汁，下为月事，血气和平，则生育之道得矣。苟乖保养，风寒乘虚袭于胞络，冲任不能循流，血气蕴积，冷热相搏，故成带下也。冷则色白，热则色赤，冷与热并，则赤白杂下。间有五色者，各随五脏虚损而应焉。

治妇人带下漏血不止，**芎劳汤方**

芎劳　当归焙　黄耆剉　干姜炮　芍药　吴茱萸黑豆同炒　甘草炙，剉。各一两①　熟干地黄焙。二两

上八味，粗捣筛。每服三钱匕，水一盏，煎至六分，去滓，食前温服，日三。

治妇人带下三十六种不同，**桑寄生汤方**

桑寄生炙　芎劳　艾叶炙。各一两　当归焙。二两　白胶炙燥。一两半②

上五味，粗捣筛。每服三钱匕，水半盏，酒半盏，同煎至七分，去滓，食前温服，日三。若服此汤口干渴者，加茅根切二合，生地黄一两，麦门冬去心一两。

治月经不调，变为带下，**桂心饮方**

桂去粗皮　芍药各一两　虻虫去翅足，炒　水蛭微炒　消

---

① 各一两：明抄本、乾隆本、文瑞楼本同，日本抄本无。
② 一两半：日本抄本、文瑞楼本同，明抄本作"二两"，乾隆本作"一两"。

石　土瓜根　面尘微炒　大豆　续断　牡丹去心　当归炙。各半两　野狐肝焙干。一分① 桃仁去皮尖、双仁，炒。一百粒②

上一十三味，粗捣筛。每服三钱匕，水一盏，煎至七分，去滓，食前温服，日三。

治带下久不差，**白马蹄散方**

白马蹄炙③黄。一两半　龟甲醋④炙　鳖甲醋炙，去裙襕。各二两　牡蛎煅⑤。三分

上四味，捣罗为散。每服二钱匕，食前温酒调下，日三。

治妇人带下⑥，**龙骨散方**

龙骨　干姜炮。各一两　当归烧　禹余粮煅，醋淬五七遍　阿胶炙燥　续断各二两⑦　牛角䚡炙焦。三两

上七味，捣研为散。每服三钱匕，食前温酒调下，日三。

治妇人带下腹痛，**柏叶散方**

柏叶炙黄。二两　芎藭　芍药　白芷　干姜炮　牡丹去心。各一两　当归焙。半两

上七味，捣罗为散。每服二钱匕，食前温酒调下。

治妇人带下并脚弱⑧，**补骨脂煎方**

补骨脂炒　安息香研。各一两　胡桃仁二两

上三味，捣研极细，炼蜜调如稀饧。每服半匙，空心温酒调下。

治妇人带下久不差，引下恶水方

干姜炮　末⑨盐　藜芦炙　杏仁去皮尖、双仁，炒，研。各一

---

① 野狐肝焙干一分：日本抄本、文瑞楼本同，明抄本、乾隆本作"野狐狸骨酥炙。五分"。

② 一百粒：文瑞楼本同，明抄本、乾隆本作"一两"，日本抄本作"一两粒"。

③ 炙：日本抄本、文瑞楼本同，明抄本、乾隆本此前有"切片，酥"。

④ 醋：乾隆本、日本抄本、文瑞楼本同，明抄本作"酥"。

⑤ 煅：日本抄本、文瑞楼本同，明抄本、乾隆本作"烧赤，童便淬"。

⑥ 治妇人带下：日本抄本、文瑞楼本同，日本抄本旁注"又作治三十六种带下不止"，明抄本、乾隆本作"治三十六种带下不止"。

⑦ 二两：日本抄本、文瑞楼本同，明抄本、乾隆本作"五钱"。

⑧ 弱：日本抄本、文瑞楼本同，明抄本、乾隆本作"气"。

⑨ 末：文瑞楼本同，明抄本、乾隆本作"木"，日本抄本作"未"。

两　青矾炼汁尽。半两

上五味，捣研极细，炼蜜和剂，捻如栀子大，以绵裹内阴中，即恶水下。

治妇人带下五色，**马护干散**方

马护干

上一味，烧灰细研。每服一钱匕，食前温酒调下，日三。

治妇人带下赤白，是虚损因风得之，或房室无忌得之，**桑耳汤**方

桑耳微炒。三分　芍药　黄耆　熟干地黄焙　阿胶炙燥。各一两　蛇黄煅，醋淬五遍，烧末[①]　蒲黄微炒　白垩煅赤。各一两半

上八味，粗捣筛。每服三钱匕，水一盏半，入豉半合，煎至八分，去滓，食前温服，日三。

治妇人白带下，**茱萸散**方

吴茱萸汤洗，焙，炒。半两　乌贼鱼骨去甲，炙　芍药剉，炒　桑寄生炙黄　柏叶炙。各一两　禹余粮煅，醋淬七遍　桑耳炙。各一两半　生干地黄二两

上八味，捣罗为散。每服二钱匕，空心清米饮调下。

治妇人五色带下不止，神效，**三良散**方

吴茱萸黑豆同炒　寒食面　干姜炮。各一两

上三味，捣罗为散。每服二钱匕，食前温酒调下，日三。

治妇人带下，若挟热者，多下赤脓，**黄连散**方

黄连去须　灶突中煤各一两

上二味，捣罗为散。每服二钱匕，食前温酒调下，日三。

治妇人白带不止，**白薇丸**方

白薇拣[②]。一两　赤芍药　乌贼鱼骨去甲。各半两

上三味，捣罗为末，炼醋一盏，熬成膏，丸如梧桐子大。每服二十丸，食前热水下，日再。

---

① 烧末：明抄本、文瑞楼本同，乾隆本无，日本抄本作“烧赤”。

② 拣：明抄本、文瑞楼本同，乾隆本无此方，日本抄本作“炼”。

治妇人赤白带下，经年不差，渐渐黄瘦，**芍药散**方

白芍药　牡蛎煅　桂去粗皮　附子炮裂，去皮脐　黄耆剉　龙骨　龟甲醋炙　芎䓖各一两　干姜炮。三分　白芷半两　熟干地黄焙。一两半

上一十一味，捣罗为散。每服二钱匕，食前温酒调下。

治妇人赤白带下不止，**鹿角胶丸**方

鹿角胶炙燥　桑耳微炒　干姜①炮　牛角䚡炙　鹿茸去毛，酥炙。各一两半　赤石脂　白龙骨　附子炮裂，去皮脐。各一两

上八味，捣罗为末，炼蜜和丸如梧桐子大。每服三十丸，食前黄耆汤下。

治妇人白带不止，面黄体瘦，绕脐冷痛，**当归散**方

当归剉，炒　桂去粗皮　白龙骨　白术　鹿角胶炙燥。各一两　附子炮裂，去皮脐。二两

上六味，捣罗为散。每服二钱匕，食前粥饮调下。

治妇人带下五色久不止，**禹余粮散**方

禹余粮煅，醋淬七遍　鹿茸去毛，酥炙　牡蛎煅②，研　赤石脂各二两　阿胶炙燥　当归剉，炒　白芍药　蒲黄各一两　乌贼鱼骨烧赤③。一两半

上九味，捣罗为散。每服二钱匕，食前温酒调下。

治妇人赤白带下久不止，腰腿疼痛，面黄体瘦，四肢少力，**桑寄生散**方

桑寄生　桑耳炙　当归剉，炒。各一两　白芍药　芎䓖各三分　乌贼鱼骨烧灰　柏叶炙。各一两　龟甲醋炙。一两半　禹余粮煅，醋淬七遍。二两　吴茱萸汤洗，焙，炒。半两

上一十味，捣研为散。每服二钱匕，食前温酒调下。

---

① 干姜：日本抄本、文瑞楼本同，明抄本、乾隆本列"白龙骨"前。
② 煅：日本抄本、文瑞楼本同，明抄本、乾隆本作"童便淬"。
③ 烧赤：文瑞楼本同，明抄本作"去甲烧赤"，乾隆本作"去甲烧灰"，日本抄本作"烧灰"。

漏 下

论曰：漏下之病，经血淋沥不断是也。夫冲任之脉，所至有时。非①时而下，犹器之津泄，故谓之漏下。盖由血虚气衰，不能约制，又有瘀血在内，因冷热不调，致使血败。其色或赤如豆汁，黄如烂瓜，黑如虾血，青如蓝色，白如脓涕，五色随五脏虚损而漏应焉。

治妇人漏下血淋沥不断，身体黄瘦，不思饮食，**艾叶散**②方

艾叶炒 阿胶炒令燥 赤石脂 龙骨各一两 缩砂仁半两 附子炮裂，去皮脐 当归切，焙 硫黄研。各三分 熟干地黄焙。一两半 吴茱萸汤浸，焙干，炒。半两

上一十味，细捣罗为散。每服二钱匕，米饮调下，不拘时。

治妇人血漏，日久不止，或经脉不断，或暴下血不止，**乌金散方**

乌贼鱼骨去甲 棕榈 羊角尖③ 蚕退 新绵各一两 白矾半两 干姜一分

上七味，都入一瓶内，用泥固济候干，以大火煅通赤，放冷取出细研，入麝香一钱，再研匀。每服二钱匕，温酒调下，空心食前服。

治妇人内挟瘀血，经候淋沥不断，或多或少，四肢烦倦，**沉香牡丹丸方**

沉香锉。一两半④ 牡丹皮 赤芍药 当归切，焙 桂去粗皮 芎䓖 黄耆锉 人参 白茯苓去黑皮 山芋 白芷 吴茱萸汤浸，焙干，炒 巴戟天去心 陈橘皮汤浸，去白，焙 木香 牛膝去苗，酒浸，切，焙 枳壳去瓤，麸炒 肉豆蔻去壳 厚朴去粗皮，

---

① 非：日本抄本、文瑞楼本同，日本抄本旁注"又非上有若字"，明抄本、乾隆本此前有"若"。
② 艾叶散：日本抄本、文瑞楼本同，明抄本、乾隆本作"艾叶龙骨汤"。
③ 尖：明抄本、乾隆本、文瑞楼本同，日本抄本作"炙"。
④ 一两半：日本抄本、文瑞楼本同，明抄本、乾隆本作"一两"。

生姜汁炙　干姜炮　白龙骨各一两

上二十一味，捣罗为末，炼蜜和丸如梧桐子大。每服二十丸，空心日午临卧，温酒下，加至三十丸。

治妇人漏下，淋沥不止，**赤石脂散方**

赤石脂煅赤　侧柏微炙　乌贼鱼骨去甲，烧灰。各一两

上三味，捣罗为散。每服二钱匕，温米饮调服，日二。

治妇人漏下，淋沥不绝，**槐蛾散方**

槐蛾不以多少。烧灰

上一味，细研为散。每服二钱匕，温酒调下，食前。

治妇人赤白漏下，淋沥不止，**马蹄汤方**[①]

白马蹄镑，炒令焦。二两　禹余粮煅，醋淬七遍　龙骨　乌贼鱼骨去甲，炙。各一两半　甘草炙，剉　牡蛎烧，研[②]　白僵蚕炒　赤石脂　附子炮裂，去皮脐　熟干地黄焙　当归[③]切，焙。各一两

上一十一味，粗捣筛。每服三钱匕，水一盏，煎至一分，去滓温服，食前。

治妇人血漏，点滴不断，**地黄饮方**

生地黄五两　细辛去苗叶。二两

上二味，剉如麻豆大。每服三钱匕，水一盏，煎七分，去滓温服，日三，食前。

治妇人卒漏下，先多后少，日久不断[④]，**菴䕡饮方**

菴䕡子微炒　熟干地黄焙　蒲黄微炒　当归切，焙。各二两

上四味，粗捣筛。每服三钱匕，水一盏，煎至七分，去滓温服，空心日午临卧。

治妇人漏血不止，日久虚损，**蒲黄散方**

---

①　治妇人……马蹄汤方：此15字日本抄本、文瑞楼本同，明抄本、乾隆本、日本抄本旁注作"治赤白带下，淋沥不止，色败如五色者，白马蹄汤方"。

②　烧研：日本抄本、文瑞楼本同，明抄本、乾隆本作"醋淬"。

③　当归：日本抄本、文瑞楼本同，明抄本、乾隆本列"乌贼鱼骨"前。

④　断：日本抄本、文瑞楼本同，明抄本此后有"肢体烦倦"，乾隆本作"止，肢体烦倦"。

蒲黄微炒。二两　鹿茸酒浸，去毛，炙　当归切，焙。各一两

上三味，捣罗为散。每服二钱匕，温酒或米饮调下，空心日午临卧服。

治妇人血漏，非时而下，淋沥不断，**蒲黄阿胶汤方**

蒲黄微炒。一两　鹿茸酒浸，炙，去毛　当归切，焙。各二①两　阿胶炙令燥　乌贼鱼骨去甲。各一两半　生地黄汁。一碗②

上六味，除地黄外，粗捣筛。每服二钱匕，水一盏，地黄汁半盏，同煎取一盏，去滓温服，空心日午临卧。

治妇人漏下不止，**鹿茸散方**

鹿茸酒浸，炙，去毛　阿胶炙燥　乌贼鱼骨去甲。各一两半　当归切，焙　蒲黄微炒。各一两

上五味，捣罗为散。每服二钱匕，温酒或米饮调下，日三服。

治妇人漏下不止，或少或多，遂致常漏，身体虚瘦，饮食减少，困怠无力，**龙骨散方**

龙骨　灶中黄土　赤石脂　牡蛎烧，研　乌贼鱼骨去甲　桂去粗皮　禹余粮煅，醋淬五七遍。各一两

上七味，捣罗为散。每服二钱匕，温酒或米饮调下，空心日午临卧。

治妇人漏下，或赤或白③，**龟甲散方**

龟甲醋炙　牡蛎烧，研④。各一⑤两

上二味，捣罗为散。每服二钱匕，温酒或米饮调下，日三服。

治妇人漏下赤白，日久不止，**桑耳散方**

桑耳剉碎。二两　鹿茸酒浸，炙，去毛。一⑥两

---

① 二：乾隆本、文瑞楼本同，明抄本、日本抄本作"一"。

② 生地黄汁一碗：日本抄本、文瑞楼本同，明抄本作"生怀地三两"，乾隆本作"怀生地三两"。

③ 治妇人……或赤或白：此9字日本抄本、文瑞楼本同，明抄本、乾隆本、日本抄本旁注作"治漏下赤白经久不止"。

④ 烧研：日本抄本、文瑞楼本同，明抄本、乾隆本作"童便淬"。

⑤ 一：文瑞楼本同，明抄本、乾隆本、日本抄本作"二"。

⑥ 一：明抄本、文瑞楼本同，乾隆本无此方，日本抄本作"二"。

上二味，捣罗为散。每服二钱匕，温酒或米饮调下，空心日晚各一。

治妇人赤白漏下，日月浸久，淋沥不断，**桑耳续断散方**

桑耳炙　续断　熟干地黄焙。各二两　阿胶炙燥　柏叶微炙　芎藭　赤石脂各一两半　丹参一两　槲叶二两半　地榆剉碎。二两　小蓟根　鹿茸酒浸，炙，去毛①　牛角䚡烧灰。各一两半　龟甲醋炙。二两　当归切，焙　牡蛎粉②　熟艾炒。各一③两半

上一十七味，捣罗为散。每服二钱匕，温酒调下，米饮亦得，不拘时。

治漏下黑色，**干漆散方**

干漆炒，令烟尽　大黄剉，炒　细辛去苗叶　桂去粗皮。各一两　甘草炙，剉。三分

上五味，捣罗为散。每服二钱匕，粥饮调下，温酒亦得，食前服。

治妇人漏下青色，**大黄散方**

大黄剉，炒。三分　桂去粗皮　牡蛎粉研　黄芩去黑心。各一分　白薇半两

上五味，捣罗为散。每服二钱匕，温酒或米饮调下，空心食前服。

治妇人漏下赤白④，**白术散方**

白术剉，炒　黄檗去粗皮，炙。各一两半　白薇半两

上三味，捣罗为散。每服二钱匕，温酒或米饮调下。

治妇人带下白色，**续断散方**

续断　柏叶　芎藭　禹余粮煅，醋淬三五遍　熟艾炒　阿胶炙

---

① 酒浸炙去毛：日本抄本、文瑞楼本同，明抄本作"酒浸一两"，乾隆本作"炙。一两"。

② 牡蛎粉：日本抄本、文瑞楼本同，明抄本、乾隆本列"芎藭"前。

③ 一：日本抄本、文瑞楼本同，明抄本、乾隆本作"二"。

④ 治妇人漏下赤白：日本抄本、文瑞楼本同，日本抄本旁注"赤白下又有不止二字"，明抄本作"治妇人漏下赤白不止"，乾隆本作"治赤白漏下不止"。

令燥^①　赤石脂　牡蛎烧，研　生干地黄切，焙　当归切，焙　丹参　鹿茸去毛，酥炙　龟甲醋炙。各一两半　鮀甲醋炙　地榆剉。各^②二两

上一十五味，捣罗为散。每服二钱匕，米饮或温酒调下，不拘时。

治妇人漏下白色，**白敛散方**

白敛三分　狗脊去毛。半两　鹿茸酒浸，炙，去毛。一两

上三味，捣罗为散。每服二钱匕，米饮调下，温酒亦得，日三五服。

治妇人漏下黄色，**黄连散方**

黄连去须。三分　黄芩去黑心　生干地黄焙　䗪虫炙，焙。各一分　桂去粗皮　大黄剉，炒。各半两

上六味，捣罗为散。每服二钱匕，温酒或米饮调下，日三两服。

治妇人漏下赤白，淋沥不断，**黄耆汤方**

黄耆剉。一两半　阿胶炙燥。二两　甘草炙，剉。一两^③　大枣去核。五十颗

上四味，粗捣筛。每服三钱匕，水一盏，煎七分，去滓温服，空心食前。

经血暴下

论曰：妇人经血，谓之月事者，常以三旬而一见也。血气和平，则所下应期。若冲任气虚，则经血不能制约，故令暴下^④，乃至数升。

治妇人血伤不止，腰脚疼重，倦怠无力，心烦渴躁，面目虚

---

① 炙令燥：日本抄本、文瑞楼本同，明抄本、乾隆本作"粉炒"。
② 各：文瑞楼本同，明抄本、乾隆无，日本抄本作"炙"。
③ 两：日本抄本、文瑞楼本同，明抄本、乾隆本作"分"。
④ 下：日本抄本、文瑞楼本同，日本抄本旁注"乃上有不止二字"，明抄本、乾隆本此后有"不止"。

浮，**生干地黄散方**

生干地黄焙　陈橘皮去白，炒　甘草炙，剉　白芷　醋石榴皮　牛角䚡灰　续断　人参　地榆剉，炙。一两

上九味，捣罗为散。每服二钱匕，米饮调下，食前，日二服，以止为度。

治妇人经血①不止，心多惊恐，**紫石英汤方**

紫石英细研　人参　桂去粗皮　白茯苓去黑皮。各一两　甘草炙，剉。二两　赤小豆二百粒　麦门冬去心，焙。三两

上七味，粗捣筛。每服三钱匕，水一盏，枣二枚，擘，同煎七分，去滓温服，食前。

治妇人经血下不止，脐下虚痛，**当归汤方**

当归切，焙　赤芍药剉，炒。各一两半②　禹余粮醋淬五七遍　麒麟竭　黄檗微炙，剉　地榆剉碎，炒。各一③两　生干地黄焙。二两

上七味，粗捣筛。每服三钱匕，水一盏，煎七分，去滓温服，不拘时，日三服。

治妇人经血下不止④，**刘寄奴汤方**

刘寄奴二两半⑤　赤芍药剉，炒。二两　白茯苓去黑皮。一两　芎䓖　当归切，焙。各一两半　艾叶炒。四两

上六味，粗捣筛。每服三钱匕，水一盏，煎七分，去滓温服，空心食前，日再。

治妇人因月水来，延引⑥不止，遂成血伤，**蒲黄汤方**

蒲黄轻炒　当归切，焙　柏叶炙令黄色　艾叶炙，焙。各一两　伏龙肝一两半　生干地黄焙　黄芩去黑心。各二两

上七味，粗捣筛。每服三钱匕，水一盏，煎七分，去滓温服，

---

① 血：日本抄本、文瑞楼本同，明抄本、乾隆本此后有"暴下"。
② 一两半：日本抄本、文瑞楼本同，明抄本、乾隆本作"二两"。
③ 一：明抄本、乾隆本、文瑞楼本同，日本抄本作"二"。
④ 止：日本抄本、文瑞楼本同，明抄本、乾隆本此后有"脐下虚痛"。
⑤ 二两半：日本抄本、文瑞楼本同，明抄本、乾隆本作"二两"。
⑥ 延引：日本抄本、文瑞楼本同，明抄本、乾隆本作"漏下"。

空心食前，日二。

治妇人月经过多，或卒暴血伤不止，或色如肝，或成片者，**小蓟根汤**方

小蓟根三两　当归微炙　阿胶炙令燥　芎䓖　青竹茹①　续断　地榆根各一两半　伏龙肝二②两

上八味，粗捣筛。每服三钱匕，水一盏，煎七分，去滓温服，日三。

治妇人经血③不止，**狗胆煎**方

狗胆一枚。用汁　铛墨二钱。锅底尖上煤是

上二味，一处搅拌，分作两服，煎当归酒调下。

治妇人经血久不得止，**槲叶饮**方

槲叶脉二两半。炙，剉　地榆二两。剉　阿胶炒令燥　青竹茹各一两

上四味，粗捣筛。每服三钱匕，水一盏，煎七分，去滓温服，日二夜一。

治妇人月候过多，血伤漏下不止④，**蒲黄丸**方

蒲黄三两。微炒　龙骨二两半　艾叶一两

上三味，捣罗为末，炼蜜和丸梧桐子大。每服二十丸，煎米饮下，煎艾汤下亦得，日再。

治经血不止⑤，**如圣散**方

棕榈一两。烧黑灰　乌梅一两　干姜一两。并烧过，存五分性

上三味，捣罗为散。每服一钱匕，乌梅汤调下，食前服。久患甚者，不过三服。

治妇人经血不止，**防风散**方

防风去叉。不以多少生用

---

① 青竹茹：日本抄本、文瑞楼本同，明抄本、乾隆本列"伏龙肝"后。

② 二：明抄本、乾隆本、文瑞楼本同，日本抄本作"一"。

③ 血：日本抄本、文瑞楼本同，明抄本、乾隆本作"水暴下"。

④ 止：日本抄本、文瑞楼本同，明抄本、乾隆本此后有"脐腹刺痛"。

⑤ 血不止：日本抄本、文瑞楼本同，明抄本、乾隆本、日本抄本旁注作"水暴下不止"。

上一味，捣罗为散。酒调下二钱匕。

治妇人经血不止，**二胜散方**

荆芥穗　乌龙尾炒烟尽。各半两

上二味，捣罗为散。每服二钱匕，茶清调下。

治妇人经血不止，**棕榈皮散方**

棕榈皮烧灰　柏叶焙。各一两

上二味，捣罗为散。酒调下二钱匕，不拘时服。

治妇人经血不止，脐腹撮痛，或时烦渴，**伏龙肝汤**方

伏龙肝　禹余粮烧通赤。湿土内焙一复时　赤芍药　生干地黄焙　地榆　白茅根各一两　龙骨　当归切，焙。各一两半　甘草炙　麒麟竭细研。各半两

上一十味，粗捣筛。每服三钱匕，水一盏，煎至七分，去滓温服，空心食前，日再服。

治妇人经血日夜不绝，烦闷困绝①，**禹余粮丸方**

禹余粮烧赤，醋淬七遍　白马蹄灰　鹿茸去毛，醋炙焦。各二两　乌贼鱼骨烧赤色　龙骨各一两

上五味，捣罗为末，炼蜜和丸梧桐子大。每服三十丸，温酒下，空心食前，日再。

治妇人经血不止，并下五色，脐腹疼痛，**附子丸方**

附子炮裂，去皮脐　硫黄研　干姜炮　赤石脂各一两

上四味，捣罗为末，醋煮面糊，丸梧桐子大。每服二十丸至三十丸，热米饮下，空心服。

治妇人经血②日久不止，或五色相兼而下，面黄体瘦③，腰重无力，**续断丸方**

---

　　①　治妇人……困绝：此13字日本抄本、文瑞楼本同，明抄本作"治妇人经血水漏下，日夜不绝，烦闷困绝，面黄体瘦，腰重无力"，乾隆本作"治经水漏下，日夜不绝，面黄体瘦，腰重无力"。

　　②　血：日本抄本、文瑞楼本同，明抄本此后有"漏下"，乾隆本作"水漏下"。

　　③　面黄体瘦：日本抄本、文瑞楼本同，明抄本、乾隆本、日本抄本旁注作"面萎黄，肌体瘦"。

续断　芎䓖　阿胶炙令燥　青石脂　甘草炙令赤　当归微炙　地榆根　柏叶炙焙令黄　鹿茸以酒浸，酥炙，去毛　小蓟根　丹参各一两　牛角䚡烧灰　龟甲醋炙令黄　生干地黄炒。各二两

上一十四味，捣罗为末，炼蜜和丸梧桐子大。每服三十丸，温酒或米饮下，食前服。

治妇人经血不止，兼五色不定①，**芍药散方**

芍药剉，炒　龙骨　黄耆剉　白术剉，炒。各一两　干姜炮。半两　乌贼鱼骨去甲，酥炙　附子炮裂，去皮脐　桂去粗皮　牡蛎烧，研②　生干地黄焙。各三分③

上一十味，捣罗为散。每服二钱匕，温酒调下，米饮亦得。

治妇人经血不定，**马蹄屑散方**

马蹄屑炒令黄焦　赤石脂各三两　禹余粮醋淬三五遍　龙骨　牡蛎烧，研④　当归炙令香，剉　生干地黄焙　乌贼鱼骨去甲⑤　附子炮裂，去皮脐。各二两　甘草炙令黄，剉。一两　白僵蚕炒⑥。三分

上一十一味，捣罗为散。每服三钱匕，温米饮调服，空心食前服。

治妇人经血⑦不止，或黑或赤，及脐下痛，**侧柏丸方**

侧柏　黄耆剉　生干地黄焙　续断各一两一分⑧　艾叶炒　当归切，焙。各一两　鳖甲⑨炙　桑耳炙　禹余粮醋淬　芍药剉，炒令

---

① 兼五色不定：日本抄本、文瑞楼本同，日本抄本旁注"色下有杂下二字"，明抄本、乾隆本作"兼五色杂下不定，日夜不止"。

② 烧研：日本抄本、文瑞楼本同，明抄本、乾隆本作"醋淬。五钱"。

③ 三分：明抄本、乾隆本、文瑞楼本同，日本抄本作"二两"。

④ 烧研：日本抄本、文瑞楼本同，明抄本、乾隆本作"醋淬"。

⑤ 甲：日本抄本、文瑞楼本同，明抄本、乾隆本此后有"烧灰"。

⑥ 炒：日本抄本、文瑞楼本同，明抄本、乾隆本作"用糯米同炒"。

⑦ 血：日本抄本、文瑞楼本同，明抄本、乾隆本此后有"暴下"。

⑧ 一两一分：日本抄本、文瑞楼本同，明抄本、乾隆本作"一两"。

⑨ 鳖甲：日本抄本、文瑞楼本同，明抄本、乾隆本列"牛角䚡"前，后有"一两"。

黄　代赭研　牛角䚡炙焦。各一两半

上一十二味，捣罗为末，炼蜜丸梧桐子大。煎黄耆汤下三十丸，不拘时服。

治妇人经血五色杂下，或独赤独白，日久不止，**白石脂丸方**

白石脂　芎䓖　大蓟　伏龙肝各六①两　熟干地黄十二两。焙　阿胶炒令燥。三两

上六味，捣罗为末，炼蜜丸梧桐子大。每服三十丸，米饮下，空心、晚食前各一。

治妇人血脏虚冷，经血不止，或赤或白，或五色相杂，**马蹄丸方**

白马蹄炙焦　白石脂各一两一分　禹余粮醋淬三五遍　牡蛎粉　龙骨　乌贼鱼骨去甲。各一两　白僵蚕四两。炒　熟干地黄焙。七两半　当归切，焙　附子炮裂，去皮脐。各九②两　甘草六两。炙

上一十一味，捣罗为末，炼蜜丸梧桐子大。每服三十丸，米饮或酒下，空心食前各一。

治妇人经血不止，五色③不定，**鼍甲散方**

鼍甲炙　桑耳各二两半。金色者，炙　当归切，焙　吴茱萸汤洗，焙干，炒。各一两半④　赤芍药半两⑤　柏叶熬　桑寄生　熟干地黄焙　乌贼鱼骨去甲　人参　禹余粮煅，醋淬。各二两⑥

上一十一味，捣罗为散。每服二钱匕，米饮调下，空心服。

治妇人经血不止，颜色不定，**地黄汤方**

生干地黄焙。五两　艾叶　黄芩去黑心　当归切，焙。各二⑦

---

① 六：明抄本、乾隆本、文瑞楼本同，日本抄本作“一”。
② 九：明抄本、文瑞楼本同，乾隆本作“六”，日本抄本作“二”。
③ 色：日本抄本、文瑞楼本同，明抄本、乾隆本此后有“杂下”。
④ 一两半：日本抄本、文瑞楼本同，明抄本作“一两”，乾隆本作“二两”。
⑤ 半两：明抄本、乾隆本、文瑞楼本同，日本抄本作“一两”。
⑥ 煅醋淬各二两：日本抄本、文瑞楼本同，明抄本、乾隆本作“醋淬七次，研”。
⑦ 二：日本抄本、文瑞楼本同，明抄本、乾隆本作“一”。

两　地榆四两　伏龙肝　柏叶　生姜切，焙　蒲黄各三两

上九味，粗捣筛。每服三钱匕，水一盏，煎七分，去滓温服，日二夜一。

治妇人经血①日久不止，或赤白，或青黑，颜色不定，**鲍甲散方**

鲍甲二两半。炙　当归切，焙。二两　桑耳二两半。炙，金色者为上　人参　狗脊去毛。一两半　禹余粮煅，醋淬。二两半　白石脂二两　吴茱萸汤洗，炒。一两　柏叶二两　赤芍药一两半　桑寄生二两　厚朴去粗皮，生姜汁炙，剉。一两半　桂去粗皮。一两一分②　黄耆剉。二两　熟干地黄焙。二两

上一十五味，捣罗为散。每服二钱匕，米饮调下，食前，日二服。

治妇人伤中，经水③过多，**续断散方**

续断　桑耳熬　丹参各一两一分　鹿茸炙，去毛　芎䓖　小蓟根　熟艾炒　柏叶各一两半　赤石脂　当归切，焙。各一两三分　熟干地黄焙　槲叶脉各二两半　地榆　阿胶炒燥　牡蛎粉　败龟熬令黄黑。各二两　牛角䚡碎截，熬令黄黑。五④两

上一十七味，捣罗为散。每服三钱匕，温酒调服，日再，渐加至五钱匕。不能酒服，以米饮调下，亦得。

治妇人血海虚冷，经行太过，**白芷汤方**

白芷　鹿茸去毛，酥炙　诃黎勒煨，去核　厚朴去粗皮，生姜汁炙　牡丹皮　地榆　黄耆剉，炒。各一两半　肉豆蔻去皮。一枚⑤　白术　黄连去须　附子炮裂，去皮脐　代赭碎　桂去粗皮。各一两　黄芩去黑心。半两　龙骨去土。二两

上一十五味，粗捣筛。每服三钱匕，以水一盏，生姜三片，

---

① 血：日本抄本、文瑞楼本同，明抄本作"血暴下"，乾隆本作"水暴下"。
② 一两一分：日本抄本同，明抄本、乾隆本、文瑞楼本作"一两"。
③ 水：日本抄本、文瑞楼本同，明抄本、乾隆本此后有"暴下"。
④ 五：日本抄本、文瑞楼本同，明抄本、乾隆本作"四"。
⑤ 枚：日本抄本、文瑞楼本同，明抄本、乾隆本作"两"。

煎取七分，去滓，食前温服。

治经血不止，气弱黄瘦，**禹余粮丸**方

禹余粮煅，研①。三分　白石脂半两　龙骨半两　当归剉，焙。三分　芎䓖三分　桂去粗皮。半两　附子炮裂，去皮脐。三分　黄耆剉。一两　白芷半两

上九味，捣研为末，炼蜜和丸如梧桐子大②。每服二十丸，米饮下。

治妇人经血暴下不止，**龙骨饮**方

龙骨三③两　青竹茹二两　干姜炮。一两　伏龙肝五两　槲叶十枚。炙

上五味，粗捣筛。每服五钱匕，水一盏半，煎至七分，去滓温服，不拘时。

治妇人下血不止，腹痛，**当归汤**方

当归焙。半两　柏叶一两　薤白六茎。切　禹余粮三分。煅，醋淬三遍，研末

上四味，先将三味㕮咀如麻豆大。每服五钱匕，水一盏半，煎至八分，下禹余粮末一钱匕，去滓，空心温服。

治妇人下血不止，脐下疞痛，**柏叶汤**方

柏叶二④两　芍药三分⑤

上二味，㕮咀如麻豆大。每服五钱匕，水一盏半，煎至八分，入酒半盏，再煎至一盏，去滓温服。

治妇人经血不止方

上以卧旧蒲席烧灰，酒调下二钱匕，空心服。

---

① 煅研：日本抄本、文瑞楼本同，明抄本作"米醋淬七次"，乾隆本作"米醋淬七次，研"。

② 炼蜜……如梧桐子大：此9字日本抄本、文瑞楼本同，明抄本作"炼蜜和丸，丹砂为衣，如梧桐子大"，乾隆本作"炼蜜和丸如梧桐子大，丹砂为衣"。

③ 三：明抄本、乾隆本、文瑞楼本同，日本抄本作"二"。

④ 二：日本抄本、文瑞楼本同，明抄本、乾隆本此前有"炙"。

⑤ 三分：明抄本、乾隆本、文瑞楼本作"炒。三分"，日本抄本作"三两"。

治经血不止^①，**二灰散**方

蚕纸不计多少。烧灰　箬叶茶笼内者，烧灰^②

上二味，等分研匀。每服二钱匕，温酒调下。

又方

上取羊前脚左胫骨一条，以纸固济，三度上泥，令干，用火煅赤，取出，去火毒一宿了，入棕榈灰，二味等分，研令匀。温酒调下一钱匕，甚者二钱匕。

① 经血不止：日本抄本、文瑞楼本同，明抄本、乾隆本、日本抄本旁注作"经水暴下不止"。

② 灰：日本抄本、文瑞楼本同，明抄本、乾隆本此后有"各一两"。

卷第一百五十三

妇人血气门

　　妇人经血暴下兼带下　妇人血积气痛　妇人瘀血　妇人血分
妇人水分　妇人血枯　妇人无子

妇人血气门

妇人经血暴下兼带下

　　论曰：妇人脏腑久冷，素有赤白带下，复因冲任气虚，不能制约经血，以致暴下，二病兼作，故谓经血暴下兼带下也。

　　治妇人经血暴下兼带下，积久不差，面目萎黄，困倦羸瘦，**地榆汤**方

　　地榆　当归切，焙　阿胶炙燥　黄耆剉。各一两半① 艾叶三分② 龙骨碎。二两③

　　上六味，㕮咀如麻豆大。每服三钱匕，水一盏，生姜三片，煎至七分，去滓，食前温服。

　　治妇人经血暴伤，兼带下久不止④，**牛角䚡丸**方

　　牛角䚡灰　赤石脂各一两半　白龙骨三两　艾叶三分　桑耳炙　鹿茸去毛，酥炙　阿胶炙燥　干姜炮。各一两⑤

　　上八味，捣罗为末，炼蜜和丸如梧桐子大。每服三十丸，空心食前，煎黄耆汤或温酒下。

　　治妇人经血暴伤，及带下经久不止⑥，**寄生汤**方

---

　　① 一两半：日本抄本、文瑞楼本同，明抄本、乾隆本作"二两"。
　　② 分：日本抄本、文瑞楼本同，明抄本、乾隆本作"两"。
　　③ 二两：日本抄本、文瑞楼本同，明抄本、乾隆本作"二两半"。
　　④ 治妇人……不止：此13字日本抄本、文瑞楼本同，日本抄本旁注"又，伤作下"，明抄本、乾隆本作"治经水暴下，兼带下久不止，面黄困劣"。
　　⑤ 两：乾隆本、日本抄本、文瑞楼本同，明抄本作"分"。
　　⑥ 治妇人……不止：此14字明抄本、文瑞楼本同，乾隆本作"治经水暴下，兼带下经久不止，面黄困劣"，日本抄本作"妇人经血暴伤，及带下经久不止"。

桑寄生　鸡苏①　淡竹茹各一两　芍药　地榆各一两半　白龙骨二两

上六味，吹咀如麻豆大。每服三钱匕，水一盏，煎至七分，去滓，食前温服。一方用附子三分，无淡竹叶。

治妇人血伤赤白带兼下不止②，**蒲黄丸方**

蒲黄③　龙骨各三两

上二味，捣研为末，炼蜜和丸如梧桐子大。每服三十丸，食前黄耆汤下。

治妇人血伤兼赤白带下④，**芍药浸酒方**

芍药　黄耆　生地黄各三两　艾叶一两

上四味，吹咀如麻豆大。以绢袋盛，浸酒一斗经宿后，每食前随量温饮之。

治妇人血伤兼带下不止，**黄耆丸方**

黄耆剉　芍药各三两　赤石脂四两　当归切，焙　附子炮裂，去皮脐　熟干地黄焙。各二两

上六味，捣罗为末，炼蜜丸如梧桐子大。每服三十丸，温酒下。一方有干姜，无地黄。

治妇人血伤兼带下，积久不止，面黄体瘦，渐成虚劳，腰脚沉重，**茯苓散方**

白茯苓去黑皮　木香　杜仲去粗皮，炙　菖蒲　熟干地黄焙　柏子仁研　秦艽去苗、土　诃黎勒皮　菟丝子酒浸，别捣　青橘皮去白，焙　赤石脂　五加皮剉　牛角䚡灰　乌贼鱼骨去甲　艾叶烧灰　当归切，焙。各一两

上一十六味，捣罗为散。每服二钱匕，温酒调下。糯米饮亦得。

---

① 鸡苏：日本抄本、文瑞楼本同，明抄本、乾隆本作"紫苏叶"。

② 治妇人……不止：此12字明抄本、文瑞楼本同，乾隆本作"治经水暴下，兼带下经久不止，面黄困劣"，日本抄本作"妇人治血伤，亦白带下兼不止"。

③ 蒲黄：日本抄本、文瑞楼本同，明抄本、乾隆本此后有"微炒"。

④ 治妇人……带下：此10字日本抄本、文瑞楼本同，明抄本、乾隆本、日本抄本旁注作"治经血暴下兼带下经久不差"。

治妇人血伤兼赤白带下，日久不止，羸困，**人参散方**

人参　五味子　地榆　艾叶烧灰　牡蛎煅[①]　白茯苓去黑皮　熟干地黄焙　龙骨煅　续断　芎䓖　甘草炙，剉。各一两

上一十一味，捣罗为散。每服二钱匕，温酒调下，水一盏，煎至七分，温服亦得，空心日午卧时各一。

治妇人血海冷败，脱血带下，诸虚冷疾，**阳起石汤方**

阳起石二两。别捣　白茯苓去黑皮　人参　甘草炙，剉　赤石脂　龙骨各三两　伏龙肝五两　生地黄细切，焙。一升　附子炮裂，去皮脐。一两[②]　续断三两

上一十味，㕮咀。每服三钱匕，水一盏，煎至七分，去滓温服，早晨、日午、晚后各一。

治妇人血伤带下，渐成劳疾，**鹿茸丸方**

鹿茸去毛，酥炙　白薇去苗　覆盆子　细辛去苗叶　菴䕡子　熟干地黄焙　山芋　蛇床子炒　白茯苓去黑皮。各三分　干姜炮　远志去心[③]　当归切，焙　芎䓖　桂去粗皮　续断　牡丹皮　人参　卷柏　龙骨　蒲黄各半两

上二十味，捣罗为末，炼蜜和丸如梧桐子大。每服三十丸，空腹温酒下，米饮亦得。

治妇人冲任久虚，下血不时，及赤白带下，连年不止，盗汗咳嗽，肢节疫疼，血海虚冷，脐腹刺痛，不进饮食，日渐瘦弱，**干柿煎丸方**

干柿十枚。去盖，细切　沉香剉，一两。杵末，好酒三升同干柿浸半日，文武火熬成膏，研细入诸药　禹余粮四两。紫色者烧赤，醋淬十度，研细　白术　吴茱萸汤浸一宿，去浮者，慢火炒　陈橘皮去白，焙　乌头酒浸一宿，炮裂，去皮脐。各一两　干姜炮。半两　地龙去土。二两。瓦上慢火炒

上九味，捣研七味为末，入前膏和捣一二千杵，丸如梧桐子

---

① 煅：文瑞楼本同，明抄本、乾隆本作"醋淬"，日本抄本无。
② 两：日本抄本、文瑞楼本同，明抄本、乾隆本作"枚"。
③ 去心：文瑞楼本同，明抄本、乾隆本作"甘草水浸"，日本抄本无。

大。每服二十丸至三十丸，温酒或醋汤下。

治妇人血伤，兼赤白带下，**牛角䚡散方**

黄牛角䚡酒炙　侧柏叶　艾叶炒　当归切，焙　续断炒　地榆炒　赤石脂研　伏龙肝各一两

上八味，捣研为散。每服三钱匕，食前米饮或温酒调下。

治妇人血伤，兼赤白带下[1]，**菟丝丸方**

菟丝子酒浸一宿，别捣　龙骨　牡蛎炒　艾叶炒　赤石脂　乌贼鱼骨烧　藿香子微炒　附子炮裂，去皮脐。各一两

上八味，捣罗为末，醋煮面糊和丸如梧桐子大。每服二十丸至三十丸，空心食前醋汤下。

治妇人血伤不止，兼赤白带下不绝，面黄体瘦，渐成劳疾，**鹿茸丸方**

鹿茸去毛，酥炙　白芷　白马鬐毛烧灰　蒲黄微炒　小蓟根　续断　禹余粮煅，醋淬。各二两　伏龙肝　熟艾各一两　白马蹄镑。三两　人参　熟干地黄焙　乌贼鱼骨去甲　柏子仁微炒　肉苁蓉酒浸，切，焙　当归切，焙　黄耆炙，剉　白茯苓去黑皮。各一两半

上一十八味，捣罗为末，炼蜜和丸如梧桐子大。每服二十丸至三十丸，温酒或米饮下，不拘时。

治妇人血伤，赤白带下，**麒麟竭汤**

麒麟竭　地榆　黄檗去粗皮，炙。各一两　禹余粮煅赤，醋淬五遍　赤芍药剉，炒。各一两半　熟干地黄切，炒。四两

上六味，粗捣筛。每服三[2]钱匕，水一盏，煎至七分，去滓温服，不拘时。

治妇人血伤不止，兼带下赤白，腰背痛，虚乏困倦[3]，**牛角地**

① 兼赤白带下：文瑞楼本同，明抄本、乾隆本作"兼带下不止"，日本抄本作"兼白带下"。

② 三：明抄本、乾隆本、文瑞楼本同，日本抄本作"二"。

③ 虚乏困倦：文瑞楼本同，明抄本作"四肢虚乏困倦"，乾隆本作"四肢劳倦虚乏"，日本抄本脱。

黄散方

牛角䚡一枚。烧灰　熟干地黄焙　桑耳剉碎　人参　续断　赤石脂　白矾烧　白术　禹余粮煅赤，醋淬五遍　干姜炮　蒲黄微炒　防风去叉。各一两　附子炮裂，去皮脐。一两半　龙骨　当归切，焙。各二两

上一十五味，捣罗为散。每服二钱匕，食前温酒调下，米饮亦得。

治妇人血伤不止，兼五色带下，**牡丹皮汤**方

牡丹皮　熟干地黄焙　槲叶脉剉，炒　艾叶微炒。各一两半　禹余粮煅赤，醋淬五遍①　芎藭　龙骨各二两　柏叶炙　芍药剉，炒　厚朴去粗皮，生姜汁炙　白芷　伏龙肝　青竹茹　地榆剉。各一两　阿胶炙令燥。半②两

上一十五味，粗捣筛。每服三钱匕，水一盏，煎至七分，去滓，空心日午卧时服。

治妇人血伤，兼赤白带日夜不止，闷绝，**熟布汤**方

熟布皮刀刮取一把　蟹爪剉。二合　甘草炙，剉　白茯苓去黑皮　熟干地黄焙　桂去粗皮　阿胶炙令燥　芍药剉，炒　当归剉，炒　伏龙肝各一两　淡竹茹一把　蒲黄轻炒。二两

上一十二味，粗捣筛。每服三钱匕，水一盏半，煎一盏，去滓服，不拘时。

治妇人血伤不止，兼带下不断，虚羸困倦，补血益气，**泽兰散**方

泽兰叶炙　人参　蜀椒去目并闭口，炒出汗。各一两　厚朴去粗皮，生姜汁炙　桂去粗皮　细辛去苗叶　芜荑仁微炒　藁本去苗、土　当归切，焙　干姜炮　代赭　山茱萸　防风去叉。各半两　柏子仁炒　芎藭　牡蛎粉　熟干地黄焙　甘草炙，剉　龙骨各三分

上一十九味，捣罗为散。每服二③钱匕，温酒调下，米饮

---

① 五遍：文瑞楼本同，明抄本、乾隆本作"七次"，日本抄本作"五两"。
② 半：日本抄本、文瑞楼本同，明抄本、乾隆本作"一"。
③ 二：乾隆本、文瑞楼本同，明抄本、日本抄本作"三"。

亦得。

治妇人血伤兼带下，日久不止，头旋目眩，心烦身热，腰脚疼重，肢体瘦瘁，**茯神丸**方

茯神去木　当归切，焙　白芷　桑耳炙　芎䓖　赤石脂　卷柏去土　干姜炮①。各一两　牡蛎粉　白龙骨　地榆各一两半

上一十一味，捣罗为末，炼蜜和丸如梧桐子大。每服三十丸，温酒或米饮下，空心日午临卧各一。

治妇人血海虚，血败兼带下，积久不止，日渐困瘁，肢体烦热，头目旋运，口舌干涩，**乌贼鱼丸**方

乌贼鱼骨②　鹿茸③去毛，酥炙　诃黎勒皮　当归切，炒　白芍药　山茱萸　黄耆剉　酸枣仁　地榆　芎䓖　覆盆子去梗　玄参　白茯苓去黑皮　熟干地黄焙。各一两半　荜澄茄一两

上十五味，捣罗为末，炼蜜和丸如梧桐子大。每服三十丸，米饮或酒下，空心日午夜卧各一。

治妇人血伤，兼带下，脐腹冷痛，腰脚疼疼，肢体倦怠，心烦渴躁，**黄耆丸**方

黄耆剉　熟干地黄焙　当归切，焙　鹿茸去毛，酥炙　地榆　卷柏去土　茯神去木。各一两半　木香　代赭　白石脂　艾叶　芎䓖　桑寄生　赤石脂　沙参　白龙骨　诃黎勒皮各一两

上一十七味，捣罗为末，炼蜜和丸如梧桐子大。每服三十丸，米饮下，空心日午卧时各一。

治妇人经血暴下，兼带下赤白不止，**黄芩汤**方

黄芩去黑心　当归切，焙　柏叶焙　蒲黄微炒。各半两　艾叶炒。一分　生干地黄焙。二两

上六味，粗捣筛。每服三钱匕，水一盏，煎至七分，去滓温服，日三。

---

① 干姜炮：日本抄本、文瑞楼本同，明抄本、乾隆本作"黄芪"。
② 乌贼鱼骨：日本抄本、文瑞楼本同，明抄本、乾隆本此后有"去甲，烧灰"。
③ 鹿茸：日本抄本、文瑞楼本同，日本抄本旁注"又无鹿茸，都十四味"，明抄本、乾隆本无。

治妇人血伤带下，**地黄汤**方

地黄剉，炒　当归切，焙　黄耆剉　阿胶炙令燥。各一两　艾叶炒，焙。三分

上五味，粗捣筛。每服三钱匕，水一盏，生姜三片，煎至七分，去滓温服，日三。

治妇人血伤不止，兼赤白带下，**地黄益母汤**方

生地黄汁　益母草汁各半碗

上二味，各取半盏，同煎至七分，日三五服。

治妇人伤中，血不止，兼赤白带下，**龙骨丸**方

龙骨三分　乌贼鱼骨炙。二分①　芍药三分　鹿茸酒炙。三分　熟干地黄焙。三分②　侧柏叶三分

上六味，捣罗为末，炼蜜和丸如梧桐子大。每服二十丸，干姜米饮下。

又方

芍药炒。一③两　干姜炒。三分　牛角䚡醋炙焦。半两

上三味，捣罗为散，研匀。每服二钱匕，米饮调下。

治经血暴下，兼带下④，**车前汤**方

车前子　淡竹叶　黄芩去黑心　阿胶炙燥，杵碎　生地黄各一分⑤

上五味，将四味咬咀。以水二盏，煎至一盏，下胶搅烊顿服。

又方

蒲黄二两　郁金　熟干地黄焙。各三分

上三味，捣罗为散。每服三钱匕，空心米饮调下。

治带下兼经水过多，或暴下片血，不限年月远近，**牡蛎散**方

①　分：明抄本、日本抄本、文瑞楼本同，乾隆本作"两"。

②　分：明抄本、日本抄本、文瑞楼本同，乾隆本作"两"。

③　一：明抄本、文瑞楼本同，乾隆本无此方，日本抄本作"二"。

④　兼带下：日本抄本、文瑞楼本同，明抄本、乾隆本、日本抄本旁注作"兼赤白带下，经久不止"。

⑤　分：日本抄本、文瑞楼本同，明抄本、乾隆本作"两"。

牡蛎　龙骨　肉苁蓉酒浸，切，焙　赤石脂　石斛去根　乌贼鱼骨去甲　黄耆剉。各一两半　芍药炒　阿胶炒燥　熟干地黄焙　牛角䚡灰各二两　干姜炮裂　当归切，焙　白术　人参　桑耳炙。各一两一分①　桂去粗皮　艾叶炒　芎劳　附子炮裂，去皮脐。各一两

上二十味，捣罗为散。每服三②钱匕，平旦米饮调服，日再。

治伤中无问赤白漏下，**桑耳散**方

桑耳炒　丹参各一两一分③　续断　芎劳　柏叶炙　熟艾炒　鹿茸④酒浸，去毛。各一两半　阿胶炙燥　牡蛎熬　地榆剉　小蓟根　龟甲酥炙黄。各二两　赤石脂　当归剉，焙。各一两三分⑤　熟干地黄焙　槲叶脉⑥　牛角䚡烧灰。各二两半

上一十七味，捣罗为细散。每日温酒调下二钱匕，二七日未效，稍稍加至四钱匕。

治妇人冲任气虚，经血暴下，兼带下⑦，**地龙散**方

地龙炒　郁金　棕榈烧令存性　柏叶　地黄汁　胎发泥裹烧过，去泥

上六味，各等分，捣罗为散。每服三⑧钱匕，温地黄汁酒调下，不拘时。

治伤中赤白⑨带下，**芦荟丸**方

芦荟半两　赤石脂　樗皮生姜汁炙　地榆剉。各一两　牛角䚡

---

① 一两一分：日本抄本、文瑞楼本同，明抄本、乾隆本作"一两"。
② 三：文瑞楼本同，明抄本、乾隆本、日本抄本作"二"。
③ 一两一分：日本抄本、文瑞楼本同，明抄本、乾隆本作"一两"。
④ 鹿茸：日本抄本、文瑞楼本同，明抄本、乾隆本列"龟甲"前。
⑤ 一两三分：文瑞楼本同，明抄本、乾隆本作"三分"，日本抄本作"一两二分"，旁注"二作三"。
⑥ 槲叶脉：日本抄本、文瑞楼本同，明抄本、乾隆本此后有"三分"。
⑦ 下：日本抄本、文瑞楼本同，明抄本、乾隆本此后有"不止"。
⑧ 三：文瑞楼本同，明抄本、乾隆本、日本抄本作"二"。
⑨ 赤白：日本抄本、文瑞楼本同，明抄本、乾隆本作"血下兼"。

炙。三分^① 禹余粮醋淬^② 阿胶炙燥。各一两半 侧柏一两一分^③

上八味，捣罗为末，研匀，炼蜜丸如梧桐子大。每服二十丸，陈米饮下。

治伤中血下兼带^④，或白或赤，脐下疼痛，**柏叶散方**

侧柏叶 芍药 艾各三分 熟干地黄焙 禹余粮醋淬 麒麟竭各一两 当归剉，焙 牛角䚡炙。各三分

上八味，捣罗为细末，研匀。每服二钱匕，生姜米饮调下。

治妇人经血暴下，兼赤白带下不止，**龙骨散方**

龙骨一两 乌贼鱼骨去甲 鹿茸去毛，酥炙 续断 芍药剉，炒 赤石脂 肉苁蓉酒浸，切，焙。各三分 干地黄炒。一两半

上八味，捣罗为散。每服二钱匕，空腹米饮调下，日再。

治妇人血伤，兼带下不止，**阿胶散方**

阿胶炙燥 柏叶焙干 当归去芦头，焙 龙齿别捣，细研。各半两 禹余粮醋淬^⑤，细研。一两

上五味，捣罗为细散。每服二钱匕，用米饮调下，早晨、午时各一服。

治血伤兼带下不止，**杉节散方**

杉木节烧灰存性 楮皮纸^⑥烧灰。各等分

上二味，研令匀细。每服二钱匕，米饮调下。

妇人血积气痛

论曰：血积气痛者，恶^⑦血久积而成痛也，其状隐隐疼痛，或成块攻筑，或聚或散，或沉或浮^⑧。盖气通则血行，气涩则血滞，

---

① 三分：文瑞楼本同，明抄本、乾隆本无，日本抄本作"二分"。

② 淬：日本抄本、文瑞楼本同，明抄本、乾隆本此后有"七次"。

③ 一两一分：日本抄本、文瑞楼本同，明抄本作"一两"，乾隆本作"二两"。

④ 带：日本抄本、文瑞楼本同，明抄本、乾隆本此后有"下"。

⑤ 淬：日本抄本、文瑞楼本同，明抄本、乾隆本此后有"五七次"。

⑥ 楮皮纸：日本抄本、文瑞楼本同，明抄本、乾隆本作"楮木白皮"。

⑦ 恶：日本抄本、文瑞楼本同，明抄本、乾隆本此前有"由"。

⑧ 浮：日本抄本、文瑞楼本同，明抄本、乾隆本此后有"为病不一"。

若月水不通，产后恶露不尽，或因他病，使血不行，皆致气血凝滞，血因气聚，蕴而成积，积久不去，则为气痛。

治妇人血气血积，坚癖血瘕，发歇^①攻刺疼痛，呕逆噎塞、迷闷，及血蛊胀满，经脉不行，**没药丸方**

没药研。一两 芫花一两。用米醋三升，煎至一升半，滤去滓不用。将醋入石器内，入硇砂霜一两，巴豆肉七粒，研细，入醋内煎成膏入后药末 附子生，去皮脐。一两 槟榔剉。一分^② 肉豆蔻二枚。炮，去皮 木香^③ 当归剉，焙 桂去粗皮 荜拨各一两 斑猫三七枚。糯米炒令黄焦，去米、翅足，别研细

上一十味，捣罗七味为末，斑猫、没药研匀，入前膏内，和捣千百杵，丸如梧桐子大。初服三丸，以醋炒薤白令焦黑，以酒浸，煎一两，沸吞下，渐加至五丸七丸为度。如急卒血气攻心脾，以酒醋共一盏，煎沸吞下。血瘕坚癖结块，攻心疼痛闷绝，久医不效者，即入禹余粮一两，火煅醋淬七遍为末，和入为丸，每服五丸。苏木节二两，剉细，酒三升，煎至七合，去滓，分作三服，每服下丸子三丸，并服三服，即血瘕随大小肠逐下。

治妇人久年血气积，气块攻刺疼痛，不可忍，或呕吐不进饮食，面黄怠惰，**硇砂丸方**

硇砂去夹石者 没药 当归切，焙 芫花醋煮，炒微焦。各一分^④ 蓬莪茂炮。半两 木香一分^⑤ 巴豆三十粒。去皮心膜，出油尽

上七味，先研硇砂、巴豆、没药如粉，用米醋三升，同煎为稀膏，后将四味捣罗为细末，入在前膏内，搜成剂，瓷合盛，用时丸如梧桐子大。每服七丸，看患人虚实，临时加减。用酒醋各半盏，同煎数沸，通口服，不得嚼，仍须饮尽酒醋，立差。

---

① 发歇：文瑞楼本同，明抄本、乾隆本无，日本抄本作"发致"。
② 分：文瑞楼本同，明抄本、乾隆本、日本抄本作"两"。
③ 木香：日本抄本、文瑞楼本同，明抄本、乾隆本此后有"不见火"。
④ 分：日本抄本、文瑞楼本同，明抄本作"两"。
⑤ 分：日本抄本、文瑞楼本同，明抄本作"两"。

治妇人血气血积，腹胁有坚癖，攻筑疼痛，不思饮食，**没药煎方**

没药别研　硇砂别研　木香　当归剉，焙。各半两　五灵脂二两半

上五味，捣罗三味为细末，入二研药银器内，以酒醋各半盏，同熬成煎，瓷合盛，勿透气。每服旋取一樱桃大，热酒化下，不计时候，日可二三服。如不饮酒，温醋汤化下。

治妇人虚冷血气，及血积隐隐疞痛，血块攻筑疼痛，**当归丸方**

当归切，焙　延胡索各一两　没药研　麒麟竭　硇砂研。各三分

上五味，捣罗为末，合研匀，用狗胆和丸如梧桐子大。每服十丸，加至二十丸，醋汤或温酒下。

治妇人血脏久冷，血积气攻，心腹脐下疼痛，呕逆痰涎，不思饮食，**延胡索丸方**

延胡索米醋炒黄。三分　当归①切，焙　沉香剉。各半两　木香　白术　芎䓖　青橘皮汤浸，去白，焙　附子炮裂，去皮脐　吴茱萸汤洗，焙干，炒　桂去粗皮　京三棱湿纸裹煨，别捣为末。各一两半　蓬莪茂剉，炒。一两

上一十二味，捣罗为末，以酒②煮面糊和丸如梧桐子大。每服二十丸，煎生姜醋汤下，日进三服，不计时。

治妇人血积血癖，脐腹疞痛，心膈满闷，四肢烦疼，口苦舌干，饮食减少，渐成劳瘦③，**当归煎丸方**

当归切，焙　附子去皮脐，生用。各半两　没药研　硇砂研　血竭各一分　禹余粮煅赤，醋淬七遍　延胡索各半两

---

① 当归：日本抄本、文瑞楼本同，明抄本、乾隆本列"桂"后。
② 酒：日本抄本、文瑞楼本同，明抄本作"醋"。
③ 饮食减少渐成劳瘦：日本抄本、文瑞楼本同，明抄本作"不思食，已成劳疾"。

以上捣研为末，用酒^①三升调匀，于石器内慢火熬成膏，和后药。

柴胡去苗　鳖甲去裙襕，醋炙黄　人参　生干地黄焙　芍药　磁石煅，醋淬七遍　牡丹皮各一两　木香一分^②　泽兰半两

上一十六味，将后九味捣罗为细末，入前膏内和丸如豌豆大。每服二十丸，淡醋汤下，空心食前服。

治妇人血积血块，攻筑疼痛不可忍，**硇砂丸方**

硇砂研^③　没药研。各一分　粉霜半钱　干漆炒烟尽。半两　干姜炮　京三棱炮。各一分　桂去粗皮　当归剉，焙。各半两　木香一分　阿魏一分。醋化，入白面少许作饼，炙令熟

上一十味，为细末，煮醋面糊和丸如绿豆大。每服十五丸，淡醋汤下，空心食前服。

治妇人血积，心腹疼痛，气刺气胀攻筑，或经候不行，肢节烦疼，痰逆癖^④块，**胜金丸方**

干漆炒烟尽　乌头炮裂，去皮脐　狼毒　京三棱剉碎，炒黄。各一两　紫葳凌霄花是也　没药　麒麟竭　槟榔各半两。八味同为末　硇砂别研如粉。一分^⑤　巴豆二七枚。去皮心膜，研出油　大黄单捣为末。一两　芫花单捣为末。半两

上一十二味，先以醋二升，熬大黄、芫花二味末，次下巴豆、硇砂，同熬令稠，其余八味同捣细罗为末，用熬者膏和剂。如干硬，更少入炼熟蜜同和剂令得所，丸如绿豆大。每服七丸至十丸，当归酒下。

治妇人血积气攻冲，心腹疼痛，吐逆不下食，发作神思昏闷，四肢逆冷^⑥，**青金丸方**

五灵脂二两。取细末一两　消石一分。与五灵脂末同研　斑猫

---

① 酒：日本抄本、文瑞楼本同，明抄本、乾隆本作“醋”。
② 分：日本抄本、文瑞楼本同，明抄本、乾隆本作“两”。
③ 研：文瑞楼本同，明抄本、乾隆本作“醋化”，日本抄本无。
④ 癖：日本抄本、文瑞楼本同，明抄本、乾隆本此后有“瘕”。
⑤ 分：明抄本、乾隆本、文瑞楼本同，日本抄本作“两”。
⑥ 冷：日本抄本、文瑞楼本同，明抄本、乾隆本此后有“百节烦疼”。

不蚛者。去翅足，与糯米同炒过。取一分为末

上三味，同和令匀，滴水丸如豌豆大。每服七丸，煎生姜醋汤下，不嚼，不计时候服。甚者再服愈。

治妇人月水不通，结坚瘕如石，腹胀血积不散，**大黄丸方**

大黄剉，炒 消石熬沸，研细。各二两 蜀椒去目及闭口，炒出汗。半两 代赭别研 干漆炒烟尽 芎䓖 赤茯苓去黑皮 干姜炮 虻虫去翅足并头，炒。各一两

上九味，捣罗为末，炼蜜和丸如梧桐子大。每服二十丸，空心食前温酒下，米饮亦得。渐加至三十丸。

治妇人血积脐下结块，痛如锥刺，或下赤白，月水不调，腰背痛①，**当归丸方**

当归切，焙 芍药 吴茱萸汤洗，焙干，炒 大黄煨，剉 干姜炮 附子炮裂，去皮脐 细辛去苗叶 牡丹皮 芎䓖各半两 虻虫糯米炒 水蛭糯米炒。各七十枚 桂去粗皮。三分 厚朴去粗皮，生姜汁炙 桃仁汤浸，去皮尖、双仁，研。各一两

上一十四味，捣研为末，炼蜜和剂，捣令匀熟，丸如梧桐子大。每服二十丸，食前空心温酒下。加至三十丸。

治妇人因月水不调，血结不通，血积小腹成块如覆杯，**地黄煎丸方**

生地黄肥者，细切研烂绞汁。一十斤 生姜去皮，研烂绞汁。一斤半。二味汁于微火上煎令如稀饧 干漆炒令烟尽 桂去粗皮 桃仁汤浸，去皮尖、双仁，麸炒 当归切，焙 生干地黄焙 芍药 牡丹皮 牛膝去苗，酒浸，炙黄，剉碎。各二②两 大黄煨，剉。一两半 水蛭糯米炒 虻虫去翅足并头，炒。各一百枚

上一十三味，捣罗后一十一味为末，入前地黄煎中，以微火上煎，硬软得所，众手丸如梧桐子大。每服七丸，食前空心温酒下。

---

① 腰背痛：日本抄本、文瑞楼本同，明抄本作"腰背腹胁痛"，乾隆本作"腰背腹胁疼痛"。

② 二：明抄本、乾隆本、文瑞楼本同，日本抄本作"一"。

治妇人因月水不通，血积不散，气攻疼痛，积聚成块，**桃仁散方**

桃仁汤浸，去皮尖、双仁，炒。二两　刘寄奴去根，剉碎　蓬莪茂炮，细剉　当归炙，剉　蘹香子微炒　乌药剉　陈橘皮汤浸，去白，焙　桂去粗皮　干姜炮，剉　木香　附子炮裂，去皮脐　芎藭　白术　桑黄剉　高良姜剉。各一两

上一十五味，捣罗为细末。每服二钱匕，温酒或醋汤调下，空心晚食前服。

治妇人血积气攻刺疼痛不已，面黄体瘦，经水不调，**芍药汤方**

芍药　芎藭　当归切，焙　防风去叉　桂去粗皮。各半两　甘草炙，剉　生干地黄焙。各一两　枳壳去瓤，麸炒　白术各半两

上九味，粗捣筛。每服三钱匕，水一盏，煎七分，去滓温服。经水久不利，煎成入芒消半钱匕，稍热服。

治妇人因月水不利，血结成积，气攻疼痛，**桃仁丸方**

桃仁汤浸，去皮尖、双仁，麸炒黄　泽泻　白茯苓去黑皮　芍药　瞿麦用穗　干姜炮裂　生干地黄焙　甜葶苈纸上炒　当归切，焙　甘草炙　芎藭各一两　大黄剉，炒。一两半

上一十二味，捣罗为末，炼蜜和丸如梧桐子大。每服二十丸，空心食前温酒下。米饮亦得。

治妇人冷癖血块虚胀，月经不调，瘦弱不能食，面无颜色，**姜黄散方**

姜黄　白术各八两　生姜去皮，细切。三升　当归切。十两　陈曲末　大麦蘖末各二①升　生地黄细切。三升　桃仁去皮尖、双仁　杏仁去皮尖、双仁。各二升　青橘皮汤浸，去白，切。三升

上一十味，用木杵臼捣如泥，内甏中铺匀，以面封之，勿使泄气，蒸熟并甏置屋下，三日开，出药暴干，捣罗为散。酒服方寸匕，日二服，取利为度。十日内忌生冷难消化物，过十日百无

---

① 二：明抄本、乾隆本、文瑞楼本同，日本抄本作"三"。

所忌。若炼蜜为丸亦得，每服三十丸，酒下，日再服。

治妇人血气[①]，**狗胆丸方**

狗胆一枚。入巴豆七粒，灶后挂三七日，干后用　木香　丁香　硇砂　槐花各半两

上五味，捣罗为细末，炼蜜和丸如绿豆大，每服二丸。血风虚肿气急，煎薄荷酒下；儿枕不散，疼痛不可忍，煎醋汤下；产后通身走注痛疼，莲荷[②]汤下；吐血不止，刺蓟根煎汤入小便送下；血块，桂心酒下；血游，蓖麻汤下；热疾，地黄酒下；败血冲心，蒲黄汤下。

治妇人腹内冷癖血块虚胀，月经不调，瘦弱不能食，面无颜色，状如传尸，**陈曲方**

陈曲炒　大麦蘗炒。各三[③]两　生地黄切。九合[④]　白术八两　牛膝酒浸，切，焙　桑耳剉。各九合　干姜炮。八两　当归剉。十三两半　生姜切。九合[⑤]　桃仁去双仁、皮尖，炒　杏仁去皮尖、双仁，炒。各六合　陈橘皮汤去白。八[⑥]两

上一十二味，捣如泥，内瓶中，以物盖密封之，勿令泄气，于一石米上蒸之，饭熟出之，停屋下，三日开出暴干，再捣罗为散。温酒调下三钱匕，空腹服。炼蜜丸服亦得。

治妇人脐下坚硬大如升，月水不通，发热往来，下痢羸瘦，此为气瘕，生肉癖即不可治者，**地黄丸方**

生地黄三十[⑦]斤。捣[⑧]取汁　干漆熬烟尽。一斤。为细末

上二味，用文武火熬令可丸，即丸如梧桐子。食后三丸，加至五丸，温酒熟水任下。

---

① 气：日本抄本、文瑞楼本同，明抄本、乾隆本此后有"一切积痛"。
② 莲荷：文瑞楼本同，明抄本、乾隆本作"莲须"，日本抄本作"薄荷"。
③ 三：明抄本、乾隆本、文瑞楼本同，日本抄本作"二"。
④ 九合：日本抄本、文瑞楼本同，明抄本、乾隆本作"一斤"。
⑤ 合：文瑞楼本同，明抄本、乾隆本作"两"，日本抄本脱。
⑥ 八：文瑞楼本同，明抄本、乾隆本作"九"，日本抄本脱。
⑦ 三十：日本抄本、文瑞楼本同，明抄本、乾隆本作"一十"。
⑧ 捣：日本抄本、文瑞楼本同，明抄本此前有"酒洗"。

妇人瘀血

论曰：瘀血者，由经水蓄聚，或产后恶露不尽，皆本冲任气虚，风冷所乘，气不能宣，故血瘀也。瘀血不去，结痼成积，则令人面黄肌瘦，烦渴憎寒，腰腹重痛，久变癥瘕[①]。

治妇人经水否涩，因冷血瘀不通，结积脐腹，发为气痛，面黄体瘦，**桃仁汤方**

桃仁去皮尖、双仁，炒　大黄生用。各一[②]两　桂去粗皮　当归切，焙。各三分　甘草炙。半两　虻虫去头翅足，炒　水蛭炒焦。各十枚

上七味，粗捣筛。每服三钱匕，水一盏，煎至七分，去滓，下芒消半钱匕，搅匀，放温，空心日晚再服。

治妇人经水不利，血瘀不消，**芎䓖汤**方

芎䓖　大黄生用。各一两　荷叶蒂烧灰。三七枚　桂去粗皮　菴䕡子各一两

上五味，粗捣筛。每服三钱匕，水一盏半，煎至一盏，入朴消一钱匕，去滓，空心温服。

治妇人经水或通或止，或产后寒凝，血积成瘀[③]，**顺经散**方

吴茱萸三两。汤洗七枚[④]，炒[⑤]　麦门冬五[⑥]两半。去心　半夏二两半。汤洗七次[⑦]　当归二[⑧]两。去芦头　芎䓖二两　人参二[⑨]两。去

---

① 烦渴……久变癥瘕：此12字文瑞楼本同，明抄本、乾隆本作"烦渴憎寒，腰腹重痛，久之不治则变癥瘕"，日本抄本无。

② 一：明抄本、乾隆本、文瑞楼本同，日本抄本作"二"。

③ 瘀：文瑞楼本同，明抄本、乾隆本此后有"疼痛"，日本抄本脱。

④ 枚：文瑞楼本同，明抄本、乾隆本、日本抄本作"次"。

⑤ 炒：日本抄本、文瑞楼本同，明抄本、乾隆本作"醋炒"。

⑥ 五：日本抄本、文瑞楼本同，明抄本、乾隆本作"三"。

⑦ 汤洗七次：文瑞楼本同，明抄本、乾隆本作"姜炒"，日本抄本作"七枚"。

⑧ 二：日本抄本、文瑞楼本同，明抄本、乾隆本作"三"。

⑨ 二：文瑞楼本同，明抄本、乾隆本、日本抄本作"三"。

芦头　芍药二①两　牡丹皮二②两　桂二③两。去粗皮　阿胶二两。碎，炒令黄燥　甘草二两。剉，炒

上一十一味，捣罗为粗散。每服三钱匕，水一盏半，入生姜五片，煎至一盏，去滓热服，空心食前。

治妇人腹内有瘀血，月水不利，或断或来，心腹满急，**桃仁丸方**

桃仁三两。汤浸，去皮尖、双仁，麸炒微黄　虻虫四十枚。炒微黄，去翅足　川大黄三④两。剉碎，微炒　水蛭四十枚。炒微黄

上四味，捣罗为末，炼蜜和捣百余杵，丸如梧桐子大。每服空心，以热酒下十五丸。

治妇人经络否涩⑤，腹内有瘀血，疼痛不可忍，**琥珀散方**

琥珀半两。细研　没药半两。细研　生地黄汁半升⑥

上三味，除地黄汁外，二味和匀。每服二钱匕，水、酒各半盏，煎至七分，入地黄汁二合，再煎数沸，去滓温服，不拘时。

治妇人血瘀不消，及扑损血瘀，**大黄汤方**

大黄生用　桃仁汤浸，去皮尖、双仁。各一两　桂去粗皮。半两　生干地黄焙。一两　郁李仁去皮，研。半两

上五味，粗捣筛。每服三钱匕，水、酒各半盏，同煎至七分，去滓温服。

治妇人因血涩内瘀不散，疼痛，**败蒲汤方**

败蒲烧灰　当归各二两　牡丹皮　芎䓖　赤芍药各一两　豉心一合　桃仁汤浸，去皮尖、双仁。半两　陈橘皮去白，焙。一两　蒲黄纸上炒。半两

上九味，粗捣筛。每服三钱匕，水一盏，煎至七分，去滓，入地黄汁一合、朴消一钱匕，温服，日二。

---

① 二：日本抄本、文瑞楼本同，明抄本、乾隆本作"三"。
② 二：日本抄本、文瑞楼本同，明抄本、乾隆本作"三"。
③ 二：日本抄本、文瑞楼本同，明抄本、乾隆本作"三"。
④ 三：明抄本、乾隆本、文瑞楼本同，日本抄本作"二"。
⑤ 涩：日本抄本、文瑞楼本同，明抄本、乾隆本此后有"月水不利"。
⑥ 升：文瑞楼本同，明抄本、乾隆本、日本抄本作"斤"。

妇人血分

论曰：血分者，经水流通之际，寒湿伤其冲任，为之中止，气壅不行，播在皮肤，邪气相搏，经血分而为水，发为胕肿，故曰血分。《脉经》曰：经水前断，后病水者，名为血分。积久成水肿，即难治。

治妇人血分，身体通肿，虚烦不食①，**大腹散方**

大腹皮剉 桑根白皮剉 槟榔剉。各一两 当归二两。切，炒 牡丹皮 甘遂②各半③两 苦葶苈一分④。炒 牛膝去苗，酒浸，切，焙 赤茯苓去黑皮 生干地黄焙。各一两 人参 木香各半⑤两

上一十二味，捣罗为散。每服二钱匕，浓煎紫苏汤调下，日二服。

治妇人血分，身体浮肿，心腹烦满⑥，**枳实散方**

枳实去瓤，麸炒 当归切，炒 牛膝去苗，酒浸，切，焙 桑根白皮剉。各一两 大黄略炒 牡丹皮 甘遂⑦各半两 防己三分 人参 猪苓去黑皮 青橘皮去白，炒。各一两 槟榔剉⑧ 木香炮。各半两

上十三味，捣罗为散。每服二钱匕，用沸汤点服，通口吃，日再。

治妇人血分攻头面，身体浮肿，烦热心闷，**槟榔汤方**⑨

---

① 虚烦不食：日本抄本、文瑞楼本同，明抄本、乾隆本作"心虚烦闷不能食"。

② 甘遂：日本抄本、文瑞楼本同，明抄本、乾隆本此后有"炒"。

③ 半：日本抄本、文瑞楼本同，明抄本、乾隆本作"一"。

④ 分：日本抄本、文瑞楼本同，明抄本、乾隆本作"两"。

⑤ 半：日本抄本、文瑞楼本同，明抄本、乾隆本作"一"。

⑥ 满：日本抄本、文瑞楼本同，明抄本、乾隆本此后有"不能食"。

⑦ 甘遂：日本抄本、文瑞楼本同，明抄本、乾隆本此后有"炒"。

⑧ 剉：文瑞楼本同，明抄本、乾隆本作"煨"，日本抄本无。

⑨ 槟榔汤方：明抄本、日本抄本、文瑞楼本同，乾隆本作"赤芍药一分 百合 赤茯苓 牵牛子 枳壳去白，炒 桃仁去皮尖，炒 川归 槟榔一两"。

槟榔剉①　赤芍药　人参　百合各半两　知母焙②。一分　木香半两　枳壳去瓤，麸炒　牛膝剉　赤茯苓去黑皮。各三分　郁李仁去皮尖、双仁　牡丹去心　牵牛子炒。各半两

上一十二味，粗捣筛。每服三钱匕，水一盏，煎至七分，去滓温服，日二夜一。

治妇人经水先断，后病水，名曰血分。身体浮肿，烦闷，**羚羊角散**方

羚羊角屑　桂去粗皮　甘遂③　苦葶苈纸上炒　木香　郁李仁炒，去皮尖。各半两　青橘皮去白，炒　槟榔剉　当归切，炒　牡丹皮　赤芍药各一两

上一十一味，捣为细散。每服二钱匕，浓煎桑根白皮汤，放温调下，不拘时候。

治妇人经水才断，后辄病水，四体浮肿④，**青橘皮散**方

青橘皮去白，炒　大戟去皮　白茯苓去黑皮　枳壳去瓤，麸炒　当归切，焙　黄耆剉。各一两　甘遂炒　桂去粗皮。各半两　人参三分　牛膝去苗，酒浸，切，焙。一两

上一十味，捣罗为散。每服二钱匕，浓煎桑根白皮汤调下，日再服。

治妇人血分，头面浮肿，腹胁妨闷，四肢烦疼，**芍药汤**方

赤芍药一分　桃仁汤浸，去皮尖、双仁，麸炒微黄，别研　枳壳去瓤，麸炒　百合　当归剉，微炒　赤茯苓去黑皮　牵牛子微炒　槟榔各一两。剉

上八味，粗捣筛。每服四钱匕，以水一盏半，入生姜半分，切，同煎至八分，去滓，空心温服。逐日以利为效，未利再服。

治妇人血分，通身浮肿，胸膈不利，腹胁胀满，喘息气粗⑤，

---

① 剉：文瑞楼本同，明抄本作"微炒"，日本抄本无。

② 焙：日本抄本、文瑞楼本同，明抄本作"盐酒炒"。

③ 甘遂：日本抄本、文瑞楼本同，明抄本作"甘遂炒"，乾隆本无此方。

④ 肿：日本抄本、文瑞楼本同，明抄本作"肿烦闷"，乾隆本无此方。

⑤ 腹胁胀满喘息气粗：日本抄本同，明抄本、乾隆本作"腹胁胀满妨闷，喘息气粗，四肢烦疼"，文瑞楼本作"腹胁胀闷，喘息气粗"。

不能饮食，**泽漆丸方**

泽漆　苦葶苈隔纸炒，令紫色　桑根白皮炙，剉　甘遂剉，炒令黄　牵牛子各一两。生用　昆布汤洗去咸，炙。三分　郁李仁汤去皮尖，微炒，别研。一两　枳实去瓤，麸炒微黄。三分　槟榔剉。一两

上九味，除郁李仁，捣罗为末，入郁李仁再和匀，炼蜜为丸如梧桐子大。每服十丸，煎紫苏汤下，食前服。

妇人水分

论曰：水分者，以水气上下①溢于皮肤，分散四末，发为胕肿。盖肾者胃之关，关闭不利，故聚水而从其类也。此病与血分②治疗有先后耳。

治妇人水分，肢体肿满不消，因经水不通，宜先水去，后调经血，**鳖甲丸方**

鳖甲去裙襕，醋炙　杏仁汤浸，去皮尖、双仁，炒　苦葫芦用瓤　天门冬去心，焙。各一两半　巴豆一分。去皮心膜，出油尽　猪牙皂荚涂酥炙　石菖蒲微炒　桂去粗皮　葶苈隔纸炒　甘遂微煨　苦参　大黄剉碎，醋炒　柴胡去苗　当归切，焙　羚羊角镑。各一两③　龙骨烧。三分

上一十六味，捣罗为末，炼蜜和丸如小豆大。每服十丸至十五丸，食前温水下，日三服。如一二服内水通利，即减丸数，及间日服。

治妇人水分，浮肿不退，经脉不利，**葶苈丸方**

葶苈隔纸炒。二两　木香　陈橘皮汤浸，去白，焙　枳壳去瓤，麸炒　楮根白皮炙，剉　干姜炮　槟榔煨，剉　防己　马兜铃去

---

① 下：日本抄本、文瑞楼本同，日本抄本旁注"无下字"，明抄本、乾隆本无。

② 分：日本抄本、文瑞楼本同，日本抄本旁注"分下有相似而"，明抄本、乾隆本此后有"相似而"。

③ 两：乾隆本、日本抄本、文瑞楼本同，明抄本作"分"。

皮，微炒　朴消别研　蓬莪茂煨，剉。各三①分　甘遂微煨。一两

上一十二味，捣罗为末，炼蜜为丸如梧桐子大。空心日午夜卧时，用桑根白皮煎汤，下二十丸，加至三十丸，取利为度。如水利即减丸数。

治妇人水分，肿满不消，经水断绝，**大腹皮丸方**

连皮大腹一两半　防己　泽泻　木香　蓬莪茂煨，剉　枳壳去瓤，麸炒。各一两　槟榔煨，剉　陈橘皮汤浸，去白，焙　牵牛子②微炒。各三分

上九味，捣罗为末，炼蜜和丸如梧桐子大。每服空心日午夜卧，生姜汤下三十丸至四十丸。如减即少服。

治妇人水病肿满，小便涩，经水断绝，**猪苓散方**

猪苓去黑皮　防己各一两　桑根白皮炙，剉　百合③　郁李仁汤浸，去皮，炒　瞿麦穗各三④分　甘遂半两

上七味，捣罗为末。每服三钱匕，用水一盏煎至七分，去滓，早食前、夜卧各一服。如疏利即减服。

治妇人水分，遍身浮肿，烦闷喘渴，经水不利⑤，**黄耆散方**

黄耆剉　赤茯苓去黑皮　木香各一两半　草豆蔻去皮　桂去粗皮　当归切，焙　桑根白皮剉　防风去叉　紫葳根炙，剉。凌霄花根是也　甘草炙，剉　续断　泽泻⑥各三分　甘遂半两⑦

上一十三味，捣罗为末。每服三钱匕，水一盏半，入小豆半匙，生姜一块，拍碎，煎至七分，去滓温服，空心日午临卧各一。

治妇人水气在皮肤，浮肿，经水不通，**赤茯苓丸方**

---

① 三：明抄本、乾隆本、文瑞楼本同，日本抄本作"一"。

② 陈橘皮……牵牛子：此11字日本抄本、文瑞楼本同，明抄本、乾隆本列"蓬莪茂"前。

③ 百合：日本抄本、文瑞楼本同，明抄本、乾隆本此后有"五钱"。

④ 三：明抄本、乾隆本、文瑞楼本同，日本抄本作"一"。

⑤ 烦闷喘渴经水不利：文瑞楼本同，明抄本、乾隆本作"烦闷喘渴，经水不利，小便短涩"，日本抄本作"烦闷喘闷，经水不利"。

⑥ 泽泻：日本抄本、文瑞楼本同，明抄本、乾隆本此后有"去毛"。

⑦ 半两：日本抄本、文瑞楼本同，明抄本、乾隆本作"炒。三分"。

赤茯苓去黑皮。一两　猪苓去黑皮。一两半　泽泻一两①　小海蛤一两半　陈橘皮汤浸，去白，焙　桂去粗皮。各三分　防己　泽漆微炒。各一两　木通炙，剉。一分②　赤芍药一两

上一十味，捣罗为末，炼蜜和丸如梧桐子大。每服二十丸，煎桑白皮汤下，日三。

治妇人水病浮肿，因经水断绝，名曰水分，**防己饮方**

防己一两　葶苈隔纸炒　赤茯苓去黑皮。各半两③　陈橘皮汤浸，去白，焙　玄参　黄芩去黑心　泽漆炒。各一两　杏仁汤浸，去皮尖、双仁，炒　猪苓去黑皮　白术剉　大豆炒。各一两半　桑根白皮剉④。二两

上一十二味，粗捣筛。每服三钱匕，水一盏，煎至七分，去滓，空心日午临卧各一服。

治妇人水分，面目、身体浮肿，胸满短气，小便不利，**芍药汤方**

赤芍药剉，炒　桑根白皮剉。各三⑤分　木通剉。一两　百合三⑥分　大腹碎。五枚　郁李仁汤浸，去皮，炒。三⑦分　甘遂半两⑧

上七味，粗捣筛。每服三钱匕，水一盏，煎至七分，去滓，空心日午临卧服，水通即止。

治妇人水分，四肢浮肿，经水断绝，**甘遂丸方**

甘遂微煨。一两一分⑨　葶苈隔纸炒。二两　黄连去须　天门冬去心，焙。各一两半　苦葫芦一枚。取瓤

上五味，捣罗为末，炼蜜和丸如小豆大。每服十丸至十五丸，

---

① 一两：日本抄本、文瑞楼本同，明抄本、乾隆本作"两半。炒"。
② 分：日本抄本、文瑞楼本同，明抄本、乾隆本作"两"。
③ 半两：文瑞楼本同，明抄本、乾隆本作"两半"，日本抄本作"二两"。
④ 剉：日本抄本、文瑞楼本同，明抄本、乾隆本作"炙"。
⑤ 三：乾隆本、日本抄本、文瑞楼本同，明抄本作"二"。
⑥ 三：乾隆本、文瑞楼本同，明抄本作"二"，日本抄本作"一"。
⑦ 三：乾隆本、文瑞楼本同，明抄本作"二"，日本抄本作"一"。
⑧ 半两：日本抄本、文瑞楼本同，明抄本、乾隆本作"炒。半两"。
⑨ 一两一分：日本抄本、文瑞楼本同，明抄本、乾隆本作"一两"。

空心温酒下，得水利即疏服。

治妇人水分先病水肿，日久不消，致经水断绝，**木通饮**方

木通剉。一两① 桑根白皮剉 泽泻 防己 赤茯苓去黑皮 石韦去毛。各三分 大腹剉。四枚

上七味，粗捣筛。每服五钱匕，水一盏半，煎至一盏，去滓温服，日三。如水通利，即疏服。

妇人血枯

论曰:《内经》曰:有病胸胁支满者，妨于食，病至则先闻腥臊臭，出清液，先唾血，四肢清，目眩，时时前后血，病名血枯。此得之年少时有所大脱血，若醉入房中，气竭肝伤，故月事衰少不来也。夫肝藏血，受天一之气以为滋荣者也。其经上贯膈，布胁肋，今脱血失精，肝气已伤，故血枯涸而不荣。胸胁支满，以经络所贯然也；妨于食，则以肝病传于脾胃；病至②则先闻腥臊臭，出清液，以肝病而肺乘之；先唾血，四肢清，目眩，时时前后血，皆肝病血伤之证也。

治妇人血枯，胸胁支满，妨于食饮，病至即闻腥臊之气，先唾血，出清液，或前后泄血，四肢清，目眩转，月事衰少不来，**乌贼鱼骨丸**方

乌贼鱼骨去甲③。四两 萹茹一两

上二味，捣罗为末，用雀卵不拘数，和成剂令得所，丸如小豆大。每服五丸，加至十丸，以鲍鱼汤下，后以饭食压之。

治妇人胸胁支满，闻腥臊气唾血目眩，不进饮食，泄血不已，日久使血枯燥④，**肉苁蓉丸**方

肉苁蓉酒浸，切，焙 熟干地黄焙 白茯苓去黑皮。各一

---

① 一两:日本抄本、文瑞楼本同，明抄本、乾隆本作"三分"。

② 至:日本抄本、文瑞楼本同，明抄本、乾隆本此后有"脾胃"。

③ 去甲:文瑞楼本同，明抄本、乾隆本此后有"烧灰"，日本抄本无。

④ 治妇人……枯燥:此29字日本抄本、文瑞楼本同，明抄本、乾隆本作"治血枯胸胁支满，病至闻腥臊臭气，吐血目眩，不思食，前后泄血不已，日久不治则枯燥"。

两　人参半两　菟丝子酒浸，别捣为末。一两半　白石英　五味子　乌贼鱼骨去甲①。各一两

上八味，捣罗为末，炼蜜为丸如梧桐子大。每服二十丸至三十丸，温酒或米饮下，空心日午夜卧各一。

治妇人先有所脱血，或醉中房劳伤肝，致使月事不来，血枯燥干，**地黄汤方**

熟干地黄　泽兰叶　白茯苓去黑皮　人参　五味子　附子炮裂，去皮脐　当归切，炒　禹余粮火煅，醋淬。各一两

上八味，粗捣筛。每服三钱匕，水一盏，煎至七分，去滓温服，空心日午夜卧日三。

治妇人阴气衰弱，血枯不荣，月事不来，**磁石丸方**

磁石火煅，醋淬三七遍　白茯苓去黑皮　附子炮裂，去皮脐。各一两　人参　当归切，炒　干地黄焙。各一两

上六味，捣罗为末，炼蜜为丸如梧桐子大。每服二十丸至三十丸，温酒或米饮下，空心日午夜卧，日三服。

妇人无子

论曰：妇人所以无子者，冲任不足，肾气虚寒也。《内经》谓女子二七天癸至，任脉通，太冲脉盛，阴阳和，故能有子。若冲任不足，肾气虚寒，不能系胞，故令无子。亦有本于夫病妇疹者，当原其所因而调之。

治妇人子宫虚冷，胎孕不成，或经水不调，血气积冷，**朴消荡胞汤方**

朴消　牡丹皮　当归切，炒　大黄剉，炒　桃仁汤浸，去皮尖、双仁，炒　细辛去苗叶　厚朴去粗皮，生姜汁炙，剉　芍药　人参各一两半　桔梗剉，炒　白茯苓去黑皮　桂去粗皮　甘草炙，剉　牛膝酒浸一日，切，焙。各一两　陈橘皮汤浸，去白，切，

---

① 去甲：日本抄本、文瑞楼本同，明抄本此后有"烧灰"，乾隆本作"烧灰"。

炒。一两半　虻虫去翅足，微炒。六十枚　附子炮裂，去皮脐。一两半

上一十七味，粗捣筛。每服三钱匕，水一盏，酒半盏，同煎至八分，去滓温服，食前。

治妇人下焦三十六疾，不孕绝产，**承泽丸方**

泽兰　辛夷去根蒂　藁本去苗、土。各一两　葛上亭长七枚。炒　溲疏剉　梅核仁汤去皮尖，研。各半两①

上六味，捣罗为末，炼蜜和丸如梧桐子大。每服五十丸，温酒下，日再服。

治妇人久无子，小腹冷疼，气不调，**干地黄汤方**

熟干地黄净洗，焙　当归切，炒。各二两　牛膝酒浸一日，切，焙。半②两　桂去粗皮　牵牛子炒熟。各半两　芎藭　卷柏炙，剉。各一两　防风去叉。一两半③

上八味，粗捣筛。每服三钱匕，水两盏，煎至一盏，去滓服，良久再服，快利为度。次服后方禹余粮汤。

治妇人胞胎寒冷，绝产无子，**禹余粮汤方**

禹余粮煅，淬④七遍　白僵蚕去黑者，微炒⑤　乌贼鱼骨去甲皮⑥。各一两　龙骨碎，研　桂去粗皮　灶下黄土无灰者　石韦去毛　干姜炮　滑石研　赤芍药　半夏浆水浸一宿，生绢袋子揉洗去滑，切开，生姜汁炒黄　代赭丁头者，研。各半⑦两

上一十二味，粗捣筛。每服三钱匕，水一盏，入生姜三片，煎至六分，去滓，食前温服，日再。

治妇人久无子，**白薇丸方**

---

① 各半两：日本抄本、文瑞楼本同，明抄本、乾隆本作"七枚"。
② 半：日本抄本、文瑞楼本同，明抄本、乾隆本作"一"。
③ 一两半：日本抄本、文瑞楼本同，明抄本、乾隆本作"二两"。
④ 淬：日本抄本、文瑞楼本同，明抄本、乾隆本作"醋淬"。
⑤ 去黑者微炒：文瑞楼本同，明抄本、乾隆本作"用糯米同炒"，日本抄本作"微炒"。
⑥ 皮：日本抄本、文瑞楼本同，明抄本、乾隆本此后有"烧"。
⑦ 半：明抄本、乾隆本、文瑞楼本同，日本抄本作"一"。

白薇去土，判　当归判，炒　附子炮裂，去皮脐　芎䓖　藁本去苗、土　人参　禹余粮烧，醋淬。各一两　石斛去根　熟干地黄焙　桂去粗皮　姜黄切，炒　紫参　柏子仁炒　蜀椒去合口并目，炒出汗　五味子炒　防风去叉　吴茱萸浸半日，炒　甘草炙　牛膝判，酒浸一宿，焙　桑寄生炙，判。各半两

上二十味，捣罗为末，炼蜜杵丸如梧桐子大。温酒下二十丸，加至三十丸，空心食前服。

治妇人月水不利，闭塞绝产，**白薇人参丸方**

白薇去土。一两半[①]　人参[②]　紫菀去苗、土　紫参判　防风去叉　牛膝切，酒浸，焙　细辛去苗叶　半夏汤浸去滑七遍，切　厚朴去粗皮，生姜汁炙　沙参去芦头　白僵蚕微炒　干姜炮，判　秦艽去苗、土　蜀椒去目并合口，炒出汗　当归微炒。各一两　附子炮裂，去皮脐。二两　杜蘅半两

上一十七味，捣罗为末，炼蜜和捣，丸如梧桐子大。每服三十丸，温酒下，食前，日再服。

治妇人久无子，断绪，**杜蘅丸方**

杜蘅三月三日采根，洗，暴干，判　半夏汤洗二十遍，碎，用生姜炒　白薇　桔梗判，炒　附子炮裂，去皮脐　牛膝切，酒浸经宿。各一两　石菖蒲　蜀椒去合口并目，炒出汗　细辛去苗叶　厚朴去粗皮，生姜汁炙　沙参去芦头　防风去叉　干姜炮，判　桂去粗皮。各半两

上一十四味，捣罗为末，炼蜜和匀，丸如梧桐子大。温酒下二十丸，渐加三十丸，早晨、日午各一服。

治妇人断绪无子，**钟乳丸方**

钟乳研一复时[③]　白矾烧令汁尽。各一两　阿胶炙令燥　紫石英研细　蜀椒去目及闭口者，炒出汗　生干地黄焙　五味子炒　蛇

①　一两半：文瑞楼本同，明抄本、乾隆本作"二两"，日本抄本作"半两"。

②　人参：日本抄本、文瑞楼本同，明抄本、乾隆本列"附子"前。

③　钟乳研一复时：明抄本、文瑞楼本同，乾隆本作"钟乳粉"，日本抄本作"钟乳研一洗时"。

床子炒　原蚕蛾炒　石亭脂研极细。各半两

上一十味，除石药别研外，余药捣罗为末，同和匀，炼蜜和捣，丸如梧桐子大。每日空心暖酒下二十丸，渐加至三十丸。

治妇人久无子，**泽兰丸方**

泽兰去根　陈橘皮去白，焙　白龙骨碎，研　禹余粮烧赤，醋淬七遍①　紫石英研细　远志去心　当归剉，炒　芎藭　蒲黄炒②　桃仁浸去皮尖、双仁，炒　藁本去苗、土　卷柏微炙，剉　白芷各一③两　覆盆子④去梗　菴䕡子⑤炒　麦门冬去心，焙　人参　桂去粗皮　蛇床子炒　细辛去苗叶　干姜炮　熟干地黄焙　蜀椒去目及闭口者，炒出汗　白茯苓去黑皮　石膏碎，研　车前子　白薇　赤石脂研。各半两

上二十八味，捣罗为末，炼蜜和匀，丸如梧桐子大。每服二十丸，温酒下。

治妇人月水不利，结积无子，**大黄汤方**

大黄剉，炒。一两　桃仁汤浸，去皮尖、双仁⑥。四十九枚　虻虫去翅足，微炒⑦。三十枚　水蛭糯米内炒，候米黄即止。三十枚

上四味，剉如麻豆。每服一钱匕，酒一盏，煎至七分，去滓，空腹温服。如无结积，不可服。

---

① 遍：日本抄本、文瑞楼本同，明抄本、乾隆本此后有"研"。
② 炒：日本抄本、文瑞楼本同，明抄本、乾隆本作"微炒"。
③ 一：明抄本、乾隆本、文瑞楼本同，日本抄本作"二"。
④ 覆盆子：日本抄本、文瑞楼本同，明抄本、乾隆本列"白芷"前。
⑤ 菴䕡子：日本抄本、文瑞楼本同，明抄本、乾隆本列"白芷"前。
⑥ 汤浸去皮尖双仁：文瑞楼本同，明抄本、乾隆本此后有"炒"，日本抄本无。
⑦ 微炒：日本抄本、文瑞楼本同，明抄本、乾隆本作"糯米炒"。

卷第一百五十四

妊娠门

妊娠统论　妊娠恶阻　妊娠漏胎　妊娠惊胎　妊娠胎动
妊娠胎动下血

妊娠门

妊娠统论

论曰：妊娠一月谓之始[①]形，二月谓之始膏，三月谓之始胎，当是之时，血脉不流，形象始化，男女于此，仪则未分，缘感而应，所以孕妇欲令见荣贵端正之人，不欲见伛偻侏儒之辈，及猿猴犬马怪禽异兽。仍夜卧宜息心静意，慎勿乱思，恐形异梦而感不祥也。妊妇所以择食者，盖假五气五味生成五脏，气味各随所喜而归之。《阴阳应象论》曰：酸生肝，苦生心，甘生脾，辛生肺，咸生肾，此五脏假五味以生也。《六节藏象论》曰：臊气凑肝，焦气凑心，香气凑脾，腥气凑肺，腐气凑肾，此五脏假五气以成也。若形脏未备则随其不足，而孕妇必欲其气味食之。盖阳为气，阴为味，气化则精生，味化则形长。诚以人之生也，气本于天，形本于地。《内经》谓天食人以五气，地食人以五味。正此之谓。若夫天合既分，形质不完者，皆孕妇择食之时，不得其气味，故视斜觑短，偏臂双盲，手挛足跛，腰伛背偻，此肝形之不备也；言迟语吃，或哑或聩，神气昏塞，此心形之不备也；胸背凸凹，舌短唇缺，此脾形之不备也；毫毛疏薄，发鬓秃落，或毫毛通白，皮肤遍赤，此肺形之不备也；毛发焦黄，形体黑小，五硬五软，数岁不能行，此肾形之不备也。由是孕妇择食，假其气味，生成五脏，一有不备，病辄随之。譬犹陶冶成器，一或苦

---

① 始：文瑞楼本同，日本抄本作“胎”。

窳①，是水火之剂不谨，岂曰工之良哉②！

妊娠恶阻

论曰：妇人所食谷味，化为血气，下为月水。凡妊娠之初，月水乍聚，一月为胅③，二月为胚，三月为胎，胎成则男女分，方食于母而口如鸟④。在胅胚之时，血气未用，五味不化，中气壅实，所以脾胃不思谷味，闻见于物，故恶心有所阻也。其病心中愦⑤闷，头重目眩，四肢怠惰，恶闻食气是矣。

治妊娠恶阻，呕逆恶心，四肢疼，头痛，恶闻食气，心忪烦闷，多损坠，宜安胎，调匀血脉，**茯苓汤方**

白茯苓去黑皮　旋覆花　生干地黄微炒。各二⑥两　陈橘皮汤浸，去白，焙　细辛去苗叶　芎䓖　人参　芍药　桔梗去芦头，炒　甘草炙令赤色。各一两半

上一十味，粗捣筛。每服三钱匕，以水一盏，入生姜一分，拍碎，同煎至六分，去滓温服，日二。

治妊娠恶阻病，心中愦闷，见食呕吐，恶闻食气，肢节烦疼，身体沉重，多卧黄瘦，**麦门冬汤方**

麦门冬去心，焙　人参各三分　白茯苓去黑皮　陈橘皮汤浸，去白，焙。各半两　甘草炙，剉。一分

上五味，粗捣筛。每服三钱匕，以水一盏，入生姜一分，拍

---

① 苦窳（yǔ 羽）：文瑞楼本同，明抄本、乾隆本无，日本抄本作"若窳"。苦窳，粗劣，《史记·五帝本纪》："陶河滨，河滨器皆不苦窳。"

② 论曰……岂曰工之良哉：此434字日本抄本、文瑞楼本同，明抄本无，乾隆本作"论曰：经言少阴动甚为妊子，又言任脉通、太冲脉盛故能有子，手少阴心之经主血，足少阴与冲脉并行亦主血。妊娠养胎，自始胚以至分娩，皆藉血以滋养。胞胎既凝，冲任内实，血盛生热，母体脾胃素养弱者，每多呕逆、烦懑、倦怠等症，喜嗜酸，是名恶阻。慎勿卒投毒药、针灸，有伤胎元，而致难产育之虞。《秘要论》逐月各有养胎之经，宜随月分消息致养其经气血，常令脾胃强健，血脉充畅，胎气自安，此治妊娠之大要也"。

③ 胅（méi 煤）：妇女开始怀孕的征兆。《广韵·灰韵》："胅，孕始兆也。"

④ 如鸟：原作"以焉"，文瑞楼本同，据明抄本、乾隆本、日本抄本改。

⑤ 愦：乾隆本、日本抄本、文瑞楼本同，明抄本作"愤"。

⑥ 二：明抄本、乾隆本、文瑞楼本同，日本抄本作"三"。

破，枣二枚，擘，同煎至六分，去滓温服，食前。

治妊娠一两月恶食，手足烦闷，**人参汤**方

人参　知母焙　枳壳去瓤，麸炒令黄　黄芩去黑心。各一两　大腹一枚。并皮子用，剉碎

上五味，粗捣筛。每服三钱匕，以水一盏，入生姜半分，切，煎至七分，去滓温服，食后，日二。

治妊娠阻病，心中愤闷，头目眩，四肢沉重懈怠，恶闻食气，好吃酸咸果实，多卧少起，三月、四月皆多呕逆，百节不能自举者，**人参饮**方

人参二两　白茯苓去黑皮　厚朴去粗皮，涂生姜汁炙七遍　白术各一两半　陈橘皮汤浸，去白，焙　葛根剉。各一两

上六味，粗捣筛。每服三钱匕，以水一盏，入生姜五片，同煎至六分，去滓温服，日再。

治妊娠阻病，心中愤闷虚烦，吐逆，恶闻食气，头目眩重，四肢百节疼烦沉重，多卧少起，汗出疲极，黄瘦，**半夏汤**方

半夏汤洗去涎滑七遍，焙　陈橘皮浸去白，炒　芍药　桔梗剉，炒　人参各一两　旋覆花　甘草炙　细辛去苗叶　芎䓖　熟干地黄焙。各三分　白茯苓去黑皮。一分

上一十一味，粗捣筛。每服三钱匕，以水一盏，入生姜半分，切，枣二枚，擘，同煎至六分，去滓温服两剂后，宜服橘皮丸以间之。

治妊娠阻病，心中烦闷，头眩，恶闻食气，闻便呕吐，闷乱颠倒，四肢怠堕，不自胜举，先服半夏汤两剂后，次服此**陈橘皮丸**方

陈橘皮汤浸，去白，炒干　白茯苓去黑皮。各一两　白术　甘草炙　干姜炮　半夏温水洗去滑七遍　枳实去瓤，麸炒。各二两

上七味，捣罗为末，炼蜜和涂酥为剂，捣令匀熟，丸如梧桐子大。每服二十丸，生姜汤下，食前服。

治妊娠恶阻，呕吐不下食，宜服**橘皮汤**方

陈橘皮汤浸，去白，焙　竹茹　人参　白术各三两　厚朴去粗皮，涂生姜汁炙七遍。二两

上五味，粗捣筛。每服三钱匕，以水一盏、生姜五片同煎至七分，去滓温服，不拘时候。

治妊娠阻病，头疼，肩背烦闷，气胀，不思饮食，宜**白术丸方**

白术　厚朴去粗皮，涂生姜汁炙烟出七遍　当归微炒　陈橘皮汤浸，去白，焙。各一两　白茯苓去黑皮　熟干地黄微炒。各一两半①

上六味，捣罗为末，炼蜜搜和，涂酥为剂，捣令匀熟，丸如梧桐子大。每日空心米饮下二十丸，早晨、日晚各一服。

治初妊娠恶阻，食即吐逆，头痛，颠倒寒热，**前胡饮方**

前胡去芦头　细辛去苗叶　白茯苓去黑皮　甘草炙　厚朴去粗皮，涂生姜汁炙烟出七遍。各半两

上五味，捣罗为粗末。每服二钱匕，水一盏，生姜一分，切，同煎至六分，去滓温服，不拘时，日二服。

治妊娠阻病，头疼，四肢羸弱，不思食饮，唯思眠睡，**柴胡饮方**

柴胡去苗　赤芍药　麦门冬去心，焙　人参　黄耆微炒，剉　甘草炙。各半两　生地黄一两半。研绞取汁

上七味，捣罗六味为粗末。每服三②钱匕，以水一盏，入地黄汁一分，同煎至六分，去滓温服，日再。

治妊娠阻病，胎不安，寒热呕逆，气满，不思饮食，宜服**麦门冬饮方**

麦门冬去心，焙　人参　白茯苓去黑皮　阿胶炙令燥。各一两　甘草炙，剉。三分

上五味，捣为粗末。每服三钱匕，以水一盏，入生姜一分，拍破，枣二枚，擘，同煎至六分，去滓，食后温服，日二。

治妊娠阻病，心中愦闷，虚烦吐逆，恶闻食气，头眩体重，四肢疼痛烦热，多卧少起，恶寒汗出，羸瘦，**桔梗汤方**

---

① 一两半：文瑞楼本同，明抄本、乾隆本作"五钱"，日本抄本漫漶不清。
② 三：明抄本、乾隆本、文瑞楼本同，日本抄本作"二"。

桔梗剉，炒　半夏汤洗七遍，去滑　白茯苓去黑皮　细辛去苗叶　芎藭　人参　甘草炙，剉。各二两　芍药一两　熟干地黄微炒。三两①

上九味，粗捣筛。每服五钱匕，水一盏半，生姜五片，同煎至六分，去滓温服，食后，日二服。

治妊娠恶阻，心中烦闷，头眩体重，恶闻食气，闻便呕吐，愦闷颠倒，四肢怠堕，不自胜举，**茯苓丸**方

白茯苓去黑皮　人参各一两　桂去粗皮　干姜炮　半夏汤浸洗七遍　陈橘皮去白，焙干　白术　葛根剉碎　甘草炙，剉　枳实去瓤，麸炒。各三两

上一十味，捣罗为末，炼蜜为剂，捣令匀熟，丸如梧桐子大。每服二十丸，米饮下，渐加至三十丸，日再服。

治妊娠恶阻，呕吐涎痰，不能食，**姜橘汤**方

生姜母一两一分②　陈橘皮去白，焙　青竹茹各半两　前胡去苗。三分　槟榔剉。二枚

上五味，剉如麻豆。每服三钱匕，水一盏，煎至七分，去滓温服，不拘时候。

治妊娠阻病，心中烦闷，呕哕吐逆，恶闻食气，头眩重，四肢百节疼痠，嗜卧汗出，疲极黄瘦，**人参饮**方

人参　麦门冬去心　白茯苓去黑皮　生姜各三分　陈橘皮汤浸，去白，焙　甘草炙。各半两　大枣五枚

上七味，剉如麻豆大。分为二剂，每剂以水五盏煎取二盏，去滓，食前分为三服，如人行三五里再服。

治妊娠恶阻，见食吐逆，头痛，**前胡汤**方

前胡去芦头　细辛去苗叶　白茯苓去黑皮　人参　厚朴去粗皮，生姜汁炙　甘草炙，剉。各一两

上六味，粗捣筛。每服五钱匕，水一盏半，入生姜五片，煎

---

① 三两：文瑞楼本同，明抄本、乾隆本作"三分"，日本抄本作"二两"。
② 一两一分：日本抄本、文瑞楼本同，明抄本、乾隆本作"一两"。

至八分，去滓温服，不拘时。

治妊娠恶阻，头旋呕吐，腰腹疗痛，胎动不安，**桑寄生饮**方

桑寄生　阿胶炒燥　柴胡去苗　麦门冬去心，焙　人参　大蓟各一两　郁李仁去皮，炒。半两

上七味，粗捣筛。每服三钱匕，水一盏，煎至七分，去滓温服，不拘时候。

治妊娠恶阻，心中愤闷，闻食气即吐逆，肢节疲疼，多汗黄瘦，**半夏饮**方

半夏汤洗去滑，生姜汁制过　白茯苓去黑皮。各三分① 细辛去苗叶　旋覆花　桔梗　赤芍药　陈橘皮去白，焙　甘草炙。各半两　熟干地黄焙。一两一分②

上九味，粗捣筛。每服三钱匕，水一盏，入生姜五片，同煎至七分，去滓温服，空心食前。

治妊娠阻病，心中烦闷，头眩重，憎闻食气，闻便呕逆，四肢垂不自持，**茯苓饮**方

白茯苓去黑皮　防风去叉　人参　白术　枳壳去瓤，麸炒　生姜各半两　甘草一分。炙

上七味，剉如麻豆大。分为二剂，每剂以水四盏煎取一盏半，去滓，食前分温二服，如人行三五里再服。

治妊娠恶阻，愤闷头旋，闻食气便呕逆，四肢多热，**茯苓丸**方

白茯苓去黑皮　人参　陈橘皮去白，焙　干姜炮裂　白术　半夏汤洗去滑，生姜汁制过　葛根剉　麦门冬去心，焙。一两　甘草炙，剉。各一两　枳实去瓤，麸炒。三分

上一十味，捣罗为末，炼蜜和丸如梧桐子大。每服三十丸，空腹米饮下。

---

① 分：日本抄本、文瑞楼本同，明抄本、乾隆本作"两"。
② 一两一分：日本抄本、文瑞楼本同，明抄本、乾隆本作"一两"。

妊娠漏胎

论曰：妊娠将理失宜，经血时下，谓之漏胎。由冲任虚弱，不能固养胞胎，故令经血时下，如器之漏也。久漏不已，则胎气无所禀养，必致萎燥矣。

治妊娠漏胎，下血不止，腹内疼痛，**续断丸方**

续断 附子炮裂，去皮脐 蒲黄 干姜炮 芍药 芎劳 山茱萸各一两半 白术 肉苁蓉酒浸，切，焙 菟丝子酒浸，别捣 黄耆炙，剉 山芋 熟干地黄焙。各二两

上一十三味，捣罗为末，炼蜜和丸如梧桐子大。每服二十丸，空心日晚温酒下。

治妊娠漏胎，下血不止，脐腹疼痛[①]，**续断饮方**

续断剉。二两 艾叶去梗，焙干 熟干地黄焙 当归切，焙。各一两 竹茹新者 阿胶炙燥 鸡苏去根茎。各半两

上七味，捣为粗末。每服三钱匕，用水一盏煎至七分，去滓，空心温服，早晚各一。

治妊娠漏胎，淋沥不止，**艾叶饮方**

艾叶陈者。半两 干姜炮 当归炙，剉。各三分 芎劳一两

上四味，捣为粗末。每服三钱匕，以水一盏，入生姜一枣大，拍碎，同煎至七分，去滓热服，空心日午晚后各一。

治妊娠漏胎，淋沥下血，脐腹疼痛，**桑寄生汤方**

桑上寄生炙令黄，剉碎。半两 当归炙，剉。一两半 芎劳剉。一两

上三味，粗捣筛。每服三钱匕，以水半盏、酒半盏同煎，取六分，去滓温服，早晨、午时、晚间各一。

治妊娠漏胎，下血过多，**胶艾汤方**

阿胶炙燥。半两 艾叶焙干。一两

---

① 脐腹疼痛：日本抄本、文瑞楼本同，明抄本、乾隆本、日本抄本旁注作"腹内痛"。

上二味，粗捣筛。每服三钱匕，以水一盏煎至七分，去滓温服，早晨、午时、晚间各一。

治妊娠漏胎，下血过多，腹中刺痛，止血安胎，**芎藭饮方**

芎藭　当归切，焙　竹茹各一两　阿胶[①]炙燥。三分

上四味，粗捣筛。每服三钱匕，水一盏，煎至七分，去滓温服，早晨、午时至晚各一服。

治妊娠胎漏，下血不止，腹痛，**姜黄汤方**

姜黄　当归切，焙　熟干地黄焙　艾叶焙干　鹿角胶炒燥。各一两

上五味，粗捣筛。每服五钱匕，水一盏半，入生姜半分，切，枣三枚，擘破，煎至八分，去滓，食前温服。

治妊娠胎动不安及漏胎，腹中痛，**阿胶汤方**

阿胶炒燥　白术　当归切，焙　甘草炙。各一两　桑上寄生剉，炒　熟干地黄焙。各一两半[②]　白茯苓去黑皮　龙骨研　芎藭各三分　干姜炮。半两

上一十味，粗捣筛。每服五钱匕，水一盏半，枣三枚，擘破，煎至八分，去滓，不计时候稍热服。

治妊娠五月、六月血不止，**黄耆汤方**

黄耆炙，剉。一两半　桑寄生炙，剉　地榆剉　熟干地黄焙。各一两　艾叶焙干　龙骨研。各三分

上六味，粗捣筛。每服五钱匕，水一盏半，生姜半分，切，枣三枚，擘破，同煎至六分，去滓，食前温服。

治妊娠胎漏，下血不止，腹痛，**地黄散方**

熟干地黄焙　干姜炮。各三分

上二味，捣罗为散。每服二钱匕，食前温酒调下。

治妊娠胞漏，月水时下。此由冲任脉虚，不能制约太阳、少阴之经，故令血下。盖冲任之脉为经络之海，皆起于胞内，今不

---

①　阿胶：明抄本、乾隆本、文瑞楼本同，日本抄本无。
②　一两半：日本抄本、文瑞楼本同，明抄本作"一两"。

能制其经血，故为漏胞，血干即死，**黄耆饮方**

黄耆剉　地榆　桑寄生各一^①两半　艾叶半两　白龙骨研。二两　生地黄二两　生姜半两

上七味，剉如麻豆大。每服五钱匕，水一盏半，煎取八分，去滓，食前温服，如人行三五里再服。

治妊娠漏胎，心腹疼痛，或时下血，**竹茹寄生汤方**

竹茹　桑寄生　阿胶炙燥　艾叶　芍药　白术各等分

上六味，剉如麻豆大，拌匀。每服三钱匕，水一盏，煎至七分，去滓温服。

治妊娠胎漏，下血不止，**阿胶汤方**

阿胶炒燥　刘寄奴　赤石脂　黄连去须　白龙骨各一两半　乌梅五枚。碎，焙　桑寄生　甘菊花　当归切，焙　旋覆花炒　地榆　白术各一两　枳壳去瓤，麸炒。一两一分^②　艾叶炒。半两　石膏碎。二两

上一十五味，粗捣筛。每服五钱匕，水一盏半，入生姜五片，同煎至八分，去滓温服，不拘时。

治妊娠胎漏下血，**艾叶汤方**

艾叶炒　黄芩去黑心。各半两　黄连去须　茯神去木　桑耳　代赭　厚朴去粗皮，生姜汁炙，剉　白茅根切　白芷　阿胶炒燥。各一两　白术三分

上一十一味，粗捣筛。每服五钱匕，水一盏半，入生姜五片，同煎至八分，去滓温服，不拘时。

治妊娠胎漏方

生地黄汁二^③合　清酒二合

上二味相和，煎三四沸，空腹分温二服。

治胞漏妊娠，下血不止，**地黄散方**

熟干地黄焙　干姜炮　赤石脂各二两

---

① 一：明抄本、乾隆本、文瑞楼本同，日本抄本作"二"。
② 一两一分：日本抄本、文瑞楼本同，明抄本、乾隆本作"一两"。
③ 二：日本抄本、文瑞楼本同，明抄本、乾隆本作"三"。

上三味，捣罗为散。酒服方寸匕，日二三服。

治漏胎下血不止，当归阿胶散方

当归切，焙 阿胶炙燥。各半两 龙骨二分半 地榆 蒲黄炒。各三分 熟干地黄焙 黄牛角䚡炙焦。各一两 熟艾半分

上八味，捣罗为散。每服方寸匕，空腹米饮调下，日再。

妊娠惊胎

论曰：胎处胞内，随母听闻，才觉受气，便宜将慎。若妊娠月满，或欲逼生，形体完具，精神已成，母忽惊动，遂为惊胎，则转移不常，宜速治之，不尔则精气并居，令子发癫。

治妊娠惊胎，转动不定，阿胶汤方

阿胶炒令燥 桑上寄生剉，焙 大腹皮剉 麦门冬去心，焙 黄耆剉 防风去叉 丹参 羚羊角屑 柏子仁微炒 缩砂仁各半两 人参 白术各一两

上一十二味，粗捣筛。每服三钱匕，水一盏，煎至七分，去滓，空心温服。

治妊娠因惊，胎内转动，人参汤方

人参 柴胡去苗 桑上寄生 青橘皮汤浸，去白，焙 甘竹茹 续断 芎藭各一两 艾叶焙干。半两

上八味，粗捣筛。每服三钱匕，以水一盏，入枣三枚，擘破，同煎至七分，去滓，空心温服。

治妊娠惊胎，苎麻散方

苎麻根一握。剉 诃黎勒煨，去核 山芋 茯神去木。各一两 人参二两

上五味，捣罗为散。每服二钱匕，以米饮调下，不拘时。

治妊娠惊胎，定神丸方

陟厘 生干地黄焙 人参 当归炙令香，剉碎 龙骨 赤石脂 厚朴去粗皮，涂生姜汁炙，剉 禹余粮醋淬三五遍 赤芍药剉，炒 吴茱萸炒。各一两

上一十味，捣罗为末，炼蜜和丸梧桐子大。每服空心熟①水下二十丸。

治妊娠外因惊动，胎内不安，转移不宁，**艾叶汤**方

艾叶炙干。三分　桑上寄生剉，炒。一两半　人参二②两　茯神去木。三分　阿胶炙令燥。三分

上五味，粗捣筛。每服三钱匕，以水一盏，入糯米半合，葱白三寸并须切，同煎至七分，去滓温服，食前。

治妊娠惊胎，胎动不安，时时转易，**黄芩汤**方

黄芩去黑心　白术剉，炒　白芍药剉，炒。各半两　黄耆剉　人参　山芋各一两

上六味，粗捣筛。每服五钱匕，水一盏，糯米半合，葱白三寸，细切，煎至八分，去滓温服，食前。

治妊娠因惊，胎动不安，**当归汤**方

当归炙香，剉　生干地黄焙　艾叶炒　甘草炙，剉。各一两　芎䓖　芍药剉，炒　阿胶炙令燥。各三分③　人参二两

上八味，粗捣筛。每服三钱匕，水一盏，煎至七分，去滓温服，食前。

治妊娠胎不稳，镇心安胎，**茯神散**方

茯神去木　芍药剉，炒　桑根白皮剉，炒　当归切，焙　芎䓖各一两④　人参二两

上六味，捣罗为散。每服三钱匕，以米饮调服，不拘时。

治妊娠外有惊动，令胎内不稳，**芎䓖汤**方

芎䓖二两　人参三两　当归切，焙。一两　甘草炙。半两　阿胶炙令燥。半两

上五味，粗捣筛。每服三钱匕，水一盏，葱白二寸，拍碎，

---

① 每服空心熟：文瑞楼本同，明抄本作"饮"，乾隆本作"米饮"，日本抄本作"每服空心热"。
② 二：日本抄本、文瑞楼本同，明抄本、乾隆本作"一"。
③ 三分：日本抄本、文瑞楼本同，明抄本、乾隆本作"五钱"。
④ 一两：日本抄本、文瑞楼本同，明抄本、乾隆本作"五钱"。

同煎七分，去滓温服，食前。

治妊娠惊胎，**生银汤方**

生银五两，以水一盏，入葱白三寸，切，阿胶半两，炒，同煎至七分，去银并滓，温服之。若要作粥服，入糯米二合，煮为粥服之，甚佳。

妊娠胎动

论曰：妊娠胎动，有因母病以动胎，有因胎动以病母，二者皆不得安也。或因母病，则先治其母，胎自安矣；或因胎病，则先治其胎，母自安矣。间有误食毒物，或起居不慎，气疾为梗，寒热更作，胎漏血下，皆致胎动，又宜随其所因以调护之。

治妊娠胎动不安，腰腹疼痛，止痛安胎，**阿胶汤方**

阿胶炒令燥。半两　当归剉碎。半两　桑上寄生剉碎。半两

上三味，粗捣筛。每服三钱匕，以水一盏煎至六分，去滓，空心热服。

治妊娠胎动，内结疼痛，血下运闷，**当归汤方**

当归剉，炒　芎䓖　侧柏焙　阿胶炒令燥　桑上寄生剉碎　艾叶炒　淡竹茹　续断各一两

上八味，粗捣筛。每服三钱匕，水一盏，生姜三片，枣二枚，擘，同煎至七分[①]，去滓温服，日三。

治妊娠二三月至七八月，胎动不安，腰腹疼痛，及胎奔上抢心，短气，**胶艾汤方**

阿胶炒令燥　当归切，焙　艾叶炒　芎䓖　甘草炙，剉　芍药剉，炒　生干地黄焙。各一两

上七味，粗捣筛。每服三钱匕，水半盏，酒半盏，同煎至七分，去滓温服，日三。

治妊娠胎动不安，**桑寄生汤方**

---

① 同煎至七分：文瑞楼本同，明抄本、乾隆本作"水煎三钱"，日本抄本作"同煎至八分"。

桑上寄生剉　当归切，焙　赤茯苓去黑皮　木通剉　生干地黄焙　诃黎勒炮，取皮　陈橘皮去白，炒。各一两　白术　芎藭各一两半　莎草根去毛，炒。半两　木香一分

上一十一味，粗捣筛。每服三钱匕，水一盏，入生姜二片，同煎至六分，去滓温服，日三。

治妊娠胎动，腹痛腰痛，**续断汤**方

续断　当归切，焙　芎藭　桑上寄生剉　糯米各一两　阿胶炒令燥　艾叶炒　竹茹各半两

上八味，粗捣筛。每服三钱匕，水一盏，煎至七分，去滓温服，不拘时。

治妊娠胎动不安，腹痛，**阿胶汤**方

阿胶一两。炒令燥　芎藭一两半　当归切，焙。二两　甘草一两。炙

上四味，粗捣筛。每服三钱匕，水一盏，煎至六分，去滓，空心日午临卧服。

治妊娠胎动，腹痛①，**大安散**方

蘹香子三两。炒　白茯苓去黑皮。一两　阿胶炒令燥。半两　芎藭　当归切，焙　桑上寄生剉　甘草炙　陈橘皮汤去白，焙。各三分

上八味，捣罗为散。每服二钱匕，温酒调下，食前服。

治妊娠胎动不安，腰腹疼痛，**安胎饮**方

当归半两。剉　葱白一分。细切

上二味，先以水三盏煎至二盏，入好酒一盏，更煎数沸，去滓，分作三服。

治妇人妊娠，偶有所触，或坠高伤打，致胎动不安，腹中痛，不可忍者②方

缩砂和皮不以多少。慢火炒令热透，去皮

---

①　治妊娠胎动腹痛：日本抄本、文瑞楼本同，明抄本作"治胎痛不安腹痛"，乾隆本作"治妊娠胎动不安腹痛"。

②　不可忍者：日本抄本、文瑞楼本同，明抄本作"缩砂散"，乾隆本作"缩砂仁散"。

上一味，捣罗为散。每服二钱匕，温酒调下，须臾觉腹中胎动处热，即胎已安矣。

治妊娠胎动不安，腰腹疼痛，**小艾叶汤**方

艾叶炒。一两　当归切，焙　阿胶炒燥。各一两半　芎䓖　甘草炙，剉。各三分

上五味，粗捣筛。每服五钱匕，水一盏半，煎至八分，去滓温服，空心食前。

治妇人胞胎不安，**安胎汤**方

槐花炒香熟　贝母去心，焙　当归剉，焙　芎䓖

上四味，各等分，粗捣筛。每服三钱匕，酒、水各半盏，童子小便二合，同煎至七分，去滓温服。

治妊娠胎动，烦热满闷，安胎，**当归饮**方

当归切，焙　桑寄生各半两　芎䓖一分半　阿胶炒燥。三分

上四味，粗捣筛。每服五钱匕，水一盏半，入葱白三寸，切，豉三十粒，同煎至八分，去滓，食前温服。

治妊娠胎气不安，腹痛烦闷，**安胎饮**方

芎䓖　阿胶炙燥　艾叶　当归切，焙　人参　甘草炙，剉　白茯苓去黑皮　黄耆剉　麦门冬去心，焙。各一两

上九味，粗捣筛。每服五钱匕，水一盏半，煎至八分，去滓，空心温服，不拘时。

治胎动不安，腰腹疼痛，**大腹汤**方

连皮大腹剉，微炒。二两　草豆蔻去皮，煨　陈橘皮浸去白，炙。各一两

上三味，粗捣筛。每服三钱匕，水一盏，煎至七分，去滓温服，不拘时。

治妊娠因坠损胎不转，腹痛腰重，**芎䓖散**方

芎䓖二两

上一味，捣罗为散。每服二钱匕，温酒调下。

治妊娠胎动欲堕，腹痛不可忍，**苎根饮**方

苎麻根去皮，切。一升　银五两

上二味，以清酒一升，水一升，同煎取一升，分温五服。

治妇人胞胎不安，**杜仲丸方**

上以杜仲不计多少，去粗皮细剉，瓦上煿①干，捣罗为末，煮枣肉和丸如弹子大。每服一丸，烂嚼，以糯米汤下。

治妊娠胎动，腰痛下血，安胎，**当归汤方**

当归切，焙　芎䓖各半两　艾叶炒。一分　苎麻根　鹿角胶炒燥。各三分

上五味，粗捣筛。每服四钱匕，水一盏半，入葱白三寸，切，同煎八分，去滓温服，空心食前。

治妊娠腹中冷，胎不安，**当归饮方**

当归切，焙　人参　生姜切。各七钱　厚朴去粗皮，生姜汁炙　陈橘皮汤浸，去白，焙。各半两　大枣擘破。五枚

上六味，剉如麻豆大。分为二剂，每剂以水四盏煎取一盏半，去滓，食前分温二服，如人行三五里再服。

治胎动不安，心腹痛，**厚朴橘皮丸方**

厚朴去粗皮，生姜汁炙。一两　陈橘皮汤去白，焙。一两　木香一两　白术一两半　阿胶炙燥。半两　当归剉，焙。半两　干姜炮。半两　诃黎勒皮半两　吴茱萸洗，焙干，炒。一分

上九味，捣罗为末，炼蜜丸如梧桐子大。每服二十丸，食前米饮下。

治妊娠五六月胎动不安，寒热往来，身体惊战，卒有所下，腹痛如欲产，**麦门冬饮方**

麦门冬去心，焙　人参　甘草炙，剉　阿胶炙燥　黄芩去黑心　熟干地黄焙　乌梅去核，炒。各一两

上七味，粗捣筛。每服五钱匕，水一盏半，生姜三片，枣二枚，擘，煎至八分，去滓，不拘时温服。

治胎动不安，**艾胶汤方**

熟艾炒　阿胶炙燥　葱各一两

---

① 煿：日本抄本、文瑞楼本同，明抄本、乾隆本作"炙"。

上三味，㕮咀，分作三服。每服水三盏，煎至一盏，去滓温服。

妊娠胎动下血

论曰：妊娠之人，将护为难。若触冒风寒，饮食生冷，及喜怒劳动之过，悉致胎动，胎动则气血失度，故下血也。古方又云：母有宿疾，子脏为风冷所乘者，亦令胎动下血，皆失将护所致。

治妊娠胎动，腹痛，下血运闷，**阿胶汤**方

阿胶炙燥。一两　生姜切，炒干。三分　芎䓖　续断各半两　侧柏　当归切，焙　桑寄生　艾叶各三分　竹茹鸡子大一团

上九味，粗捣筛。每服三钱匕，水一盏，入枣二枚，擘，煎至七分，去滓温服。

治妊娠胎动，血下不止，或胎漏腹痛，**桑寄生汤**方

桑寄生一两半　阿胶炙燥　当归切，焙　白茯苓去黑皮　芎䓖　白术　熟干地黄焙　甘草炙。各一两[①]　龙骨烧　干姜炮。各一分

上一十味，粗捣筛。每服三钱匕，水一盏，枣二枚，擘，煎至七分，去滓，不拘时温服。

治妊娠胎动，漏血不止，**鹿角胶汤**方

鹿角胶炙燥。一两　人参　白茯苓去黑皮。各半两

上三味，粗捣筛。每服三钱匕，水一盏，煎至七分，去滓温服。

治妊娠忽胎动下恶血，腹痛不可忍，心神烦闷，**芎䓖散**方

芎䓖一两　当归一两半。剉，微炒　鹿角胶一两半[②]。捣碎，炒令黄燥　桑寄生一两　熟干地黄一两

上五味，捣筛为散。每服四钱匕，水一中盏，入生姜五片，枣三枚，煎至六分，去滓，不计时候稍热服。

治妊娠胎动，时有所下血，腹胁疼痛，宜服**阿胶散**方

---

① 两：日本抄本、文瑞楼本同，明抄本、乾隆本作"分"。

② 一两半：日本抄本、文瑞楼本同，明抄本、乾隆本作"一两"。

阿胶三分。捣碎，炒令黄燥　艾叶半两。微炒　当归三分。剉，微炒　赤石脂半两　龙骨半两　芎䓖三分　黄耆一两。剉　熟干地黄一两　干姜一两。炮裂，剉　甘草一分。炙微赤，剉

上十味，捣筛为散。每服四钱匕，用水一中盏，入生姜五片，枣三枚，煎至六分，去滓，不计时候稍热服。

治妊娠损动胎气，腹内结痛，血下不止，运闷，**阿胶散方**

阿胶炙燥　桑上寄生各二两　续断一两半　熟干地黄焙　芎䓖　白芷　人参各一两

上七味，捣罗为散。每服三钱匕，煎青竹茹糯米汤调下，不拘时。

治妊娠胎动，下血不止，脐腹疼痛，**棕灰散方**

棕榈皮烧灰　原蚕砂炒。各一两　阿胶炙燥。三分

上三味，捣罗为散。每服二钱匕，温酒调下，不拘时。

治妊娠胎动下血，身体烦热倦怠，**秦艽汤方**

秦艽去苗、土　鹿角胶炙燥　地榆剉　甘草炙，剉　白芷　人参　芎䓖各半两

上七味，粗捣筛。每服五钱匕，水一盏半，糯米五十粒，煎至一盏，去滓，不拘时温服。

治妊娠胎动，下血不止，脐腹疼痛，迷闷昏塞，**芍药散方**

白芍药一两　牡蛎煅。半两　熟干地黄焙。半两　木贼剉，炒。一两　乌贼鱼骨去甲　干姜炮。各半两

上六味，捣罗为散。每服三钱匕，米饮或温酒调下，食前。

治妊娠胎动不安，下血不止，脐腹疼痛，**乌贼鱼骨散方**

乌贼鱼骨去甲。一两　白芍药　芎䓖　龙骨　赤石脂各半两

上五味，捣罗为散。每服二钱匕，米饮或温酒调下，食前。

治妊娠胎动，脐腹疼痛①，下血不止，**侧柏丸方**

侧柏　芍药各一两　代赭研　黄耆剉　木贼剉，炒　芎䓖　禹

---

① 治妊娠……脐腹疼痛：此9字日本抄本、文瑞楼本同，明抄本作"治妊娠胎动不安，脐腹疼痛"，乾隆本作"治胎动不安"。

余粮煅。各半两

上七味，捣罗为末，酒煮面糊和丸如梧桐子大。每服二十丸，浓煎木贼酒下，食前服。

治妊娠胎动，腹痛^①，下血不止，**禹余粮丸方**

禹余粮煅，醋淬七遍。二两　木贼剉，炒。半两　干姜炮　龙骨　附子炮裂，去皮脐。各一两　白芷　当归切，焙　芎䓖各半两

上八味，捣罗为末，煮面糊和丸如梧桐子大。每服三十丸，温酒下，食前服。

治妊娠胎动不安，腹内疼痛，下血不止，**伏龙肝汤方**

伏龙肝　桑寄生　续断　芎䓖各一两　龙骨三分　当归切，焙　阿胶炙燥。各一两　干姜炮　甘草炙。各一两

上九味，粗捣筛。每服五钱匕，水一盏半，入生姜三片，枣二枚，擘破，同煎至八分，去滓，空心食前温服。

治妊娠胎动，下血不止，**当归散方**

当归切，焙　桑根白皮剉　续断　芍药　芎䓖各一两　干姜炮。半两

上六味，捣罗为散。每服二钱匕，酒调下，不拘时。

治妊娠胎动，腹痛下血，**蜡酒方**

蜡一钱

上一味，以清酒二盏煎三五沸，投蜡令销，顿服。

治妊娠胎动，腹痛下血，**当归饮方**

当归切，焙。一两　葱白细切。一握

上二味，拌匀。每服五钱匕，酒一盏半，煎至八分，去滓温服。

治妊娠卒胎动，下血不止，**阿胶饮方**

阿胶炙燥　熟干地黄焙。各二两

上二味，粗捣筛。每服三钱匕，水、酒共一盏，煎至七分，

---

① 治妊娠胎动腹痛：日本抄本、文瑞楼本同，明抄本作"治妊娠胎动不安腹痛"，乾隆本作"治胎动"。

去滓温服，以效为度。

治妊娠胎动不安，腰腹痛，血下不止，**人参饮方**

人参　芎䓖　当归切，焙　阿胶炙，焙　杜仲去粗皮，炙。各二两　艾叶一握　熟干地黄焙　甘草炙，剉。各一两

上八味，粗捣筛。每服五钱匕，水一盏半，枣一枚，擘，煎至一盏，去滓温服，不拘时。

治妊娠胎不安，卒下血不止，**当归散方**

当归切，焙　阿胶　蒲黄　熟干地黄焙。各三分　龙骨　芎䓖　牛角䚡烧灰。各半两

上七味，捣罗为散。每服二钱匕，煎艾汤调下，米饮亦得。

卷第一百五十五

妊娠门

妊娠卒下血　妊娠胎萎燥　妊娠胎不长养　妊娠心痛

妊娠腹满　妊娠腹痛　妊娠心腹痛

妊娠门

妊娠卒下血

论曰：妊娠经血暴下，少腹或痛者，由冷热之气内击于胞络，或举重劳烦暴伤冲任之经，其血忽下，随其经养而补之，所下不已，腰腹痛者，其胎多堕。

治妊娠卒下血，胎动腹痛，保血安胎，**胶艾汤**方

阿胶炙令燥　芎䓖　甘草炙。各二[①]两　艾叶炒　当归切，焙。各三两　芍药　生干地黄焙。各四两

上七味，捣罗为粗散。每服五钱匕，水一盏半，煎至一盏，去滓，稍热服。

治妊娠卒下血不止，胎上逼心，手足逆冷欲死，**艾叶汤**方

生艾叶捣绞取汁。一盏　阿胶炙令燥。半两　蜜一合

上三味，取艾叶汁一盏，入阿胶及蜜一合，煎取一盏，去滓，分为二服，温温服之。

治妊娠卒下血，令胎不安，脐腹撮痛，**蒲黄散**方

蒲黄微炒　当归焙令香，剉　龙骨　阿胶炙令燥　生干地黄焙。各半两　牛角䚡黄牛角上者，炙令焦。一两　芎䓖半两

上七味，捣罗为散，研匀细。每服二钱匕，用煎艾煮米饮调下，食前服之。

治妊娠卒然下血，令胎不安，小腹疼痛，**杜仲汤**方

---

① 二：明抄本、乾隆本、文瑞楼本同，日本抄本作"一"。

杜仲去粗皮，剉，炒。二两　人参一两　阿胶炙令燥。一两　芎䓖一两　当归微炙。二两　艾叶一把。焙

上六味，粗捣筛。每服三钱匕，酒一盏，入枣三枚，擘，同煎至七分，去滓温服。相次三服，腹中当暖，即血止。

治妊娠八九个月或胎动不安，因用力劳乏，心腹痛，卒然下血，面目青，冷汗出，气息欲绝，**钩藤汤方**

钩藤　茯神去木　人参　当归微炙。各一两　桔梗二两。炒　桑上寄生一两

上六味，粗捣筛。每服三钱匕，水一盏，煎至七分，去滓温服。

治妊娠惊胎劳伤，心腹急痛，卒下血，胎动不安，**桔梗汤方**

桔梗一两。炒　茯神去木。一两　人参半两　当归炙，剉。半两　钩藤皮一分①　桂去粗皮。半两　独活去芦头。半两　芍药剉，炒。半两　生干地黄焙。一两　桑上寄生微炒，剉。半两　石膏一两　甘草炙黄。半两

上一十二味，粗捣筛。每服三钱匕，水一盏，煎至七分，去滓，空心温服，日三。

治妊娠八九月或临月，因用力劳乏，便即胎动，忽然下血，心腹急痛，面目青黑，冷汗出，气息欲绝，**茯神汤方**

茯神去木。一两　熟干地黄焙。一两　甘草炙。半两　钩藤一两　桔梗炒　人参　当归切，焙　芍药剉，炒。各一两半

上八味，捣为粗散。每服三钱匕，以水一盏，煎至七分，去滓温服。

治妊娠卒下血不止，腹痛，手足寒热，腰背痠疼，**半夏汤方**

半夏汤洗七遍。二两　麦门冬去心，焙。二两　甘草炙，剉　当归微炙　黄耆剉。各一两半　阿胶炙令燥。二两　人参一两　黄芩去黑心。一两　旋覆花一②两

①　分：日本抄本、文瑞楼本同，明抄本、乾隆本作"两"。
②　一：明抄本、乾隆本、文瑞楼本同，日本抄本作"二"。

上九味，粗捣筛。每服三钱匕，水一盏，入葱白二寸，生姜半分，切，同煎至七分，去滓，空心温服。

治妊娠胎动不安，忽然下血，寒热往来，腹痛如欲产，手足烦闷，**麦门冬汤方**

麦门冬去心，焙。二①两　甘草炙，剉　人参　生干地黄焙　黄芩去黑心　阿胶炙令燥。各一两

上六味，捣为粗散。每服三钱匕，水、酒各半盏，入生姜半分，切，枣三枚，擘，同煎至七分，去滓，食前温服。

治妊娠卒下血，致胎不安，少②腹疼痛，**人参汤方**

人参　当归切，微炒　阿胶炙令燥。各二③两　甘草炙令赤　芎藭　黄芩去黑心　艾叶各一两　吴茱萸汤洗，焙　生干地黄微炒。各二两

上九味，粗捣筛。每服三钱匕，水一盏，入生姜一枣大，切，同煎至七分，去滓，空心温服，日三。

治妊娠卒下血，胎动不安，或连腰疼痛④，**甘草汤方**

甘草炙令赤　阿胶炙令燥。各一两　生干地黄焙。半两

上三味，粗捣筛。每服三钱匕，水一盏，煎至七分，去滓温服。

治妊娠卒下血，胎不安，少腹痛连腰⑤，**人参汤方**

人参　阿胶炙令燥　芎藭各一两　当归微炙，切　杜仲去粗皮，剉，炒。各二⑥两

上五味，粗捣筛。每服三钱匕，以水、酒共一盏，煎至七分，去滓，食前温服。

治妊娠已数月，卒然下血不定，**芎藭汤方**

芎藭　当归焙。各二两　艾叶焙。一两　甘草炙。半两　阿胶

---

① 二：日本抄本、文瑞楼本同，明抄本、乾隆本作"一"。
② 少：日本抄本、文瑞楼本同，明抄本、乾隆本作"心"。
③ 二：明抄本、乾隆本、文瑞楼本同，日本抄本作"一"。
④ 或连腰疼痛：日本抄本、文瑞楼本同，明抄本、乾隆本作"心腹痛"。
⑤ 少腹痛连腰：日本抄本、文瑞楼本同，明抄本、乾隆本作"心腹痛"。
⑥ 二：文瑞楼本同，明抄本、乾隆本、日本抄本作"一"。

炙令燥。一两①

上五味，粗捣筛。每服三钱匕，以水一盏，煎至七分，去滓温服。

治妊娠卒下血不止方

艾叶如鸡子大，以酒三升，煮取二升②，去滓，分为两服，不拘时温服。

治妊娠无故卒下血不绝方

阿胶二③两

上一味，以酒一升半煮胶令消，分三服，连并服之。

治妊娠卒下血不止，四肢厥冷闷绝欲死方

青竹茹拳大，二枚　艾叶　阿胶炙令燥。各二两　白蜜二合

上四味，以水六升煮三味，取二升，去滓内蜜，又煎一沸，分二服，立差。

治妊娠卒下血不止，腰腹疼痛，地黄艾叶汤方

熟干地黄焙　艾叶炒。各二④两　人参　地榆　干姜炮裂　阿胶炒燥　当归切，焙。各一两⑤

上七味，粗捣筛。每服五钱匕，水一盏半，煎至八分，去滓温服，不拘时。

治妊娠卒下血，腰腹疼痛，当归散方

当归切，焙　桑寄生　续断各半两　赤芍药一分

上四味，捣罗为散。每服三钱匕，空心食前温酒调下。有冷加干姜一两；腹痛加芎䓖一两。

① 一两：日本抄本、文瑞楼本同，明抄本、乾隆本作"五钱"。
② 取二升：日本抄本、文瑞楼本同，明抄本作"取半分"，乾隆本作"取半均分"。
③ 二：明抄本、乾隆本、文瑞楼本同，日本抄本作"一"。
④ 二：明抄本、乾隆本、文瑞楼本同，日本抄本作"一"。
⑤ 两：明抄本、乾隆本、文瑞楼本同，日本抄本作"分"。

妊娠胎萎燥

论曰：人由受气至于有生，十二经脉迭相滋养，尤之[1]物也，得寒温之正，土地之宜，无物不长。凡胎处胞中，或有萎燥者，盖由妊妇所禀怯弱，不足自周，阴阳血气偏系，非冷即热，胞胎失于滋利，所以萎燥而不长也，日月虽过，不能生育，亦有后时致失者，惟宜资母血气，俾阴阳调通，本末相应，则胎从而有养矣。

治妊娠胎萎燥，羸瘦不长，**熟干地黄汤**方

熟干地黄焙　白术　甘草炙，剉　白茯苓去黑皮。各三分　阿胶炙燥　木香各一[2]两　细辛去苗叶　人参　防风去叉　白芷各半两

上一十味，粗捣筛。每服三钱匕，以水一盏，煎至七分，去滓温服，日三。

治妊娠胞中虚冷，致胎萎燥不长，**艾叶汤**方

艾叶炒　芎䓖　当归炙，剉　干姜炮　白术各一两

上五味，粗捣筛。每服三钱匕，以水一盏，煎至七分，去滓温服，日三。

治妊娠胞中虚，胎不荣长[3]，致令萎燥，**当归汤**方

当归切，焙　甘草炙，剉　干姜炮　芎䓖各一两　白术二两

上五味，粗捣筛。每服三钱匕，以水一盏，入大枣三枚，擘破，同煎至七分，去滓，空心温服。

治妊娠胎萎燥，渐觉羸劣，面色黄黑，腹脏虚冷，**白术汤**[4]方

白术剉，炒。二两　厚朴去粗皮，生姜汁炙　芎䓖　芍药　当归切，焙　人参　甘草炙，剉　诃黎勒炮，去核。各半两

上八味，粗捣筛。每服三钱匕，以水一盏，入生姜一分，煎至七分，去滓温服，日三。

---

① 尤之：乾隆本、文瑞楼本同，明抄本作"犹生"，日本抄本作"犹生之"。
② 一：日本抄本、文瑞楼本同，明抄本、乾隆本作"二"。
③ 长：日本抄本、文瑞楼本同，明抄本、乾隆本作"养"。
④ 汤：明抄本、乾隆本、文瑞楼本同，日本抄本作"散"，旁注"散一作汤"。

治妊娠胎萎燥，**当归饮**方

当归切，焙。一两　芎䓖　阿胶炙，炮。各三分　白术二两

上四味，捣为粗末。每服三钱匕，以水一盏，煎至七分，去滓温服，日三。

治妊娠胎萎燥、胎漏①，腹痛不可忍，**白术当归汤**方

白术　当归切，焙　芎䓖　人参　阿胶炙燥。各二两　艾叶焙干。一两

上六味，粗捣筛。每用五钱匕，以水一盏，酒半盏，入枣三枚，拍碎，同煎至一盏，去滓，分温二服，空心一服，午食前一服。

治妊娠虚冷，胎萎燥不长，**橘皮汤**方

陈橘皮汤浸，去白，焙　厚朴去粗皮，生姜汁炙。各三分　当归切，焙　人参　阿胶炙燥。各一两　白术二两

上六味，粗捣筛。每服三钱匕，以水一盏，入生姜一分，切，枣三枚，擘破，同煎至七分，去滓温服，日三。

治妊娠胎萎燥，不能转动，心中急痛，**桑寄生汤**方

桑寄生剉　白茯苓去黑皮　人参　萎蕤各一两　白术二两

上五味，粗捣筛。每服三钱匕，以水一盏，入粳米半合，生姜一分，切，同煎至七分，去滓温服，日三。

治妊娠胎萎燥，养胎荣血，**芎䓖汤**方

芎䓖　艾叶去梗，炒　当归切，焙　白术各一两　甘草炙，剉。半两

上五味，粗捣筛。每服三钱匕，以水一盏，煎至七分，去滓温服，日三。

治妊娠胎萎燥，过时未产，滋气血，益胞脏，**熟干地黄汤**方

熟干地黄炒　当归切，焙　熟艾炒干　芎䓖各一两　阿胶炙燥　甘草炙，剉。各半两

上六味，粗捣筛。每服三钱匕，以水一盏，煎至七分，去滓

---

① 胎漏：日本抄本、文瑞楼本同，日本抄本旁注"胎漏作漏下"，明抄本、乾隆本作"漏下"。

温服，日三。

治妊娠胎萎燥，全不转动，**阿胶汤方**

阿胶炙燥。一两半　当归切，焙。一两　甘草炙，剉。三分　白术二两

上四味，粗捣筛。每服三钱匕，以水一盏，煎至七分，去滓温服，日三。

妊娠胎不长养

论曰：妊娠将理无方，脾胃不足，饮食减退，不能行荣卫，化精微养冲任，故令胎脏内弱，子气不足，生化稍亏，巢元方谓母病疗母则胎安是也。若使脾胃和而能饮食，水谷化而运气血，则何虑胎气不长也？

治妊娠胎不长养，**白术散方**

白术二两　芎䓖　芍药　人参　阿胶炙令燥。各一两　甘草炙，剉。半两

上六味，捣罗为散。每服三钱匕，以葱粥饮调下，日三。

治妊娠养胎，**芎䓖散方**

芎䓖　白术各一两　蜀椒去目及闭口，炒出汗。三两　牡蛎煅，研为粉。半两

上四味，捣研为散。每服二钱匕，食前温酒调下，米饮亦得。

治妊娠气血不足，胎瘦不长，**干地黄汤方**

熟干地黄焙　阿胶米炒沸　芎䓖　当归切，米炒。各二两　赤芍药　甘草炙，剉　人参各半两

上七味，粗捣筛。每服三钱匕，水一盏，入粳米少许，同煎七分，去滓温服，日三。

治妇人血衰不足，经候悭涩，致子宫不荣，妊娠多病，胎不长成，**地黄丸方**

熟干地黄不拘多少

上一味，切，焙，捣为末，炼蜜为丸如弹大。每服一丸，空心煎当归酒嚼下，温酒亦得。

治妊娠气血虚弱，令胎不长，和气养胎，**地黄芎劳丸方**

熟干地黄焙。一两　芎劳三分　白茯苓去黑皮。半两　人参　当归切，焙。各三分　柴胡去苗　刺蓟　桑寄生焙干。各半两　厚朴去粗皮，涂生姜汁炙。一两　龙骨　阿胶炒沸　白石脂各三分　黄耆剉。半两　甘草炙，剉。一分

上一十四味，捣罗为末，炼蜜和丸如梧桐子大。每服三十丸，不计时候，粥饮下，日三。

治妊娠胎不长，安胎和气思食，**黄耆汤方**

黄耆剉　白术　人参　麦门冬去心，焙　陈橘皮汤去白，焙。各三分　芎劳半两　白茯苓去黑皮。一分　前胡去芦头。三分　甘草炙，剉。半两

上九味，粗捣筛。每服三钱匕，以水一盏，入生姜二片，枣三枚，煎至六分，去滓，食前温服。

治妊娠胎不长，养胎，**人参丸方**

人参　白茯苓去黑皮　当归切，焙　柴胡去苗　厚朴去粗皮，涂生姜汁炙。各一两　枳壳去瓤，麸炒。三分　桑寄生焙　刺蓟　阿胶炙燥。各一两　甘草炙，剉。半两①

上一十味，捣罗为末，炼蜜和丸如梧桐子大。每服三十丸，食前温水下。

妊娠心痛

论曰：妊娠心痛者，盖因痰饮冷癖，或风寒邪气上乘于心之别络，致攻击疼痛，休作有时。若伤心之正经而痛者，旦发则夕死，夕发则旦死，所以然者，心为五官之主，不受外邪故也。

治妊娠心痛，痰逆不思饮食，**沉香汤方**

沉香剉。一两　白豆蔻去皮　草豆蔻去皮。各半两　白术剉，炒。二两　人参　白茯苓去黑皮。各半两　厚朴去粗皮，生姜汁炙。一两　半夏半两。薄切，生姜汁拌，炒熟　陈橘皮汤浸，去白，焙。

---

① 半两：日本抄本、文瑞楼本同，明抄本、乾隆本作"三分"。

三分　木香半两　干姜炮。一分　甘草炙。半两

上一十二味，粗捣筛。每服三钱匕，水一盏，生姜三片，枣一枚，擘，同煎至七分，去滓，稍热食前服。

治妊娠心痛烦闷，**地黄汤**方

生干地黄焙　淡竹茹剉。各一两　桂去粗皮。半两

上三味，粗捣筛。每服三钱匕，水一盏半，煎取一盏，去滓温服，不拘时。

治妊娠心痛，温中调气，**金粟汤**方

粟米　半夏生姜汁浸五宿，切，焙。各二两　甘草炙。一两　人参半两　白术　桂去粗皮。各一两　槟榔剉。四枚

上七味，粗捣筛。每服二钱匕，水一盏，生姜三片，煎六分，去滓温服。

治妊娠心痛，**竹茹汤**方

青竹茹剉碎。三两

上一味，粗捣筛。每服三钱匕，水一大盏，煎七分，去滓温服，不拘时。

治妊娠心痛，不思饮食，**橘皮汤**方

陈橘皮汤浸，去白，焙。四两　甘草剉，炒。二两　厚朴去粗皮，生姜汁炙，剉　白术各四两　草豆蔻去皮。二两

上五味，将葱一握细切拌药，罨一宿，炒令黄色，捣为粗末。每服二钱匕，水一盏，煎至七分，去滓温服。

治妊娠心痛，胁满，不思饮食，**枳实汤**方

枳实去瓤，麸炒　人参　赤茯苓去皮，剉　柴胡去苗　木香炮　桂去粗皮　草豆蔻去皮。各半两　白术三分①　槟榔生，剉。一两

上九味，粗捣筛。每服二钱匕，水一盏，煎取七分，去滓温服，不拘时。

治妊娠心痛，呕逆不思饮食，**芎䓖汤**方

芎䓖　甘草炒　芍药　草豆蔻去皮　槟榔剉。各二两

---

① 分：日本抄本、文瑞楼本同，明抄本、乾隆本作"两"。

上五味，粗捣筛。每服二钱匕，水一盏，枣一枚，擘，生姜三片，煎至七分，去滓温服，不拘时。

治妊娠心痛胀满，胎不安，**大腹汤**方

大腹皮剉　芎䓖　赤茯苓去黑皮　陈橘皮汤浸，去白，焙　人参各三分①　当归切，焙　苎麻根剉　紫苏茎叶各一两

上八味，粗捣筛。每服五钱匕，水一盏半，煎取一盏，去滓温服，不拘时。

治妊娠心痛不可禁忍，**沉香汤**方

沉香剉　厚朴去粗皮，生姜汁炙。一两　附子炮裂，去皮脐尖　陈橘皮汤浸，去白，焙　甘草炙。各半两　白术　芎䓖各二两

上七味，剉如麻豆。每服二钱匕，水一盏，生姜三片，枣一枚，擘，同煎至六分，去滓温服。

治妊娠心痛，胸脘不利，呕吐冷痰，**七宝汤**方

半夏半②两。生姜汁浸透，切，炒　大腹皮剉　甘草炙　草豆蔻去皮　诃黎勒炮，去核　白术各一两　郁李仁去皮。二分③　木香半两　干蝎去土，炒。半两　人参　白茯苓去黑皮　芎䓖各一两

上一十二味，粗捣筛。每服二④钱匕，水一盏，生姜三片，枣一枚，擘，同煎至七分，去滓温服。

治妊娠心脾痛，呕逆不下食，**厚朴汤**方

厚朴去粗皮，剉，生姜汁浸一宿，炒熟　白术各四两　白芷二两⑤　干姜炮。一两　甘草炙　益智炒，去皮　陈橘皮去白，切，炒　缩砂炒，去皮。各二⑥两

上八味，粗捣筛。每服二钱匕，水一盏，煎七分，去滓温服，不拘时候。

---

① 分：日本抄本、文瑞楼本同，明抄本、乾隆本作"两"。
② 半：日本抄本、文瑞楼本同，明抄本、乾隆本作"一"。
③ 二分：明抄本、乾隆本作"一两"，日本抄本作"一芦"，文瑞楼本作"一分"。
④ 二：文瑞楼本同，明抄本、乾隆本、日本抄本作"三"。
⑤ 二两：文瑞楼本同，明抄本、乾隆本作"一两"，日本抄本作"二合"。
⑥ 二：日本抄本、文瑞楼本同，明抄本、乾隆本作"一"。

治妊娠心痛，时多痰逆，饮食无味，腹胁胀满，**肉豆蔻汤**方

肉豆蔻仁煨　附子去皮脐，切，盐汤浸，暴干，炒　缩砂炒，去皮。各半两　木香一分[①]　白术　芎䓖各一两

上六味，剉如麻豆。每服二钱匕，水一盏，生姜三片，煎七分，去滓温服，不拘时。

治妊娠心痛，胸膈不利，不思饮食，**如圣散**方

人参　白术各一两　干姜炮　丁香炒。各半两　缩砂仁炒　檀香剉　桔梗炒。各一两　胡椒炒。一分[②]　甘草炙。一两

上九味，捣罗为散。每服二钱匕，盐汤点服。

治妊娠心痛，腹胁胀满，不思饮食，呕逆不止，**人参饮**方

人参　桑寄生　阿胶炒燥　陈橘皮去白，焙　白茯苓去黑皮。各一两　白术　甘草炙，剉　厚朴去粗皮，生姜汁炙，剉。各三分

上八味，粗捣筛。每服四钱匕，水一盏半，煎至七分，去滓温服，不拘时候。

妊娠腹满

论曰：妊娠脾气不和，痰饮留滞，则中焦生寒，寒则胃受水谷不能消化，令人胃胀，胃胀者腹满也。

治妊娠腹满，饮食迟化，宽中匀气，健脾和胃，**白豆蔻丸**方

白豆蔻去皮。二两　枳壳用浆水煮令软，去瓤，焙干。半斤　陈橘皮二两。醋浆水煮令软，去白，细剉，炒令黄色　诃黎勒去核。二两。一两煨，一两生用　木香二两　当归切，焙。二两

上六味，捣罗为末，将枣用浆水煮去皮核，烂研和药，丸如梧桐子大。每服二十九至三十丸，切生姜入盐炒焦黑色，煎汤下，不计时候。

治妊娠腹满，两肋妨闷，不思饮食，**人参汤**方

人参　厚朴去粗皮，生姜汁炙　诃黎勒煨，取皮　阿胶捣碎，

---

① 分：文瑞楼本同，明抄本、乾隆本、日本抄本作"两"。

② 分：日本抄本、文瑞楼本同，明抄本、乾隆本作"两"。

炒令燥　赤茯苓去黑皮。各一①两　陈橘皮汤浸，去白，焙　白术各三分　甘草炙。一分②

上八味，粗捣筛。每服三钱匕，以水一盏，入生姜半分，切，枣二枚，擘，同煎取七分，去滓，不计时候温服。

治妊娠腹满胀急，可③进饮食，利心胸，止干呕，**丁香散方**

丁香一分④　白术　苍术各一两　前胡去芦头　胡椒　高良姜　干姜炮　葛根　厚朴去粗皮，生姜汁炙。各半两　藿香　诃黎勒去核　旋覆花各一分　甘草炙。二两

上一十三味，捣罗为散。每服二钱匕，沸汤点服，不计时候。

治妊娠腹满，气冲胸膈烦闷，**诃黎勒饮方**

诃黎勒煨，去核　赤茯苓去黑皮　前胡去芦头　大腹皮剉　陈橘皮　桑根白皮剉。各三分　白术　芎䓖　枳壳麸炒，去瓤。各半两

上九味，粗捣筛。每服三钱匕，以水一盏，入生姜半分，切，枣二枚，擘，同煎取七分，去滓温服，不计时候。

治妊娠腹满，喘逆胀闷，**阿魏丸方**

阿魏面裹煨熟，细研　丁香　木香　懷香子微炒　白芷　陈橘皮汤洗，去白，焙　槟榔剉　香附子炒。各一分　甘草炙，剉　生姜去皮，薄切，暴干。各半两

上一十味，捣罗为末，炼蜜和捣三五百杵，丸如樱桃大。每服一丸，烂嚼，煎萝卜汤下，温酒或盐汤、生姜汤下亦得。此药大能下气，疗心腹虚胀。

治妊娠腹胀，不欲饮食，**厚朴煮散方**

厚朴去粗皮，生姜汁炙。一两半⑤　白术　芎䓖　干姜炮　当归切，焙　诃黎勒煨，去核　陈橘皮汤浸，去白，焙。各一两⑥　人

---

① 一：日本抄本、文瑞楼本同，明抄本、乾隆本作"三"。
② 分：日本抄本、文瑞楼本同，明抄本、乾隆本作"两"。
③ 可：日本抄本、文瑞楼本同，明抄本、乾隆本作"不"。
④ 分：日本抄本、文瑞楼本同，明抄本、乾隆本作"两"。
⑤ 一两半：日本抄本、文瑞楼本同，明抄本、乾隆本作"一两"。
⑥ 一两：日本抄本、文瑞楼本同，明抄本、乾隆本作"五钱"。

参　芍药各半两　甘草炙。一分

上一十味，粗捣筛。每服三钱匕，以水一盏，入大枣二枚，擘，煎取七分，去滓，不计时候稍热服。

治妊娠腹满，可^①思饮食，匀气利膈，**沉香散方**

沉香剉　陈橘皮汤浸，去白，焙　人参各半两　木香　茯苓去黑皮　甘草炙。各一两　白术二两

上七味，为细散。每服二钱匕，入盐少许，以沸汤点，食前服。

治妊娠腹满，温胃气，化冷痰，利胸膈，思饮食，**藿香丸方**

藿香叶　木香各一两　肉豆蔻去壳　丁香各半两　半夏二两。生姜汁浸三宿透，切，焙干

上五味，捣罗为末，生姜汁煮面糊和丸如梧桐子大。每服二十丸，食前生姜汤下。

治妊娠腹满，少食多胀，**白术汤方**

白术三两　陈橘皮汤浸，去白，焙。一^②两　木香半两　甘草炙。一两半　厚朴去粗皮，生姜汁炙。二两　丁香半两　干姜炮。二两　半夏一两。生姜汁浸一宿，切，焙干

上八味，粗捣罗筛。每服三钱匕，水二盏，入生姜五片，同煎至一盏，去滓，不计时候温服。

治妊娠腹满，可^③思饮食，呕逆不止，**木香丸方**

木香　莎草根炒，去毛　蓬莪茂炮，剉　青橘皮^④汤浸，去白，焙　甘松各一两　甘草炙。半两

上六味，捣罗为末，水浸炊饼和丸如弹丸大。每服一丸，湿纸煨，生姜一块如皂子大与药同嚼，温汤下，食前服。

妊娠腹痛

论曰：妊娠脏腑虚弱，冒寒湿之气，邪气与正气相击，故令腹

---

① 可：文瑞楼本同，明抄本、乾隆本、日本抄本作"不"。
② 一：日本抄本、文瑞楼本同，明抄本、乾隆本作"二"。
③ 可：文瑞楼本同，明抄本、乾隆本、日本抄本作"不"。
④ 青橘皮：日本抄本、文瑞楼本同，明抄本、乾隆本列"甘草"前。

痛。病不已，则伤胞络，令胎不安，治法宜祛散寒湿，安和胎气，则痛自愈。

治妊娠腹痛，和气思食，治中满，**姜茂汤方**

姜黄　蓬莪茂煨　藿香叶各一两　甘草炙。半两

上四味，粗捣筛。每服二钱匕，水一盏，煎至六分，去滓温服，不拘时。

治妊娠腹内疞痛如刀所刺，**人参汤方**

人参四两　大腹三枚　槟榔三枚　枳壳去瓤，麸炒　芍药各四两　柴胡去苗。三分　附子炮裂，去皮脐。三①分

上七味，剉如麻豆。每服三钱匕，水一盏半，生姜三片，煎至八分，去滓，空心食前温服。

治妊娠腹痛胀闷，**芎劳散方**

芎劳　当归切，焙　陈橘皮汤浸，去白，焙。各一两　干姜炮。半两

上四味，捣罗为散。每服二钱匕，用糯米饮调下，不拘时。

治妊娠内挟寒冷，腹中疞痛，安和胎气，**黑神散方**

杉木节半斤。烧留性　干姜一两。烧留性

上二味，捣罗为散。温酒调下一大钱匕，不拘时。

治妊娠腹痛不可忍，安胎止痛，**芎劳散方**

芎劳　当归切，焙。各一两

上二味，捣罗为散。温酒调下二钱匕，不拘时。

治妊娠腹痛，一切气疾，**枳壳丸方**

枳壳二两。浆水浸一日，去瓤，煮令烂，研作糊　木香炒。一两②

上二味，将木香捣罗为末，入枳壳糊内，和丸如梧桐子大。每服二十丸，温酒下，不拘时。

治妊娠腹痛疞刺，安胎，**白术汤方**

---

① 三：明抄本、乾隆本、文瑞楼本同，日本抄本作"二"。
② 两：日本抄本、文瑞楼本同，明抄本、乾隆本此后有"为末"。

白术剉，麸炒。四两　桂去粗皮。二两　陈橘皮汤浸，去白，焙。二两半　厚朴去粗皮，生姜汁炙。二两　甘草炙，剉　芍药　芎劳各一两

上七味，粗捣筛。每服二钱匕，水一盏，生姜三片，枣一枚，擘破，煎至六分，去滓，食前热服。

治妊娠腹痛，不思饮食，**真白汤方**

木香　沉香　丁香各一分　芎劳　蓬莪茂煨　当归切，焙　芍药剉　楝实炒，去核　蘹香子炒。各半两　甘草炙。一两　益智去皮　陈橘皮汤浸，去白，焙。各半两

上一十二味，粗捣筛。每服二钱匕，水一盏，枣一枚，擘破，煎至六分，去滓，食前温服。

治妊娠两胁胀闷，腹中疼痛，呕逆，不思食，**妙姜丸方**

干姜炮　桂去粗皮　木香　沉香　当归切，焙　甘草炙　白豆蔻去皮　白茯苓去黑皮　青橘皮汤浸，去白，焙。各半两　芍药剉。一两　干木瓜　姜黄各半两

上一十二味，捣罗为末，汤浸蒸饼，为丸如小弹子大。每服一丸，细嚼，温酒下，食前服。

治妊娠腹中冷痛，**丁香散方**

丁香三分　当归切，焙　蓬莪茂煨　益智去皮　甘草炙　芎劳　木香各一①分　青橘皮汤浸，去白，焙。半两

上八味，捣罗为细末。每服二钱匕，沸汤调下，食前服。

治妊娠内积冷气，腹中切痛，**沉香散方**

沉香剉。半两　蜀椒去闭口及目，炒出汗。一分②　甘草炙　乌药剉　当归切，焙　芎劳各一两

上六味，捣罗为末。每服二钱匕，温酒调下，热汤亦得，不拘时。

治妊娠羸瘦，腰冷腹痛，不欲食，安胎，**泽兰丸方**

---

① 一：明抄本、乾隆本、文瑞楼本同，日本抄本作"二"。
② 分：日本抄本、文瑞楼本同，明抄本、乾隆本作"两"。

泽兰　当归切，焙　桂去粗皮。各二两　干姜炮。一两半　芎
劳　阿胶炙令沸，燥　芜荑　藁本去苗、土　石膏研　白芷　柏子
仁炒　人参　白术　细辛去苗叶　甘草炙，剉。各一两

上一十五味，捣罗为末，炼蜜和丸如梧桐子大。每服十五丸，
温酒下，日再服。

妊娠心腹痛

论曰：妊娠心腹痛者，由妊娠失于将护，外受风冷，内挟宿
寒，邪客于心、脾之经。心之经，手少阴是也；脾之经，从胃别
上膈、注心中是也。二经为风冷宿寒所攻，邪正交击，故令心腹
俱痛，久不差，则妨害饮食，耗弱气血，伤动胞络。

治妊娠心腹疼痛，思进饮食[①]，**桔梗丸方**

桔梗一两　诃黎勒煨，去核　木香各半两　白术　厚朴去粗
皮，生姜汁炙。各二两　细辛去苗叶。半两

上六味，捣罗为末，炼蜜丸如梧桐子大。每服三十丸，温米
饮下，食前服。

治妊娠心腹痛，胎动不安，**阿胶汤方**

阿胶炙燥　芎劳　桑寄生　陈橘皮汤浸，去白，焙。各一[②]
两　艾叶[③]炒　枳实去瓤，麸炒。各半两　当归切，焙。三分[④]　高
良姜　甘草炙。各一分

上九味，粗捣筛。每服三钱匕，以水一盏，入枣二枚，煎至
七分，去滓，不拘时稍热服。

治妊娠胃冷，心腹刺痛，气逆呕哕，**吴茱萸汤方**

吴茱萸汤浸，焙干，炒。半两　人参　厚朴去粗皮，生姜汁
炙　茯苓去黑皮　桔梗炒　当归切，焙　芎劳　芍药各一两

上八味，粗捣筛。每服三钱匕，水一盏，煎至七分，去滓温

---

① 思进饮食：日本抄本、文瑞楼本同，明抄本、乾隆本作"不思食"。
② 一：明抄本、乾隆本、文瑞楼本同，日本抄本作"二"。
③ 艾叶：日本抄本、文瑞楼本同，明抄本、乾隆本列"陈橘皮"前。
④ 三分：明抄本、乾隆本、文瑞楼本同，日本抄本作"二两"。

服，日三。

治妊娠心腹引痛，**当归汤**方

当归切，焙　桂去粗皮　干姜炮　木香各半两　草豆蔻去皮　陈橘皮汤浸，去白，焙　白术　熟干地黄焙。各一两　芎劳三分

上九味，粗捣筛。每服三钱匕，以水一盏，入枣二枚，去核，煎至七分，去滓，稍热服，不拘时候。

治妊娠心腹俱痛，引胁肋妨闷，不思食，**人参汤**方

人参　厚朴去粗皮，生姜汁炙　诃黎勒去核　阿胶炙令燥　赤茯苓去黑皮。各一两　白术①　陈橘皮汤浸，去白，焙。各三分　甘草②炙。一分

上八味，粗捣筛。每服三钱匕，水一盏，入生姜五片，枣二枚，擘破，煎取七分，去滓温服，不拘时候。

治妊娠心腹痛，胁肋胀满，烦躁，**参术汤**方

人参　白术　枳壳去瓤，麸炒　赤茯苓去黑皮。各二两　槟榔煨，剉。三分③　肉豆蔻去壳。四枚　柴胡去苗。一两

上七味，粗捣筛。每服三钱匕，水一盏，生姜三片，枣一枚，擘破，煎至七分，去滓，食前温服。

治妊娠心腹气攻疼痛，**当归汤**方

当归切，焙　麦门冬去心，焙　芎劳　赤茯苓去黑皮　甘草炙。各一两　大蓟去根　柴胡去苗。各三分

上七味，捣筛为粗末。每服三钱匕，水一盏，入生姜五片，枣三枚，煎至八分，去滓，不计时候稍热服。

治妊娠冷气攻心腹疼痛，或不纳饮食，**厚朴散**方

厚朴二④两。去粗皮，涂生姜汁，炙令香熟　陈橘皮一两。汤浸，去白瓤，焙　草豆蔻一两。去皮　人参三分⑤。去芦头　芎劳

---

① 白术：日本抄本、文瑞楼本同，明抄本、乾隆本列"诃黎勒"前。
② 甘草：日本抄本、文瑞楼本同，明抄本、乾隆本列"诃黎勒"前。
③ 分：日本抄本、文瑞楼本同，明抄本、乾隆本作"枚"。
④ 二：明抄本、乾隆本、文瑞楼本同，日本抄本作"三"。
⑤ 三分：文瑞楼本同，明抄本、乾隆本作"一两"，日本抄本作"二分"。

三分　白术三分　阿胶三分。捣碎，炒令黄燥　干姜半两。炮裂，炒　吴茱萸一分①。用汤浸洗七遍，曝干，微炒　诃黎勒一两。煨，用皮　甘草一分②。炙微赤，剉

上一十一③味，捣筛为粗散。每服三钱匕，以水一中盏半，入生姜三片，大枣三枚，擘，去核，同煎至一盏，去滓，不计时候稍热服之，日三服。

治妇人妊娠心腹疼痛，及两胁肋内妨闷，呕逆恶心不止，饮食不下，体倦，四肢少力，或时发气胀，喘息粗大，胎不安稳，宜服**大腹皮饮方**

大腹皮剉。三分　人参　赤茯苓去黑皮。各一两　当归切，焙　枳壳去瓤，麸炒　柴胡去苗　白术各一两半

上七味，粗捣筛。每服三钱匕，水一盏，生姜三片，枣一枚，擘，煎至七分，去滓温服，日三。

治妊娠心腹痛，面青汗出，闷喘无力，**地黄饮方**

生干地黄焙　人参　当归切，焙　桑寄生　芍药　赤茯苓去黑皮　桔梗剉，炒。各一两　桂去粗皮　钓藤剉　甘草炙，剉。各半两

上一十味，粗捣筛。每服三钱匕，水一盏，生姜三片，枣一枚，擘，煎至七分，去滓温服，日三。

治妊娠心腹疼痛，**木香散方**

木香　枳壳去瓤，麸炒　白芷　蓬莪茂煨，剉　白术炒　益智去皮，炒　甘草炙。各二两　桂去粗皮。半两　青橘皮汤浸，去白，焙　人参　京三棱煨，剉。各一两

上一十一味，捣罗为散。每服二钱匕，不拘时候，沸汤调服。

治妊娠心腹冷痛，霍乱吐泻，**木香和脾饮方**

木香　丁香　白术　甘草炙　芎䓖　人参　草豆蔻去皮　沉香　大腹皮剉　诃黎勒煨，去核。各半两

① 分：日本抄本、文瑞楼本同，明抄本、乾隆本作"两"。
② 分：日本抄本、文瑞楼本同，明抄本、乾隆本作"两"。
③ 一十一：原作"一十二"，文瑞楼本同，日本抄本作"一十"，据明抄本、乾隆本及本方实际组成改。

上一十味，粗捣筛。每服二钱匕，水一盏，入生姜五片，同煎至七分，去滓温服，空心食前。

治妊娠心腹痛，**芍药散方**

芍药二两　白术一两半　黄芩去黑心。一两　陈橘皮汤去白，焙。一两　木香三分　丁香半两

上六味，捣罗为细散。每服二钱匕，空心炒生姜汤调下。

治妊娠心腹痛，祛散寒湿，安和胎气，**保生汤方**

紫菀去苗、土　柴胡去苗　龙骨　赤石脂各一两半　艾叶炒　白术各三分　黄连去须　厚朴去粗皮，生姜汁炙　阿胶炙令燥　枳壳去瓤，麸炒。各一两　地榆一两一分①　肉豆蔻去壳。一枚　益智去皮　干姜炮　旋覆花炒　黄芩去黑心。各半两

上一十六味，粗捣筛。每服五钱匕，水一盏半，煎至八分，去滓温服。

治妊娠心腹疠痛，**当归汤方**

当归切，焙　甘草炙，剉。各一两　干姜炮。半两

上三味，粗捣筛。每服三钱匕，水一盏，入枣二枚，擘，煎至七分，去滓温服。

治妊娠心腹气胀，疠刺疼痛，胎不安，**鸡苏饮方**

鸡苏　人参　赤茯苓去黑皮　大腹皮　芎䓖各半两　苎麻根一两

上六味，剉如麻豆大。每服三钱匕，水一盏，入生姜三片，煎至七分，去滓温服。

治妊娠心腹痛，不能食，**白术汤方**

白术　黄芩去黑心。各一两　芍药二两

上三味，粗捣筛。以水八盏，煎至五盏，去滓，分温五服。

---

① 一两一分：日本抄本、文瑞楼本同，明抄本、乾隆本作"一两"。

卷第一百五十六

妊娠门

妊娠呕逆不下食　妊娠痰饮　妊娠虚烦懊热　妊娠咳嗽
妊娠伤寒　妊娠下痢　妊娠子淋

妊娠门

妊娠呕逆不下食

论曰：妊娠之人，脾胃气弱，风冷乘之，则中焦否隔，胃中虚满，其气上溢，气不下降，故虽食饮，卒不得下，甚则呕逆。

治妊娠呕逆不下食，和调胃气，**豆蔻丸方**

草豆蔻去皮　白术各一两　人参一两半①　陈橘皮去白，焙。一两　半夏半两②。入生姜半两，捣烂，焙

上五味，捣罗为末，用枣肉为丸梧桐子大。每服二十丸，生姜汤下，不计时候服。

治妊娠呕逆不下食，和胃顺气，**生姜散方**

干生姜一③分　姜黄　陈橘皮去白，焙　白芷　白术　甘草各半两。炙

上六味，捣罗为散。每服二钱匕，用粥饮调下，不计时候。

治妊娠呕逆，不下饮食，胸膈痞闷④，**白术散方**

白术一两。剉，炒　木香　青橘皮去白，焙。各半两　丁香　麦蘖炒　人参　赤茯苓去黑皮。各一两　甘草炙　槟榔各半两　干姜一分。炮裂

上一十味，捣罗为散。每服二钱匕，入盐少许，沸汤点，不

① 一两半：日本抄本、文瑞楼本同，明抄本、乾隆本作"一两"。
② 半两：日本抄本、文瑞楼本同，明抄本、乾隆本作"一两半"。
③ 一：日本抄本、文瑞楼本同，明抄本、乾隆本此前有"切，焙"。
④ 胸膈痞闷：日本抄本、文瑞楼本同，明抄本、乾隆本作"和胃顺气"。

计时候服。

治妊娠呕逆不下食，升降阴阳，和调胃气，**茯神汤**方

茯神去木　黄耆炙，剉　人参　白术各半两　藿香叶　甘草炙。各二①钱

上六味，粗捣筛。每服二钱匕，水一盏，入生姜三片，同煎至六分，去滓，食前温服。

治妊娠呕逆不下食，和胃气，利胸膈，**人参汤**方

人参　山芋　白茯苓去黑皮　陈粳米各一两　半夏半两。汤洗七遍，姜汁炒

上五味，粗捣筛。每服三钱匕，水一盏，入生姜五片，枣三枚，擘破，同煎至六分，去滓，不计时候温服。

治妊娠呕逆不下食，心腹满闷，胁肋疼痛，**枇杷叶汤**方

枇杷叶拭去毛，炙黄　半夏汤洗十遍，姜汁炒　陈橘皮汤浸，去白，焙　高良姜　丁香　甘草炙　槟榔剉。各一两

上七味，粗捣筛。每服三钱匕，水一盏，入生姜五片，煎至六分，去滓，稍热服。

治妊娠呕逆，不下食饮，**保生汤**方

陈橘皮二两。汤浸，去白瓢，焙　人参一两。去芦头　白术半两　麦门冬一两。去心　厚朴一两。去粗皮，涂生姜汁，炙令香熟　白茯苓一两

上六味，捣筛为末。每服四钱匕，水一中盏，入生姜三片，淡竹叶二十片，煎至六分，去滓，不计时候温服。

治妊娠呕逆，不下食饮，**人参散**方

人参三分。去芦头　前胡一两。去芦头　白术三分　甘草半两。炙微赤，剉　麦门冬一两。去心　陈橘皮一两。汤浸，去白瓢，焙　白茯苓一两　葛根半两。剉　半夏三分。汤洗七遍，去滑

上九味，捣筛为散。每服三钱匕，水一中盏，入生姜五片，

---

① 二：明抄本、乾隆本、文瑞楼本同，日本抄本作"一"。

枣三枚，煎至六①分，去滓温服。

治妊娠呕逆，食物不下，**藿香散**方

藿香叶一两　芎䓖半两　半夏半两。汤洗七遍，去滑　当归三分。剉，微炒　茅香一握。去土　麦门冬三分。去心

上六味，捣罗为细散。每服三钱匕，水一中盏，加入生姜自然汁半分，与药一处同煎至六分，并滓温②呷，不计时候。

治妊娠呕逆不下食，**厚朴汤**方

厚朴去粗皮，生姜汁炙　人参　白茯苓去黑皮　陈橘皮汤浸，去白，焙　白术炒　竹茹　半夏为末，生姜汁制作饼，暴干。各一两

上七味，粗捣筛。每服三钱匕，水一盏，生姜三片，煎至七分，去滓，食前温服。

治妊娠呕吐恶食，**七物饮**方

淡竹茹一两　人参二两　桔梗炒　前胡去芦头　半夏汤洗七遍，姜汁浸，炒，焙干　白茯苓去黑皮。各一两　茅根三分

上七味，剉如麻豆大，拌匀。每服五钱匕，水一盏半，生姜三片，枣两枚，擘破，煎至八分，去滓温服。

妊娠痰饮

论曰：痰饮者，由气道涩滞，水饮停积，结聚而不散，令人膈脘痞闷，呕逆恶心，体重多睡，不思食饮。妊娠痰饮，不可专以破痰逐饮之剂，故昔人论诸病痰饮者，当以温药和之。

治妊娠痰饮，呕逆恶心，**利膈丸**方

半夏三两。汤洗七遍，去滑，捣罗为细末，生姜汁和作饼子，焙干用　前胡去芦头。一两　赤茯苓去黑皮　槟榔剉碎　百合　陈橘皮汤浸，去白，焙干　诃黎勒煨，去核　桔梗炒　枳壳去瓤，麸炒微黄　人参各半两

上一十味，捣罗为细末，水煮面糊和丸如梧桐子大。每服

---

① 六：文瑞楼本同，明抄本、乾隆本无，日本抄本作"八"。

② 温：日本抄本、文瑞楼本同，日本抄本旁注"温一作混"，明抄本、乾隆本无。

十五丸至二十丸，食后温生姜汤下。

治妊娠痰饮不消，呕逆可食[①]，**半夏汤**方

半夏汤洗七遍，去滑　人参　芎藭　赤茯苓去黑皮　桑根白皮炙，剉　生干地黄焙　芍药各三分　陈橘皮汤洗，去白，焙。一两　甘草炙。半两

上九味，粗捣筛。每服四钱匕，水一盏，入生姜半分，煎取七分，去滓温服，不拘时候。

治妊娠痰饮留滞，不思饮食，**前胡汤**方

前胡去芦头，剉。一两　半夏二两。以生姜自然汁一升半，浆水一升，同于银器内慢火煮，令水与姜汁尽，薄切，焙干　人参　木香各一两。剉　厚朴涂生姜汁，炙令香熟，细剉　枳壳去瓤，麸炒　旋覆花　陈橘皮[②]汤浸，去白，焙干　桔梗炒。各半两　赤茯苓去黑皮，剉　白术各一两　甘草三分。炙微令黄，剉

上一十二味，粗捣筛。每服三钱匕，水一盏，入生姜五片，同煎至七分，去滓，不计时候温服。

治妊娠痰饮，胸膈不利，可[③]思饮食，**旋覆花汤**方

旋覆花去萼　枳壳去瓤，麸炒。各半两　半夏汤洗七遍，姜汁浸，焙干　木通各一两。剉　前胡去芦头。二两　白术　赤茯苓去黑皮　陈橘皮汤浸，去白，焙　槟榔各六[④]两

上九味，粗捣筛。每服五钱匕，水一盏半，入生姜五片，煎至八分，去滓，空心服，午前再服。此药利胸膈，行滞气，消痰饮，疗胀满，极效。有风痰人常宜服。一方有甘草炙三[⑤]钱。

治妊娠痰逆，不思饮食，止烦渴，定咳嗽，**麦门冬汤**方

麦门冬去心，焙　半夏生姜自然汁浸一宿，切，炒　贝母炮。各半两　青橘皮去白，焙　干姜炮　甘草炙。各一分

---

① 可食：文瑞楼本同，明抄本、乾隆本作"恶心"，日本抄本作"不食"。
② 陈橘皮：日本抄本、文瑞楼本同，明抄本、乾隆本列"赤茯苓"前。
③ 可：文瑞楼本同，明抄本、乾隆本、日本抄本作"不"。
④ 六：日本抄本、文瑞楼本同，明抄本、乾隆本作"三"。
⑤ 三：日本抄本、文瑞楼本同，明抄本、乾隆本作"五"。

上六味，粗捣筛。每服三钱匕，生姜三片，水一盏，慢火煎至七分，去滓，通口空心食前服。

治妊娠痰饮不除，胸胁支满，呕逆不思饮食，**赤茯苓汤方**

赤茯苓去黑皮　前胡去芦头　白术　紫苏各一两　半夏汤洗七遍　大腹皮剉　人参　麦门冬去心，焙。各半两

上八味，粗捣筛。每服四钱匕，水一盏半，入生姜半分，煎取八分，去滓，不计时候温服。

治妊娠痰饮，咳嗽呕逆[①]，不思饮食，**木香丸方**

木香　甘草　白术　陈橘皮汤洗，去白，焙。各一两　天南星　半夏生姜汁浸一宿，炒　白芷各半两　干姜一分。炮

上八味，捣罗为末，同粟米饭为丸如梧桐子大。每服二十丸，食后煎生姜枣汤下。

治妊娠痰饮，膈脘痞闷，呕逆恶心，**天南星丸方**

天南星　半夏二味并去脐，用生姜自然汁浸三宿，细切，焙干用　人参　白茯苓去黑皮。各一两　白矾一两半。研细

上五味，捣罗四味为末，入白矾和药，再研令匀，用生姜汁煮面糊，软硬得所，和丸如梧桐子大。每服十五丸，熟水下，空心日午晚食前各一。

治妊娠痰逆，和脾胃，思饮食，**黄耆汤方**

黄耆剉。一两　半夏半两。汤洗七遍，焙　芎䓖半两　甘草炙。一分　人参　白术　陈橘皮去白，焙　赤茯苓去黑皮　枳壳去瓤，麸炒　诃黎勒皮各三分

上一十味，粗捣筛。每服二钱匕，水一盏，入生姜三片，枣一枚，擘，同煎至六分，去滓温服，不拘时。

治妊娠痰盛，呕逆恶心，头目旋运，**枳壳丸方**

枳壳去瓤，麸炒黄。四两　干姜炮裂。二两　白术剉，炒。三两　半夏二两。汤洗去滑，焙干

---

① 痰饮咳嗽呕逆：日本抄本、文瑞楼本同，明抄本、乾隆本作"痰饮不除，胸胁支满"。

上四味，捣罗为末，生姜汁煮面糊，和丸如梧桐子大。每服十五丸，温米饮下，食前服，渐加至二十丸。

治妊娠痰盛，膈脘满痞，不思饮食，**丹砂沉香丸方**

丹砂别研如粉　沉香剉细　肉豆蔻去壳　半夏①各一两。汤洗七遍去滑，切作片子，焙　人参三分　丁香微炒。三分　白茯苓去黑皮，剉　陈橘皮汤浸，去白，焙　甘草炙　槟榔剉。各半两

上一十味，除丹砂外捣罗为末，入丹砂研拌令匀，炼蜜和丸如梧桐子大。每服十五丸，生姜汤下，食前服。

治妊娠痰饮浸渍膈脘，目运头旋，**干姜丸方**

干姜炮裂　白矾熬令汁尽　芎藭　半夏生姜汁同炒黄。各一两　白术二两

上五味，捣罗为末，煮枣肉和丸如小豆大。每服十五丸，温淡生姜汤下，不计时候服。

治妊娠痰盛，调脾胃，进饮食，**人参丸方**

人参　高良姜　白茯苓去黑皮　陈橘皮汤浸，去白，焙　厚朴去粗皮，生姜汁炙令香熟。各一两　半夏二两。汤洗七遍，去滑，炒令干　干姜炮　甘草炙。各半两

上八味，捣罗为末，用生姜汁浸蒸饼心，和剂为丸如梧桐子大。每服三十丸，食后临卧生姜汤下。

治妊娠痰盛，止嗽宽膈，和气进食，**白术散方**

白术一两　人参二两　白茯苓去黑皮。三分　黄耆微炙，剉　姜制半夏各一两　山芋　桔梗炒　桑根白皮微炙，剉　白芷　五味子各半两　甘草一分。微炙

上一十一味，捣罗为散。每服二钱匕，沸汤点，食后临卧服。

妊娠虚烦懊热

论曰：妊娠虚烦懊热者，以阳气偏胜，热气独作，心下懊闷，头痛面赤，小便黄涩，甚则淋痛是也。《病源》又谓之子烦。

---

① 半夏：日本抄本、文瑞楼本同，明抄本、乾隆本列"甘草"前。

治妊娠虚烦懊热，**退热汤**方

人参　甘草炙　黄芩去黑心。各二两　当归切，焙　芍药　栀子仁①　防风去叉　柴胡去苗。各一两

上八味，粗捣筛。每服三钱匕，水一盏，煎取七分，去滓温服，食后。

治妊娠虚烦懊热，胎气不宁，手足烦倦，**柴胡饮**方

柴胡去苗　桑上寄生　知母切，焙　百合洗　麦门冬去心，焙　升麻各一两　甜竹茹新竹刮用。三两

上七味，粗捣筛。每服五钱匕，水一盏半，生姜三②片，同煎至一盏，去滓，食后温服。

治妊娠虚烦懊热，心中闷乱，头运重，呕逆，四肢倦怠，**茯苓汤**方

赤茯苓去黑皮　防风去叉　人参　白术剉，炒　枳壳去瓤，麸炒　甘草炙。各一两

上六味，粗捣筛。每服三钱匕，水一盏，生姜三片，煎至七分，去滓温服，不拘时。

治妊娠虚烦懊热，**知母汤**方

知母切，焙　防风去叉　黄芩去黑心　甘草炙　麦门冬去心，焙　赤茯苓去黑皮，剉　升麻各一两

上七味，粗捣筛。每服三钱匕，水一盏，生姜三片，同煎至七分，入竹沥少许搅匀，去滓温服，不拘时。

治妊娠心下烦懊热躁，**竹沥汤**方

防风去叉　麦门冬去心，焙　黄芩去黑心　升麻　石膏碎　栀子仁③各一两

上六味，粗捣筛。每服三钱匕，水一盏，竹沥半合，煎至七分，去滓，食后温服，日再。

---

① 栀子仁：日本抄本、文瑞楼本同，明抄本、乾隆本作"山栀子"。
② 三：文瑞楼本同，明抄本、乾隆本无，日本抄本作"二"，旁注"二作三"。
③ 栀子仁：日本抄本、文瑞楼本同，明抄本、乾隆本作"山栀"。

治妊娠烦懊虚闷，四肢疼痛，不睡，**酸枣仁汤**方

酸枣仁炒。二两　芍药　防风去叉　赤茯苓去黑皮　柴胡去苗　犀角镑　五味子　甘草炙　人参　槟榔剉。各一两

上一十味，粗捣筛。每服五钱匕，水一盏半，煎至一盏，去滓，不拘时温服。

妊娠咳嗽

论曰：妊娠咳嗽者，以肺感寒气故也。《经》谓形寒饮冷则伤肺，久咳不已则寒气相移，不惟孕育有伤，而肺气痿弱，皮毛枯悴，治法宜发散寒邪，资补胎气，则咳嗽自已。

治妊娠咳嗽，喘满短气，**防己汤**方

防己　白药子各一两

上二味，粗捣筛。每服三钱匕，水一盏，煎七分，去滓温服，未效再服。

治妊娠咳嗽，胸满气急，减食，**柴胡汤**方

柴胡去苗。一两　桃仁去皮尖、双仁，炒。半两　天门冬去心。三分　麦门冬去心，焙　甘草炙　白茯苓去黑皮　山芋　黄耆剉　阿胶炙令燥　人参各一两

上一十味，粗捣筛。每服三钱匕，水一盏，煎至六分，去滓，不计时候温服。

治妊娠咳嗽及安胎气，**槐豆散**方

槐豆炒　当归酒浸，切，焙　贝母去心　芎䓖　人参各一两

上五味，捣罗为散。每服二钱匕，温酒调下，日三。

治妊娠咳嗽不止，**麦门冬饮**方

麦门冬去心，焙。一两　紫菀去土　杏仁去皮尖、双仁，炒　桑根白皮剉。各半两①　桔梗炒。三分　甘草炙。一分

上六味，粗捣筛。每服三钱匕，竹茹如鸡子大，水一盏半，

---

①　桑根白皮剉各半两：日本抄本、文瑞楼本同，明抄本、乾隆本作"桑白皮五钱"，列"甘草"后。

煎减半，入蜜少许，打转去滓温服，日三。

治妊娠咳嗽，**人参散方**

人参　陈橘皮汤浸，去白，焙　甘草炙。各三两　生姜五两。洗，切作片子，焙

上四味，捣罗为散。每服二钱匕，沸汤调下。

治妊娠咳嗽，胸膈不利，痰涎壅闷，**前胡汤方**

前胡去苗　和皮大腹剉　半夏为末，生姜汁和作饼子　陈橘皮去白，炒　甘草炙。各一两

上五味，粗捣筛。每服三钱匕，水一盏，生姜三片，同煎至六分，去滓，食后临卧温服。

治妊娠咳嗽不止，消痰逆，和胃气，**丁香半夏汤方**

丁香炒　木香炮　半夏生姜汁拌炒。各半两　人参　白术剉　桔梗炒　白豆蔻去皮　陈橘皮汤浸，去白，焙　甘草炙　槟榔剉　前胡去苗，剉，炒　赤茯苓去黑皮。各二①两

上一十二味，粗捣筛。每服三钱匕，水一盏，生姜三片，煎至六分，去滓，不计时候温服。

治妊娠咳嗽，痰盛呕逆，**白术汤方**

白术二②两　半夏一两。生姜汁浸一宿，焙

上二味，粗捣筛。每服三钱匕，水一盏，生姜三片，同煎至半盏，去滓，食后温服，日三。

治妊娠咳嗽，痰盛喘③逆，**桑白皮丸方**

桑根白皮二④两。剉　半夏生姜汁浸一宿，焙　阿胶炒令燥　人参各一两　丹砂研。一分　甘草炙。半两

上六味，捣罗为末，糯米粥为丸如鸡头实大。每服一丸，食后临卧含化咽津。

治妊娠感风冷，咳嗽痰壅，头目昏痛，**荆芥饮方**

---

① 二：日本抄本、文瑞楼本同，明抄本、乾隆本作“一”。

② 二：明抄本、乾隆本、日本抄本、文瑞楼本同，日本抄本旁注“作一”。

③ 喘：日本抄本、文瑞楼本同，明抄本、乾隆本作“呕”。

④ 二：日本抄本、乾隆本、文瑞楼本同，明抄本作“三”。

荆芥穗　旋覆花　前胡去苗。各三两　芍药　半夏生姜汁制去毒　甘草各一两。炙　麻黄去节，煎，掠去沫，焙。一两半

上七味，粗捣筛。每服三钱匕，水一盏，生姜三片，煎至六分，去滓，不拘时温服。

妊娠伤寒

论曰：妊娠感冒，寒邪藏于皮肤，洒然而寒，熻热而闷，头项痛，腰脊强，脉浮在表者当汗之，在里者下之。汗下之理，制方宜轻，但非破血伤胎之剂皆通用之，和其阴阳，正其表里，使经不传，邪无深入，斯无危殆矣。

治妊娠伤寒，安胎出汗，**阿胶汤方**

阿胶炒令燥。一分　独头蒜一颗。以秋收瓜蔓裹了，外用黄泥固济定，以炭火二斤烧令通赤，放冷，打开取出，细研为末。无瓜蔓但只以瓜根半两代　羌活去芦头　独活去芦头　苍术米泔浸一宿，去粗皮，焙　紫菀去土　白术　人参　附子炮裂，去皮脐。各一分　甘草半分。炙

上一十味，剉如麻豆。每服三钱匕，水一盏，入连须葱白一寸，同煎至七分，去滓温服。如人行十里许，连服二服，至三服末后一服吃了，便以冷水漱口，漱一二十遍，漱罢以衣微盖取汗。

治妊娠伤寒，壮热憎寒，头疼体痛，**白术汤方**

白术一两　麻黄去节，先煎，掠去沫，焙。三两　石膏　葛根剉　何首乌　甘草炙。各一两

上六味，粗捣筛。每服三钱匕，水一盏，入葱白一寸，煎取七分，去滓温服，不计时候。

治妊娠伤寒，发热恶寒，身体疼痛，**麻黄汤方**

麻黄去节，先煎，掠去沫，焙　苍术各三两　白术一两　陈橘皮去白，炒。二两　甘草炙。一两

上五味，粗捣筛。每服三钱匕，水一盏，入葱白一寸，盐豉七枚，煎至七分，去滓温服，不计时候。

治妊娠伤寒，头痛恶寒，浑身壮热，**前胡汤方**

前胡去芦头　细辛去苗叶　芎䓖　麻黄去根节，先煎，掠去沫，焙　杏仁去皮尖、双仁，炒黄色　枳壳去瓤，麸炒　防风去叉　泽泻　芍药各三两　茯神去木。四两　白术　旋覆花各二两　甘草劈破，炙　干姜炮裂。各二两半　半夏三两。水煮三五十沸，薄切，放干，入生姜汁拌，炒黄色

上一十五味，粗捣筛。每服三钱匕，水一盏，入葱白一寸，同煎至六分，去滓，稍热服，不计时候。

治妊娠伤寒，初受病二三日，头痛，肢体疼痛，烦躁恶风，身热憎寒，并皆治之，**白术汤**方

白术麸炒，剉　石膏各二两。别研如粉　甘草炙，剉　人参　五味子微炒　芎䓖剉　麻黄去根不去节，先煎，去沫，焙。各一两　干姜炮裂。半两

上八味，除石膏外，粗捣筛，入石膏末拌和令匀。每服三钱匕，水一盏，入生姜三片，枣三枚，擘破，同煎至六分，去滓，稍热服，不拘时。

治妊娠伤寒，头痛体疼，安胎和气，**异功汤**方

麻黄去根节，先煎，掠去沫，焙。四两　苍术米泔浸一宿，剉，焙　白术各二两。米泔浸一宿，剉，焙　芎䓖　甘草炙黄，剉。各一两半

上五味，粗捣筛。每服三钱匕，水一盏，入葱白二寸，煎至七分，去滓，通口服，日三。

治妊娠伤寒，憎寒壮热，头痛体疼，**柴胡汤**方

柴胡去苗　白术各一两。米泔浸半日，炒　芎䓖　当归焙干　芍药　防风去叉　赤茯苓去黑皮。各一分　黄耆细剉　生干地黄焙。各半两

上九味，粗捣筛。每服三钱匕，水一盏，枣二枚，擘破，生姜三片，煎六分，去滓，不计时候温服。

治妊娠伤寒，憎寒发热，头痛体疼，**前胡汤**方

前胡去芦头　升麻　麻黄先煎，掠去沫，焙　人参　羚羊角镑　白术各一两　陈橘皮去白，炒。三分　甘草炙。一分

上八味，粗捣筛。每服三钱匕，水一盏，入葱白一寸，生姜三片，煎至七分，去滓，稍热服，不计时候。

治妊娠伤寒，头疼壮热，**前胡汤**方

前胡去芦头　白术　人参　石膏碎　黄芩去黑心。各二两

上五味，粗捣筛。每服三钱匕，水一盏，入葱白一寸，同煎至六分，去滓温服，空心食前。

治妊娠伤寒，护胎，**白散子**方

白药子

上一味，不拘多少为末，用鸡子清调涂在纸花上，纸可碗口大，贴在脐下胎存处，干即以温水润之。

治妊娠伤寒，头痛壮热，**前胡汤**方

前胡去芦头　黄芩去黑心　石膏碎　阿胶炙燥。各一两

上四味，粗捣筛。每服三钱匕，水一盏，煎六①分，去滓，不拘时温服。

治时气，令不堕胎方

伏龙肝三两②

上一味，水和涂脐方五寸，干即易。

治妊娠七八月，暴伤风寒，身体烦疼，寒热往来，胎动不安，头昏眩，腰背痠痛，**芍药饮**方

芍药　当归切，焙　白术　甘草炙，剉　人参　厚朴去粗皮，生姜汁炙。各一两

上六味，粗捣筛。每服五钱匕，水一盏半，生姜三片，薤白三寸，同煎至八分，去滓温服，不拘时。

治妊娠伤寒，安胎益气，**白术汤**方

白术　黄芩等分。新瓦上同炒香

上二味，粗捣筛。每服三钱匕，水一盏，生姜三片，大枣一枚，擘破，同煎至七分，去滓温服。但觉头痛发热，便可服，

---

① 六：文瑞楼本同，明抄本、乾隆本无，日本抄本作"七"。
② 两：日本抄本、文瑞楼本同，明抄本、乾隆本此后有"研"。

三二服即差。唯四肢厥冷阴证者，未可服。

妊娠下痢

论曰：妊娠饮食过伤，脾胃不和，冷热之气入于肠间，肠虚则泄，故为痢也。然冷多则白，热盛则赤，冷热相交，赤白相杂，甚则脓血杂下，速宜疗之，恐伤胎也。

治妊娠下痢，日夜频并，脐腹撮痛，**厚朴散方**

厚朴去粗皮，生姜汁炙熟。三两　吴茱萸水浸半日，炒。三分①　蘹香子微炒　干姜剉，炒　甘草炙　陈橘皮去白，焙。各一两

上六味，捣罗为散。每服二钱匕，煎紫苏木瓜汤调下，食前服。

治妊娠下痢不可疗者，及丈夫脾虚泄泻，**肉豆蔻散方**

肉豆蔻十枚大者。去壳，用白面作面饼子裹，文武火煨令黄色，去面　草豆蔻十枚。去皮，白面②裹，文武火煨令黄色，去面用　木香一两　诃黎勒二十枚。十枚炮过，熟为度。十枚生。俱去核　甘草一分。蜜炙

上五味，捣罗为散。每服二钱匕，米饮调下，食前。

治妊娠下痢，及水泻不止，米谷不消化者，**神捷散方**

菖蒲切作片子，于面内炒　赤石脂各一两。大火内煅通赤　干生姜半两

上三味，捣罗为散。空心米饮调下二钱匕，日三。

治妊娠下痢极甚者，不过三五服见效，**狐灰散方**

野狐肠连心肺须腊月收于罐子内，以文武火烧取黑灰，不得令过火候，有青烟出便塞却窍子，勿令透气，候冷取

上一味，研为细散。每服二钱匕，米饮调下。极甚者，一日三服大效，三日内顿安。如是寻常痢或疼痛，立愈。

治妊娠下痢，日夜频并③，安胎气，止腹痛，**阿胶丸方**

---

① 三分：日本抄本、文瑞楼本同，明抄本、乾隆本作“一两”。
② 白面：日本抄本、文瑞楼本同，明抄本作“麸”，乾隆本作“面”。
③ 频并：日本抄本、文瑞楼本同，明抄本、乾隆本作“频泻并”。

阿胶炒令燥　醋石榴皮各半两　黄连去须，炒。一两　当归切，焙　肉豆蔻去壳。各三分

上五味，捣罗为末，炼蜜丸如赤小豆大。米饮下十五丸，食前。

治妊娠下痢频并[①]，后重里急，**黄连汤**方

黄连去须，捣碎，炒　黄檗去粗皮。各三两　白术四两

上三味，粗捣筛。每服五钱匕，水一盏半，生姜三片，同煎至八分，去滓温服，日三。

治妊娠下痢，脐腹撮痛，益胃气，思饮食，**建脾汤**方

厚朴去粗皮，剉　苍术水浸，去皮，剉。各四两　大枣一升。煮熟，剥去皮核，研取枣汁约五升以来，同煮厚朴、苍术，候水尽为度，滤出焙干　陈橘皮去白，面炒。三两[②]　白茯苓去黑皮。二两半　人参二两　甘草炒。三两

上七味，粗捣筛。每服三钱匕，水一盏，入生姜三片，枣一枚，擘破，同煎至六分，去滓温服。此药能进食，调脾胃。

治妊娠下痢，腹痛肠鸣，**白豆蔻汤**方

白豆蔻用仁，一半生一半熟　陈橘皮去白，炒，细切　诃黎勒去核，半生半熟　桂去粗皮　当归切，焙。各二两　枳壳去瓤，浆水煮软，麸炒。半斤

上六味，粗捣筛。每服三钱匕，水一盏，生姜五片，枣二枚，擘，同煎至七分，去滓，稍热服。如要丸，用好枣浆水煮去皮核，细研和为丸如梧桐子大，以生姜拍碎炒黑色，入水煎汤下十五丸。

治妊娠下痢，日夜不止方

乌梅二两。软者，竹串，慢火炙令干焦

上一味，为细散，食前陈米饮调下二钱匕。如泻血，加黄连一两为末。

治妊娠下痢，和调脾胃，保护胎气，**木香散**方

---

① 频并：日本抄本、文瑞楼本同，明抄本、乾隆本作"频泻并"。
② 三两：日本抄本、文瑞楼本同，明抄本、乾隆本作"二两半"。

木香　肉豆蔻去壳　密陀僧煅　没药研　陈橘皮去白，炒　龙骨各一分　诃黎勒去核①　当归切，焙　赤石脂　甘草各半两　胡椒　干姜炮。各半分

上一十二味，捣罗为散。每服二钱匕，米饮调下，日三。

治妊娠下痢方

败龟一枚。用米醋炙

上一味，捣罗为散。米饮调下二钱，食前服。

治妊娠下痢，脓血不止，腹中疞痛，**阿胶丸方**

阿胶炒令燥。三两　白术五两　黄连去须　肉豆蔻仁各一两

上四味，捣罗为末，炼蜜和丸如梧桐子大。每服三十丸，食前温米饮下。

治妊娠下痢，冷热相攻，赤白相杂，日夜不止，**诃黎勒汤方**

诃黎勒炮，去核　苍术去皮　肉豆蔻去壳　赤石脂已上各一两　干姜半两。炮裂，剉　阿胶一两。捣碎，炒令黄燥　艾叶一两。炒令微黄　白术一两　龙骨半两　陈橘皮一两。汤浸，去白瓤，焙　甘草一两。炙微赤，剉

上一十一味，捣罗为细末。每服二钱匕，以粥饮调下，不计时候。

治妊娠下痢赤白，腹中疞痛，腰疼或如欲产，**黄檗散方**

黄檗微炙，剉　桑寄生　当归微炒，剉　赤芍药　阿胶杵碎，炒令黄燥　艾叶炒令微黄　芎䓖已上各一两　干姜三分。炮裂，剉　甘草一②分。炙微赤，剉

上九味，捣罗为散。每服四钱匕，以水一中盏，煎至六分，去滓，不计时候稍热服。

治妊娠下痢赤白，心腹疞痛，小便涩方

糯米一合　黄耆一两。剉　当归一两半。剉，微炒

上三味，拌和匀。以水二大盏半，煎至一盏半，去滓，不计

---

① 去核：日本抄本、文瑞楼本同，明抄本、乾隆本作"煨"。
② 一：日本抄本、文瑞楼本同，明抄本、乾隆本作"三"。

时候，温分四服。

治妊娠下痢赤白，腹痛日夜不止，**白术散**方

白术一两　黄芩一两　赤石脂二两　干姜半两①。炮裂，剉　芎藭三分　艾叶一两。炒令微黄　人参一两。去芦头　阿胶一两。杵碎，炒令黄燥　当归一两。剉，微炒

上九味，捣罗为细散。每服三钱匕，粥饮调下，不计时候。

治妊娠下痢赤白，疗刺腹痛不可忍，**石榴皮散**方

醋石榴皮三分。微炒　阿胶一两。捣碎，炒令黄燥　地榆根一两　黄檗一两。微炙，剉　当归一两。剉，微炒　芎藭三分

上六味，捣罗为细散。每服三钱匕，薤白粥饮调下，不计时候。

治妊娠下痢赤白，腹痛不止，**阿胶散**方

阿胶一两。杵碎，炒令黄燥　当归一两。剉，微炒　白术三分　艾叶半两。炒令微黄　醋石榴皮半两。微炒

上五味，捣罗为散。每服四钱匕，水一中盏半，入生姜三片，同煎至八分，去滓温服。

治妊娠下痢，**干姜散**方

干姜炮　细辛去苗叶　桂去粗皮　附子炮裂，去皮脐。各一两　椒目　猪苓各半两　小麦曲②炒。二两

上七味，捣罗为散。每服方寸匕，温酒调下。

治妊娠下痢，**艾叶汤**方

艾叶去梗，炙。一分③　白芷　阿胶炙令燥　白术剉，炒　厚朴去粗皮，生姜汁炙　黄连去须。各一两　茯神去木　地榆皮　赤石脂研。各一两半④　黄芩去黑心。半两　肉豆蔻去壳。一枚

上一十一味，粗捣筛。每服五钱匕，以水一盏半，生姜五片，煎至八分，去滓温服。

---

① 半两：日本抄本、文瑞楼本同，明抄本、乾隆本作"三分"。
② 小麦曲：日本抄本、文瑞楼本同，明抄本、乾隆本作"陈曲"。
③ 分：日本抄本、文瑞楼本同，明抄本、乾隆本作"两"。
④ 一两半：日本抄本、文瑞楼本同，明抄本、乾隆本作"半两"。

妊娠子淋

论曰：妇人怀子而淋者，谓之子淋。因肾虚，膀胱经客邪热，令溲少而数，水道涩痛，痛引于脐者，是其候也。

治妊娠子淋，日夜频数涩痛，**石蟹散方**

石蟹碎。一枚[①]　乳香一分　滑石一两半

上三味，研细为散。每服一钱匕，煎灯心汤调下。

治妊娠子淋[②]，**海蛤汤方**

海蛤　木通锉　猪苓去黑皮。各半两　滑石碎　冬葵子微炒。各一分

上五味，粗捣筛。每服三钱匕，水一盏，入灯心十茎，同煎至六分，去滓，食前温服。

治妊娠子淋，**滑石汤方**

滑石二两。研　赤柳根锉。半两。焙

上二味，粗捣筛。每服五钱匕，水一盏半，煎至八分，食前去滓温服。

治妊娠子淋，小便频[③]涩痛，**白芷散方**

白芷三分　郁金　阿胶炙燥　滑石各一两

上四味，捣罗为散。每服二钱匕，煎葱白汤调下。

治妊娠小便频数，涩少，疼痛，**石韦汤方**

石韦去毛　榆白皮锉。各一两　滑石二两

上三味，粗捣筛。每服三钱匕，水一盏，入葱白二寸，生姜二[④]片，煎至六分，去滓，食前温服。

治妊娠子淋涩痛，**木通汤方**

木通锉　石韦去毛。各一两　陈橘皮汤浸，去白，炒　赤茯苓去黑皮　芍药　桑根白皮锉　人参各三分

---

① 枚：日本抄本、文瑞楼本同，明抄本、乾隆本此后有"净"。
② 淋：日本抄本、文瑞楼本同，明抄本、乾隆本此后有"频数涩痛"。
③ 频：日本抄本、文瑞楼本同，明抄本、乾隆本此后有"数"。
④ 二：文瑞楼本同，明抄本、乾隆本无，日本抄本作"三"。

上七味，粗捣筛。每服三钱匕，水一盏半，入生姜一枣大，拍碎，煎至八分，去滓温服。

治妊娠子淋，涩痛烦闷，**当归汤**方

当归切，焙　芍药　赤茯苓去黑皮　甘草炙，剉　栀子仁[①]各半两

上五味，粗捣筛。每服三钱匕，水一盏，煎至八分，去滓温服。

治妊娠子淋，小便涩少，疼痛烦闷，**赤芍药汤**方

赤芍药一两　槟榔一枚。面裹煨熟，去面

上二味，粗捣筛。每服三钱匕，水一盏，煎至七分，去滓，空心温服。

治妊娠子淋，**人参散**方

人参　木通剉　青盐细研，以汤一盏化，浸前二味一宿，焙干　海金沙别研。各一分　莎草根去毛。二两

上五味，将人参、木通、莎草根捣罗为细散，同海金沙、青盐一处再研匀。每服二钱匕，空心酒或米饮调下。

---

① 栀子仁：日本抄本、文瑞楼本同，明抄本、乾隆本作"山栀子"。

卷第一百五十七

妊娠门

妊娠胎间水气肌肤浮肿　妊娠小便不通　妊娠小便利
妊娠大便不通　妊娠大小便不通　妊娠半产　妊娠数日不产
妊娠数堕胎

妊娠门

妊娠胎间水气肌肤浮肿

论曰：脾合土，候肌肉。土气和平，则能制水，水自传化，无有停积。若妊娠脾胃气虚，经血壅闭，则水饮不化，湿气淫溢，外攻形体，内注胞胎。怀妊之始肿满者，必伤胎气。如临月而脚微肿者，利其小便，则病可[①]愈。

治妊娠经气壅滞，身体浮肿，喘促，大便难，小便涩，**泽泻汤**方

泽泻　桑根白皮剉　木通剉　枳壳去瓤，麸炒　赤茯苓去黑皮　槟榔剉。各一两

上六味，粗捣筛。每服四钱匕，水一盏半，入生姜半分，拍碎，煎至八分，去滓，食前温服，稍利为度，日再。

治妊娠通身浮肿，喘息促，小便涩，**防己汤**方

防己　大腹皮剉。各三分　桑根白皮剉　紫苏茎叶　赤茯苓去黑皮。各一两　木香一分

上六味，粗捣筛。每服四钱，水一盏，入生姜半分，拍碎，煎至六分，去滓，食前温服。

治妊娠身体浮肿，心腹胀满，小便不通，**木通汤**方

木通剉　香薷　桑根白皮剉。各一两　木香　诃黎勒皮　黄芩

---

① 可：日本抄本、文瑞楼本同，明抄本、乾隆本作"自"。

各三分　枳壳去瓤，麸炒　槟榔　紫苏茎叶各半两

上九味，粗捣筛。每服四钱匕，水一盏，入生姜半分，拍碎，煎至六分，去滓温服，食前，日再。

治妊娠四肢肿满，小便不利，喘促，**桑白皮汤**方

桑根白皮剉。一两　枳壳去瓤，麸炒　商陆各半两　泽泻三分　冬葵根　赤茯苓去黑皮　木通剉。各一两

上七味，粗捣筛。每服四钱匕，水一盏半，入生姜半分，拍碎，煎至八分，去滓，食前温服，以利为度。

治妊娠四肢浮肿，皮肉拘急，小便不利，**商陆汤**方

商陆　羌活去芦头。各半两　桑根白皮剉。一两

上三味，粗捣筛。每服四钱匕，水一盏半，入赤小豆一百粒，煎至八分，去滓，食前温服，日再。

治妊娠身体浮肿，心腹急满，小便赤涩，**赤茯苓汤**方

赤茯苓去黑皮。一两　白术　旋覆花各半两　杏仁汤浸，去皮尖，双仁，麸炒　木通剉　黄芩各三分

上六味，粗捣筛。每服三钱匕，水一盏，入生姜半分，拍碎，煎至六分，去滓，食前温服。

治妊娠身体肿，有水气，心腹胀满，小便涩，**茯苓丸**方

赤茯苓去黑皮。一两　槟榔剉。半两①　白术炒。三分　郁李仁汤浸，去皮，研。半两　枳壳去瓤，麸炒。半两　葶苈子炒令黄，研。三分

上六味，捣罗四味为末，入二味同研令细，炼蜜丸如梧桐子大。每服二十丸，煎桑白皮汤下。

治妊娠水肿，**茯苓汤**方

赤茯苓去黑皮　白术　黄芩去黑心　杏仁②汤浸，去皮尖、双仁，炒　旋覆花各一两③　防己二两

上六味，粗捣筛。每服四钱匕，水一盏半，煎至七分，去滓

---

① 半两：日本抄本、文瑞楼本同，明抄本、乾隆本作"三分"。
② 杏仁：日本抄本、文瑞楼本同，明抄本、乾隆本列"防己"前。
③ 各一两：明抄本、乾隆本、文瑞楼本同，日本抄本作"二两"。

温服。

治妊娠胎间水气，子满体肿，**茯苓饮方**

赤茯苓去黑皮　白术各二两　杏仁去皮尖、双仁，炒黄　旋覆花各一两　黄芩去黑心。一两半[①]

上五味，粗捣筛。每服五钱匕，水一盏半，煎七分，去滓温服，空心食前，日二。

治妊娠四肢肿，皮肉拘急，**桑白皮饮方**

桑根白皮剉，炒。一两　商陆根一两半　赤小豆三合　羌活去芦头。半[②]两

上四味，咬咀如小豆大，拌匀，用水五盏，入生姜七片同煮，候豆熟，滤去滓，渴即饮汁并食豆，小便利，差。

治妊娠遍身虚肿，**寄生饮方**

桑寄生一两　桑根白皮剉，炒。三分　木香半两　紫苏茎叶一两　大腹二分半[③]

上五味，细剉如麻豆大，拌匀。每服三钱匕，水一盏，煎至七分，去滓温服。

妊娠小便不通

论曰：妊娠小肠挟热，热结胞内，使气道否涩，故小便不通。令人腹胁胀满，脐下急痛，是其证也。

治妊娠小便不通，及胞转脐下胀[④]痛，**木通丸方**

木通剉　黄芩去黑心　冬葵子微炒　生干地黄焙。各一两

上四味，捣罗为末，用面糊和丸如梧桐子大。每服二十丸，灯心汤下，食前服。

治妊娠小便不通，心神闷乱，少腹急痛，**榆白皮散方**

---

① 去黑心一两半：文瑞楼本同，明抄本、乾隆本作"两半"，日本抄本作"去黑皮。一两"。

② 半：日本抄本、文瑞楼本同，明抄本、乾隆本作"一"。

③ 二分半：日本抄本、文瑞楼本同，明抄本、乾隆本作"三分"。

④ 胀：日本抄本、文瑞楼本同，明抄本、乾隆本作"急"。

榆白皮剉　王不留行　滑石各一两

上三味，捣研为细散。每服二钱匕，煎灯心汤调下。

治妊娠小便不通，脐下硬痛，**猪苓汤**方

猪苓去黑皮　木通剉　桑根白皮剉。各一两

上三味，粗捣筛。每服三钱匕，水一盏，入灯心，同煎至七分，去滓，食前温服。

治妊娠小便不通，小腹胀痛，**冬葵子散**方

冬葵子微炒　榆白皮细剉　滑石研　阿胶炙令燥。各一两

上四味，捣罗为散。每服二钱匕，温水调服，不拘时。

治妊娠小便不通，脐下满痛，**四味葵根汤**方

冬葵根一握，洗去土。冬[1]即用子　车前子　木通细剉。各三两　阿胶炙令燥。二两

上四味，粗捣筛。每服五钱匕，水一盏半，煎至八分，去滓，食前温服。

治妊娠子淋，小便不通，**大黄汤**方

大黄剉，炒　地肤草　猪苓去黑皮　知母微炒　芍药　枳实去瓤，麸炒　升麻　木通剉　甘草炙。各一两　黄芩去黑心。半两

上一十味，粗捣筛。每服三钱匕，以水一盏，煎至七分，去滓温服，日再。

治妊娠[2]小便不通，**茯苓汤**方

赤茯苓去黑皮　白术　郁李仁汤浸，去皮尖　杏仁去皮尖、双仁，炒　旋覆花各一两　槟榔五枚。剉

上六味，粗捣筛。每服二[3]钱匕，水一盏，煎至七分，去滓，空心温服。

治妊娠患淋，小便涩不通，小腹急[4]，水道热痛，**冬葵子汤**方

---

① 冬：日本抄本、文瑞楼本同，明抄本、乾隆本作"如无"。

② 妊娠：日本抄本、文瑞楼本同，明抄本、乾隆本此后有"子淋"。

③ 二：日本抄本、文瑞楼本同，明抄本、乾隆本作"三"。

④ 急：原无，日本抄本、文瑞楼本同，据明抄本、乾隆本补。

冬葵子三合①　黄芩去黑心。半两　赤茯苓去黑皮　芍药　车前子各一两

上五味，粗捣筛。每服五钱匕，水一盏半，煎取八分，去滓，空心温服。

治妊娠小便涩，**车前子汤**方

车前子二合　冬葵根洗，剉。二两半

上二味，粗捣筛。每服五钱匕，以水一盏半，煎至八分，去滓，空心温服。

治妊娠小便不通快，**茯苓散**方

赤茯苓去黑皮　冬葵子各一两

上二味，捣罗为散。每服二钱匕，以温水调服，日三。

治妊娠小便不通利，**榆白皮汤**方

榆白皮剉　冬葵子各一②两

上二味，粗捣筛。每服三③钱匕，以水一盏，煎至七分，去滓，空心食前温服，日三。

治妊娠小便涩不通利，**蔓荆实散**方

蔓荆实二两④

上一味，捣罗为散。每服二钱匕，温水调服，空心、午前各一。

治妊娠子淋，小便数少热痛，手足烦疼，**地肤汤**方

地肤草剉。二两

上一味，粗捣筛。每服三钱匕，水一盏半，煎至八分，去滓，食前温服，日三。

治妊娠患子淋，**猪苓散**方

猪苓去黑皮。三两

上一味，捣罗为散。每服二钱匕，热汤调，不拘时服。

治妊娠患子淋，及小便不通，**冬葵根汤**方

---

① 合：明抄本、乾隆本、文瑞楼本同，日本抄本作"两"。
② 一：明抄本、乾隆本、文瑞楼本同，日本抄本作"二"。
③ 三：明抄本、乾隆本、文瑞楼本同，日本抄本作"二"。
④ 二两：文瑞楼本同，明抄本、乾隆本无，日本抄本作"不拘多少"。

葵根一握。剉。用子一合研，亦得

上一味，以水三盏，煎取一盏半，去滓，分温二服。

治妊娠小便不通方

葵根切。一握　榆皮剉。半两

上二味，以水三盏半，煎至一盏半，分温三服。

又方

蔓荆子五合

上一味，捣罗为散，温水调服方寸匕。

治妊娠小便涩[①]，**滑石傅方**

滑石二两

上一味，细研，每次用半两，以新汲水调，稀稠得所，涂于脐下二[②]寸，小便即利，未利更涂之。

妊娠小便利

论曰：肾主水，入胞为小便，肾气和平，乃能约制，溲出以时。若妊娠肾虚胞冷，不能约制，故小便利下而多也。其证令人背项憎风，少腹急痛，治法当加以扶养胎气之剂。

治妊娠小便滑数，**桑螵蛸汤方**

桑螵蛸炒　人参各一[③]两　鹿茸去毛，酥炙　黄耆剉。各二两　牡蛎粉一两半　甘草炙，剉。半两

上六味，粗捣筛。每服三钱匕，水一盏，生姜一枣大，切，枣二枚，擘，煎至七分，去滓，食前温服。

治妊娠下焦冷气，少腹疼痛，小便利多，**鹿茸丸方**

鹿茸去毛，酥炙。一两　白龙骨烧过。三分　桑螵蛸炒。半两　牡蛎粉二[④]两

---

① 治妊娠小便涩：文瑞楼本同，明抄本、乾隆本、日本抄本作"治妊娠子淋，不便数，手足烦疼"。

② 二：日本抄本、文瑞楼本同，日本抄本旁注"又二作一"，明抄本、乾隆本作"一"。

③ 一：日本抄本、文瑞楼本同，明抄本、乾隆本作"二"。

④ 二：日本抄本、文瑞楼本同，明抄本、乾隆本作"半"。

上四味，捣罗为末，酒煮面糊和丸如梧桐子大。每服二十丸，空心食前温汤下。

治妊娠遗尿，**鸡胵胵散方**

鸡胵胵十具。炙干　熟干地黄焙　当归焙。各半两　牡蛎粉　黄耆剉。各一两　厚朴去粗皮，生姜汁炙。三分[①]

上六味，捣罗为散。每服二钱匕，食前温酒调下。

治妊娠小便无度，**白薇散方**

白薇　白芍药各一两

上二味，捣罗为散。每服一[②]钱匕，食前温酒调下，日三。

治妊娠小便利，日夜无度，**菟丝子丸方**

菟丝子酒浸，焙干，别捣。二两　菖蒲　肉苁蓉酒浸，切，焙。各一两　蛇床子酒浸三日，河水淘，焙干　五味子洗，焙。各半两　防风去叉　远志去心。各一分

上七味，捣罗为末，炼蜜和捣三百杵，丸如梧桐子大。每服十丸，空心温酒下。

治妊娠小便利，温气除寒，**补下丸方**

胡芦巴酒浸，焙　龙骨研　菖蒲各半两　远志去心。一两半　补骨脂炒　益智去皮　肉苁蓉酒浸一宿，切，焙。各一两

上七味，捣罗为细末，炼蜜和丸如梧桐子大。每服三十丸，空心温酒下。

治妊娠小便利，**秦椒丸方**

秦椒去目及闭口，炒出汗。六两　蘹香子炒。一两　黄蜡四两。熬化，入地黄汁少许，搅匀

上三味，捣罗二味为末，熔蜡和丸如梧桐子大。每服二十丸，空心温酒下。

治妊娠小便利，少腹急痛，**艾叶丸方**

艾叶炙　干姜生。各一两　厚朴去粗皮，生姜汁炙　益智去皮

---

① 三分：文瑞楼本同，明抄本、乾隆本作"三两"，日本抄本作"二两"。

② 一：日本抄本、文瑞楼本同，明抄本、乾隆本作"二"。

各半两

上四味，捣罗为末，炼蜜和丸如梧桐子大。每服三十丸，米饮下，以饭压之。

治妊娠小便日夜频数，**椒菊丸方**

蜀椒去目及合口，炒取红。二两① 甘菊花 肉苁蓉酒浸一宿，切，焙 菖蒲各一两 巴戟天去心 远志去心 黄耆剉 附子炮裂，去皮脐。各半两

上八味，为细末，酒煮面糊和丸如梧桐子大。每服二十丸，空心食前温酒下。

治妊娠小便不禁，脐腹疼痛，**熟干地黄丸方**

熟干地黄焙 巴戟天去心 肉苁蓉酒浸一宿，切，焙 五味子 山茱萸醋浸一宿，炒 蒺藜子炒，去角 萆薢 山芋 蜀椒去目及合口者，炒取红 续断各一两 菟丝子酒浸，别捣 杜仲去粗皮，蜜炙。各半两 沉香一分②

上一十三味，为细末，炼蜜和丸如梧桐子大。每服十五丸，食前温酒下。

妊娠大便不通

论曰：妊娠肠胃有风，加之挟热，津液不足，气道否涩，故令肠胃枯③燥，大便不通，甚则呼吸奔喘，腹胀干呕。

治妊娠大便不通，腹满不能食，养津液，润肠胃，**麻仁丸方**

大麻仁别研如膏。四两 人参 诃黎勒煨，去核。各二两 大黄剉，炒。半两

上四味，先捣后三味为末，次入麻仁，炼蜜和剂，更于臼内涂酥杵匀，丸如梧桐子大。每服三十丸，空心温水下，大便通即止。

---

① 炒取红二两：文瑞楼本同，明抄本、乾隆本作"炒。二两"，日本抄本作"炒取汗。二合"。

② 一分：明抄本、文瑞楼本同，乾隆本作"五钱"，日本抄本作"一两"。

③ 枯：日本抄本、文瑞楼本同，明抄本、乾隆本作"刮"。

治妊娠大便热结，旬日不通，**槟榔丸方**

槟榔碎，剉。一两　木香半两　大黄剉，炒。二①两　青橘皮汤浸，去白，焙。半两　牵牛子二两。一半生用，一半炒

上五味，捣罗为末，炼蜜和剂，更于臼内涂酥杵匀，丸如梧桐子大。每服二十丸，温水下，空心服。

治妊娠热在脏腑，大便秘涩，**羌活丸方**

羌活去芦头。二两半　大麻仁别研。三两　槟榔五枚。剉　防风去叉　枳壳去瓤，麸炒。各一两　大黄剉，炒。一两半　木香一两

上七味，捣罗六味为末，与麻仁同研匀，炼蜜和丸如梧桐子大。每服二十丸，温水下，食前服，日三，以微利为度。

治妊娠大便结塞不通，脐腹硬胀，不能安卧，气上喘逆，**枳壳丸方**

枳壳去瓤，麸炒。一两半　大黄微炒。二两半

上二味，捣罗为末，炼蜜和丸如梧桐子大。每服二十丸，空心米饮下，未通再服，以通为度。

治妊娠大便不通，肠胁坚胀，**润肠丸方**

枳壳去瓤，麸炒，为末　大麻仁别研。各一两

上二味，再研匀，炼蜜和丸如梧桐子大。每服三十丸，食前温水下。生姜汤亦得。

治妊娠大便不通，**葱胶汤方**

葱白一茎。切　牛皮胶二片。大者，椎碎

上二味，以水一盏半，煎令胶烊尽，去滓，顿服之。

治妊娠大便不通，疏气，**黄耆丸方**

黄耆剉　枳壳去瓤，麸炒。各一两　威灵仙二两

上三味，捣罗为末，用面糊和丸如小豆大。每服三十丸，温水下，不拘时，未通稍加之。

妊娠大小便不通

论曰：妊娠大小便不通者，以脏腑盛实，热气蕴积，不时宣导之所致也。若热结于大肠，则大便不通；结于小肠，则小便不通。今大小肠俱有热，则大小便俱不通。其候令人烦满，少腹胀急。惟能均调腑脏，使气疏达，则传化无所留滞矣。

治妊娠大小便不通，脐腹胀痛，**栀子汤方**

栀子仁一两半　石膏四两　黄芩去黑心。一两半　泽泻二两　柴胡去苗。一两半　赤芍药二两　萎蕤一两半　车前草切。半两

上八味，粗捣筛。每服四钱匕，水一盏半，淡竹叶十片，同煎至八分，去滓，食前服。

治妊娠大小便不通，心腹妨闷，不欲饮食，**槟榔汤方**

槟榔剉　赤茯苓去黑皮　大腹皮剉　木通剉　郁李仁汤浸，去皮尖，微炒。各一两　甘草炙　桔梗炒　桑上寄生各半两

上八味，粗捣筛。每服四钱匕，水一盏，煎取七分，去滓，不计时候温服。

治妊娠大小便不通七八日以上，腹胀瞀闷，**冬葵根汤方**

冬葵根干者一握。洗，冬即用子　车前草一两。干者，切　木通细剉。三两　大黄剉，炒。半两

上四味，粗捣筛。每服五钱匕，水一盏半，煎至八分，去滓，食前温服。

治妊娠大小便不通，心腹胀闷，**枳壳散方**

枳壳去瓤，麸炒。三分[1]　槟榔剉　木通剉。各一两　大黄剉，微炒。半两　诃黎勒二枚煨，二枚生[2]，各取皮用　大腹皮三枚。剉

上六味，捣罗为散。每服用童子小便一盏，入葱白二寸，煎取七分，去滓，调下二钱匕，不拘时候。

治妊娠大小便不通，下焦热结，**柴胡通塞汤方**

---

① 分：日本抄本、文瑞楼本同，明抄本、乾隆本作"两"。
② 二枚煨二枚生：日本抄本、文瑞楼本同，明抄本、乾隆本作"二枚。一生一煨"。

柴胡去苗　黄芩去黑心　陈橘皮汤浸，去白，微炒　泽泻　羚羊角镑。各三分　栀子仁一两　石膏一两　大黄剉，炒。一两

上八味，粗捣筛。每服四钱匕，水一盏，入生地黄一分，拍破，豉半分，微炒，同煎至七分，去滓，食前服。

治妊娠大小便不通，**木通饮方**

木通细剉。二两　车前子一两半　黄芩去黑心。一两　郁李仁汤浸，去皮，暴干。一两半　大黄剉，炒。一两

上五味，粗捣筛。每服五钱匕，水一盏，煎至八分，去滓，空心温服。

治妊娠大小便不通，结闷气急，胀满欲死，**茅根汤方**

茅根碎剉　滑石　车前子微炒　大黄剉碎，微炒。各一两半

上四味，粗捣筛。每服四钱匕，水一盏半，煎至八分，去滓，食前温服。

治妊娠大小便不通，**冬葵子汤方**

冬葵子二两。微炒　大黄一两。剉，炒

上二味，粗捣筛。每服三钱匕，水一盏，煎至七分，去滓，食前温服。

治妊娠大小便俱不通，**车前子汤方**

车前子五两。生用　木通剉碎。四两　黄芩去黑心。三两。剉　郁李仁汤浸，去皮。二两半　大黄剉，炒。二两

上五味，粗捣筛。每服四钱匕，水一盏半，煎至八分，去滓，食前温服。

治妊娠大小便不通，下部胀满，坐卧不安，**木通汤方**

木通剉碎。二两　大黄剉碎，生用。二两　滑石三两　大麻仁一两

上四味，粗捣筛。每服四钱匕，水一盏半，煎至七分，去滓，空心温服。

治妊娠大小便不通，**榆白皮汤方**

榆白皮细剉。一两半　桂去粗皮。一两。剉碎　甘草一两半。炙　滑石三两

上四味，粗捣筛。每服四钱匕，水一盏半，煎至八分，去滓，食前温服。

治妊娠大小便不通，**冬葵根汁方**

生冬葵根洗。二斤。细切，烂捣，生细布捩①取汁三合　生姜四两。洗，切，烂研，生细布绞取汁半②合

上二味，同和令匀。分作三服，空心日一服。未利再服。又未利，尽三服。

治妊娠大小便不通方

猪脂如半鸡子大。碎切③

上一味，以酒半升，暖令沸，投猪膏在内，更煎一两沸，分三服，食前温服，未通再服。

妊娠半产

论曰：妊娠日月未足、胎气未全而产者，谓之半产。盖由妊妇冲任气虚，不能滋养于胎，胎气不固，或擗扑闪坠，致气血损动④，或因热病温疟⑤之类，皆致半产。仲景谓：寒虚相搏，此名为革，妇人则半产漏下是也。

治妊娠胎气损动，气血不调，或擗扑闪坠，因致堕胎，谓之半产，及产后气血不和，恶滞不尽，腹中疞痛，**生地黄汤方**

生干地黄焙。一两　大黄略煨　芍药　白茯苓去黑皮　当归切，炒　细辛去苗叶　甘草炙　黄芩去黑心　桂去粗皮。各半两

上九味，粗捣筛。每服五钱匕，水一盏半，入生姜一枣大，拍碎，同煎至一盏，去滓，不拘时候温服。

治半产后，胸中气短，腹胁疞痛，余血不尽，烦满闷乱，**蒲黄汤方**

---

① 捩（liè 猎）：绞取。
② 半：日本抄本、文瑞楼本同，明抄本、乾隆本作"三"。
③ 如半鸡子大碎切：日本抄本、文瑞楼本同，明抄本、乾隆本作"二两"。
④ 动：日本抄本、文瑞楼本同，明抄本、乾隆本作"痛"。
⑤ 因热病温疟：明抄本、乾隆本、日本抄本、文瑞楼本同，日本抄本旁注"又作时病痢疟"。

蒲黄一两　芒消半两　芎劳一两　桂去粗皮。三分　桃仁半[①]两。去皮尖、双仁，炒　生干地黄焙。二[②]两　人参一两

上七味，粗捣筛。每服三钱匕，水一盏半，煎至八分，去滓，不拘时候温服。

治半产后，血下过多，心惊体颤，头目运转，或寒或热，脐腹虚胀疼痛，**人参汤方**

人参　麦门冬去心，焙　生干地黄焙　当归切，炒　芍药　黄耆剉　白茯苓去黑皮　甘草炙。各一两

上八味，粗捣筛。每服三钱匕，水一盏，煎至七分，去滓，食前温服。

治妊娠胎月未足，气血未充，辄堕胎者，其血伤动下而不止，虚烦困倦，**茯苓散方**

白茯苓去黑皮　人参　黄耆薄切　醋石榴皮切，炒　陈橘皮去白，炒　甘草炙。各一两

上六味，捣为细散。每服二钱匕，热酒调，放温服，米饮亦得，不拘时候。

治半产后，心烦闷倦，**羚羊角饮方**

羚羊角屑半两　芍药一两　枳实去瓤，麸炒。三分　人参一两　麦门冬去心，焙。半两

上五味，粗捣筛。每服三钱匕，水一盏，煎至七分，去滓，不拘时候温服。

治半产后，气血不快，恶露断续，**延胡索汤方**

延胡索　当归切，炒　芍药　芎劳　桂去粗皮　甘草炙。各一两

上六味，粗捣筛。每服三钱匕，水一盏，煎至七分，去滓，不拘时候温服。

治半产后，恶露不尽，气攻疼痛，血下成块，结筑脐腹，**芒**

---

① 半：日本抄本、文瑞楼本同，明抄本、乾隆本作“一”。
② 二：文瑞楼本同，明抄本、乾隆本、日本抄本作“一”。

消饮方

芒消　蒲黄　芎䓖　桂去粗皮　鬼箭羽各半两　生干地黄焙。一两　桃仁去皮尖、双仁，炒。半两

上七味，粗捣筛。每服三钱匕，水一盏，煎至七分，去滓，不拘时候温服。

治半产后，恶露不断，心闷气短，**艾叶饮方**

艾叶　当归切，焙　人参　生干地黄焙　地榆　干姜炮　阿胶炙令燥

上七味，等分，粗捣筛。每服三钱匕，水一盏，煎至七分，去滓，不拘时候温服。

妊娠数日不产

论曰：心气下通胞络，妊妇临产，心气和平，则胞络滑利。若恐怖惊忧，则心气不能下通胞络，故令难产。凡临产切忌惊忧，傍人挥霍，及胎未逼迫，先用气力之类。依此将护，必免难产之厄。

治妊娠数日不产，或生不顺理，百方不得安，立生，**酥葵膏方**

酥一斤　秋葵子一升　白蜜半斤　滑石一两半　瞿麦一两　大豆黄卷二[①]两

上六味，以清酒一升，细研葵子，内酥蜜中，微火熬令熔，即下诸药，慢火煎，常令沸如鱼目，约半升，即以新绵滤，贮瓷器中。每服半匙，加至一匙，多恐呕逆。

治妊娠数日不产，滑胎易产，**甘草散方**

甘草炙，剉。一两　黄芩去黑心　大豆黄卷炒　干姜炮　桂去粗皮　吴茱萸汤洗去涎，与大豆卷同炒香。各半两　粳米淘净　麻子仁各一合

上八味，捣罗为散。每服三钱匕，温酒调下。若临月，每日

---

① 二：明抄本、乾隆本、文瑞楼本同，日本抄本作"一"。

频服。

治妊娠数日不产，养胎易产，**大黄丸**方

大黄剉，炒。二两　枳实去瓤，麸炒　芍药各一两　芎䓖三分①　干姜炮　厚朴去粗皮，生姜汁炙透，剉。各半两　杏仁汤浸，去皮尖、双仁，麸炒　白术各三分　吴茱萸汤洗去涎，焙干，炒。半两

上九味，捣罗为末，炼蜜和，捣匀，丸如梧桐子大。每服二丸，温酒下，不拘时。

治妊娠数日不产，滑胎易产，**瞿麦汤**方

瞿麦去根，剉　榆白皮剉　木通剉。各二两　冬葵子拣净，微炒。一合　滑石一两

上五味，粗捣筛。每服四钱匕，水一盏半，煎至七分，去滓，空心温服。

治妊娠数日不产②，**葵子汤**方

冬葵子炒。一合　滑石碎　瞿麦去根，剉。各一两　丹参剉。一两半

上四味，粗捣筛。每服四钱匕，水一盏半，煎至八分，去滓，下牛酥、白蜜各半合，再煎至六分，食前温服，入月预服③。

治妊娠数日不产，滑胎，**当归散**方

当归切，焙。一两　麻子仁一合④　吴茱萸汤洗去涎，焙干，再与大豆同炒香　干姜炮　知母剉　桂去粗皮　黄芩去黑心　甘草炙。各半两　大豆炒，去皮　糯米各一合⑤

上一十味，捣罗为散，研细。每服二钱匕，空腹温酒调下，渐加至三钱匕。欲作丸，即炼蜜和丸梧桐子大，温酒下二十丸。

---

①　三分：明抄本、文瑞楼本同，乾隆本作"五钱"，日本抄本作"二分"。

②　产：日本抄本、文瑞楼本同，明抄本此后有"养胎易生"。

③　入月预服：日本抄本、文瑞楼本同，明抄本作"入月频服"，乾隆本作"临月频服"。

④　合：明抄本、文瑞楼本同，日本抄本作"两"。

⑤　糯米各一合：明抄本作"粳米一合"，乾隆本作"粳米一分"，日本抄本、文瑞楼本作"糯米各一两"。

治妊娠数日不产，**大豆卷散方**

大豆黄卷拣，微炒　麻子仁[1]吴茱萸汤洗去涎，焙干，炒。各半两　甘草炙　干姜炮　黄芩去黑心　大麦蘖炒黄　桂去粗皮。各一两

上八味，捣罗为散。每服二钱匕，温酒调下，不拘时。

治妊娠数日不产，益气滑胎，**麦门冬丸方**

麦门冬去心，焙　芎䓖　厚朴去粗皮，生姜汁炙透，剉　枳壳去瓤，麸炒　芍药　赤茯苓去黑皮，剉。各二两　大黄剉，炒。半两　槟榔煨，剉。三枚　诃黎勒煨，取皮。五枚

上九味，捣罗为末，炼蜜和，涂酥为剂，捣熟丸如绿豆大。每服二十丸，空心酒下。

治妊娠数日不产，令易产方

铜弩牙一双

上一味，烧弩牙通赤，投半盏食醋中，临产服之。

治妊娠数日不产，令易产方

石燕子二枚

上一味，临产令产妇两手执之，即产。

治妊娠数日不产，**如圣散方**

生过蚕纸烧灰

上一味，研为细散。每服二钱匕，温酒调下，不计时。

妊娠数堕胎

论曰：胚胎之始，赖血气以滋育。若妊娠血气盛强，阴阳之至和，相与流薄于一体，唯能顺时数，谨人事，勿动而[2]伤，则生育之道得矣。若冲任气虚，将摄失宜，子脏风冷，不能滋养于胎，故每有妊则数致伤堕也。

治妊娠数堕胎，子宫虚冷，**熟干地黄散方**

---

①　麻子仁：日本抄本、文瑞楼本同，明抄本、乾隆本列"大麦蘖"前。

②　而：日本抄本、文瑞楼本同，日本抄本旁注"一作内"，明抄本、乾隆本作"内"。

熟干地黄　黄耆剉　芎䓖　白术　人参　当归切，焙。各一两　干姜炮　甘草炙　吴茱萸汤洗七遍，焙干，微炒。各半两

上九味，捣罗为散。每服二钱匕，食前温酒调下。

治妊娠胎动数损堕，止痛安胎，**桑寄生汤**方

桑寄生　当归切，焙　芎䓖　人参　甘草炙。等分

上五味，粗捣筛。每服四钱匕，水一盏，入葱白七寸，同煎至六分，去滓温服。

治妊娠数堕胎，小腹疼痛不可忍，**阿胶汤**方

阿胶炙令燥　熟干地黄焙　艾叶微炒　芎䓖　当归切，焙　杜仲去皴皮，炙，剉　白术各一两

上七味，粗捣筛。每服四钱匕，水一盏半，入枣三枚，擘破，同煎至八分，去滓，食前温服。

治妊娠气血衰微，胞脏挟冷，数堕胎，**地黄汤**方

熟干地黄四两　当归切，焙　艾叶各二两　芎䓖　阿胶炒令燥　杜仲去粗皮，剉，炒　五加皮各三两

上七味，剉如麻豆大。每服五钱匕，水一盏半，煎至一盏，去滓温服，空心食前。

治子宫久冷，妊娠数堕胎，**杜仲丸**方

杜仲去粗皮，炙，剉　防风去叉　附子炮裂，去皮脐　石菖蒲　桔梗炒　秦艽去苗、土　细辛去苗叶　厚朴去粗皮，生姜汁炙　桂去粗皮　半夏汤洗二七遍，焙。各三分　熟干地黄焙　沙参　蜀椒去目并闭口者，炒出汗　干姜炮。各半①两

上一十四味，捣罗为末，炼蜜和丸如梧桐子大。空心温酒下十五丸，渐加至二十丸，一月效。

治子宫久冷，妊娠数堕胎，**吴茱萸丸**方

吴茱萸汤洗十遍，焙　蜀椒去目及闭口者，炒出汗。各三两　高良姜　附子炮裂，去皮脐。各一两　青橘皮汤浸，去白，麸炒黄。一两半　白术二两

---

① 半：日本抄本、文瑞楼本同，明抄本、乾隆本作"一"。

上六味，捣罗为末，用干柿二十枚，以好酒浸令软，研膏和捣得所，丸如梧桐子大。每服十丸至十五丸，空心临卧，温熟水下。

治妊娠数堕胎，心腹疼痛，**芎劳汤**方

芎劳 芍药 白术 阿胶炒令燥 甘草炙。各一两

上五味，粗捣筛。每服三钱匕，水一盏，入艾叶、糯米、生姜，同煎至六分，去滓，食前服。

治血气不足，子脏挟寒，妊娠数堕，**紫石英丸**方

紫石英椎作小块，以葵菜叶煮半日，碾细，水飞 鹿茸切片，酒浸一宿，去毛，炙 禹余粮火煨，醋淬七遍，水飞 当归切，焙 枳壳去瓤，麸炒 芎劳各一两 侧柏微炙 艾细剉，醋拌炒黄 阿胶蛤粉炒黄，去粉 赤芍药 桂[①]去粗皮 白芷各三分 乌贼鱼骨去甲，微炙 木香各半两

上一十四味，捣罗为末，炼蜜和丸如梧桐子大。每服三十丸，温酒下，空心、晚食前各一服。

治妇人血气衰弱，子脏风冷，妊娠数堕[②]，**地黄丸**方

熟干地黄新润者，焙。一两 泽兰嫩者 肉苁蓉酒浸，切，焙 山芋 石斛沉水者 厚朴去粗皮，生姜汁炙令透 蛇床子炒 柏叶 艾嫩者 续断 卷柏汤浸洗 五味子各半两

上一十二味，捣罗为末，炼蜜和丸如梧桐子大。每日空心晚间，生姜艾汤下十五丸。

治妇人血海冷惫，不能养胎，妊娠数堕，**白薇丸**方

白薇去芦头 牡丹皮剉 熟干地黄焙 木香 当归切，焙 肉豆蔻仁 远志去心 附子炮裂，去皮脐 禹余粮火煅，醋淬五七遍，别研 肉苁蓉酒浸，去皴皮，切，焙。各二两 芎劳[③] 白茯苓[④]去黑皮 细辛去苗叶 石膏别研 独活去芦头 吴茱萸汤洗七遍，去

---

① 桂：明抄本、乾隆本、日本抄本、文瑞楼本列"木香"后。
② 堕：日本抄本、文瑞楼本同，明抄本、乾隆本作"堕胎"。
③ 芎劳：日本抄本、文瑞楼本同，明抄本、乾隆本列"肉苁蓉"前。
④ 白茯苓：日本抄本、文瑞楼本同，明抄本、乾隆本列"肉苁蓉"前。

滑，焙。各一两　蜀椒去目并闭口，炒出汗。半两　黄耆剉　五味子微炒　桂去粗皮。各三分

上二十味，除别研外，捣罗为末，入研药拌匀，炼蜜和丸如梧桐子大。每服二十丸，温酒下，空心食前。

治妇人曾伤三月四月胎，**补益调中饮**方

芍药剉，炒　当归切，焙　厚朴去粗皮，生姜汁炙　续断　芎藭剉　白术剉，炒　柴胡去苗　李根白皮生，剉，焙干　乌梅去核　枳壳去瓤，麸炒。各一两

上一十味，粗捣筛。每服五钱匕，以水一盏半，煎取八分，去滓温服。

卷第一百五十八

妊娠门

妊娠堕胎后衣不出　　妊娠堕胎后血不出　　妊娠堕胎后血出不止
妊娠诸疮　　产妇推行年等法并安产图

妊娠门

妊娠堕胎后衣不出

论曰：胎气内动，不能自安，非时而堕，既堕而胞衣不出者，以衣带尚与母气相属，血气犹固，伤堕之次，复加风冷，气血凝涩，遂致衣不出，治法宜以破血温气之剂。

治妊娠堕胎，胞衣不出，**当归汤方**

当归切，炒　牛膝酒浸，切，焙。各一两半　木通剉　滑石碎。各二两　冬葵子炒。二合　瞿麦穗一两

上六味，粗捣筛。每服三钱匕，水一盏半，煎至八分，去滓温服。未下再服，以下为度。

治妊娠堕胎，胞衣不出，**冬葵子汤**方

冬葵子炒　牛膝酒浸，切，焙　木通剉。各二两　瞿麦穗一两　桂去粗皮。二两

上五味，粗捣筛。每服二钱匕，水一盏半，煎至八分，去滓温服，以下为度。

治妊娠堕胎，胞衣不出，令胞烂，**莽草汤方**

莽草　滑石　冬葵子炒。各三①两　瞿麦穗　牛膝酒浸，切，焙　当归切，炒。各二两

上六味，粗捣筛。每服三钱匕，水一盏半，煎至八分，去滓温服，以下为度。

---

① 三：日本抄本、文瑞楼本同，明抄本、乾隆本作"二"。

治妊娠堕胎，胞衣不出，**阿胶汤方**

阿胶炙令燥　冬葵子炒　牛膝酒浸，切，焙　当归切，焙。各三分

上四味，粗捣筛。每服三钱匕，水一盏半，煎至八分，去滓温服，以下为度。

治妊娠堕胎，胞衣不下，昏闷喘急者，宜急救之，**雄黄散方**

雄黄研　香墨研。各一钱　金箔三[1]片　马牙消一分。研

上四味，研匀。每服一钱匕，以蜜少许，与温汤调服之。未下更服。

治妊娠堕胎，胞衣不出，**地黄酒方**

生地黄以铜竹刀切，炒。半两　蒲黄炒　生姜切，炒。各一分[2]

上三味，以无灰酒三盏，于银器内同煎至二盏，去滓，分温三服。未下更服。

治妊娠堕胎，胞衣不下，**牛膝汤方**

牛膝酒浸，切，焙　冬葵子炒。各半两

上二味，粗捣筛。每服五钱匕，水一盏半，煎至八分，去滓温服。未下更服。

治妊娠堕胎，胞衣不出，**泽兰汤方**

泽兰叶切碎　滑石末。各半两　生麻油少许

上三味，以水三盏，先煎泽兰至一盏半，去滓，入滑石末并油，更煎三沸，顿服之。未下更服。

治妊娠堕胎，胞衣不出，**蒲黄酒方**

蒲黄炒。一合　槐子十四枚。为末

上二味，以酒三盏，煎至二盏，去滓，分温二服。未下更服。

治妊娠堕胎，胞衣不出方

上取大豆一盏，以酒三盏，煎至一盏半，去豆饮之。

又方

上取鸡子黄一枚，吞之即出。

---

① 三：明抄本、乾隆本、文瑞楼本同，日本抄本作"二"。

② 分：乾隆本、日本抄本、文瑞楼本同，明抄本作"两"。

又方

上取蒲黄如枣大，温酒化服之。

又方

上取生地黄汁一合，苦酒一盏，煎三五沸，顿服之，即下。

妊娠堕胎后血不出

论曰：血性喜温而恶寒，温则宣流，寒则凝泣。妊娠堕胎，恶血不出者，由妊娠宿有风冷在于胞脏，冷搏恶血，故令不下，令人寒热去来，脐腹满痛，口干躁渴，手足苦烦。若血随气逆，上冲于心，或语言狂忘，或迷闷不省，至其病变，不可胜数，宜速以破血下气药治之，血下乃已。

治妊娠堕胎后，恶血不出，四肢无力，体热，心胸满闷及诸疾，**乌金散方**

墨二两。打折二寸①挺子，烧通赤，用好醋一升蘸七遍，又再烧通赤放冷，别研为末　没药研　麒麟竭各一分　麝香一钱

上四味，并研和为散。每服温酒调下一钱匕。如血迷心，用童子小便和酒，调下二钱匕。

治妊娠堕胎后，败血不出方

墨三两。用炭火烧红，以酽醋淬，如此三遍，以瓷碗于净地上合，令冷取出，细研如粉　没药一两。别研末

上二味，合研令极细，再罗过。每服二钱匕，以煎醋调下，不拘时。

治妊娠堕胎后，恶血不出，少腹疼痛，**琥珀煮散方**

琥珀研。一分　没药研　蒲黄　当归去苗，切，焙　赤芍药　姜黄　红蓝花　土瓜根　牛李子②　延胡索　牡丹皮各半两

上一十一味，捣罗为散。每服三钱匕，童子小便、酒各半盏，同煎至七分，温服。心腹胀痛，温酒调下二③钱匕。

---

① 二寸：日本抄本、文瑞楼本同，明抄本、乾隆本作"寸许"。

② 牛李子：日本抄本、文瑞楼本同，明抄本、乾隆本作"牛旁子"。

③ 二：日本抄本、文瑞楼本同，明抄本、乾隆本作"三"。

治妊娠堕胎后，血不出奔心，闷绝不识人，**红蓝花散**方

红兰花微熬过① 男子发烧灰 墨烧通红 麒麟竭研 蒲黄隔纸炒。各一分

上五味，捣研为散。以童子小便三四分，调二钱匕服之，立差。

治妊娠堕胎后，血不出，**大黄汤**方

大黄剉，炒 当归微炙 甘草炙，剉 牡丹去心 吴茱萸汤洗，炒黄 芍药各一两

上六味，粗捣筛。每服三钱匕，水一盏，生姜一分，拍破，同煎至六分，去滓温服。相次再服。

治妊娠堕胎后，恶血不出，**白蜜汤**方

白蜜二两 生地黄汁一盏 酒半盏

上三味，将地黄汁与酒于铜器中煎五七沸，入蜜搅匀，分作两服，放温。相次再服，服三剂，百病可愈。

治妊娠堕胎后，血不出，往来寒热，腹痛，**桃仁汤**方

桃仁汤浸，去皮尖、双仁，麸炒黄色。二十枚② 吴茱萸汤洗，炒黄。二两 当归微炙 黄耆微炙，剉 芍药各一两 醍醐二两

上六味，除醍醐外，粗捣筛。每服三钱匕，生姜一分，拍破，水一盏，酒半盏，煎至六分，去滓，下醍醐半两已来，搅匀温服。

治妊娠堕胎后，血露不出，心腹疼痛，**鉴鼻汤**方

铜鉴鼻别捣，细研如粉 大黄剉，微炒 芍药 生干地黄微炒。各一两 甘草炙，剉 芎䓖 干漆炒去烟。各一分 枣七枚。去核，焙 乱发鸡子大。烧灰

上九味，粗捣筛。每服三钱，水一盏，煎至七分，去滓，投芒消少许，再煎一二沸，温服。相次更服。

治妊娠堕胎后，血不出上抢，心痛烦愦，**猪膏饮**方

猪膏七合 白蜜三合 生地黄切。二两

上三味，先将猪膏地黄相和，煎令赤色，去却地黄，内蜜三

---

① 熬过：文瑞楼本同，明抄本、乾隆本作"炒"，日本抄本作"熬"。

② 汤浸……二十枚：此14字日本抄本、文瑞楼本同，明抄本、乾隆本作"三枚。炒"。

合，搅匀，分温二服，相次再服。

治妊娠堕胎后，血不出，腹中疠痛，不可忍，**大黄饮方**

大黄剉，炒　芍药　黄芩去黑心　当归微炙　桃仁汤浸，去皮尖、双仁，麸炒黄色。各一两　生干地黄焙。一两半　桂去粗皮　甘草炙赤。各三[①]分

上八味，粗捣筛。每服三钱匕，水一盏，煎至七分，去滓温服，食顷再服。

治妊娠堕胎后，血不出，**当归酒方**

当归炙令香，剉　芍药剉，炒。各二两

上二味，粗捣筛。每服三钱匕，以无灰酒一盏，入生地黄汁一合，于银器内慢火煎至七分，去滓温服，以恶血下为度。

治妊娠堕胎后血不出，寒热腹痛，**牡丹丸方**

牡丹去心　当归炙令香，剉　芍药　白术　鬼箭羽　桂去粗皮。各一两　大黄剉，炒。三分

上七味，捣罗为末，炼蜜和丸梧桐子大。每服二十丸，温酒下，时时一服。渐加至三十丸。

治妊娠堕胎后，血不出，少腹满痛方

取羚羊角，烧灰细研如面。每服三钱匕，不计早晚，以豆淋酒调下。

妊娠堕胎后血出不止

论曰：胎不安而堕，既堕而血出不止者，以经养不周，血投虚出，甚则心神烦愦，乃至昏冒也。

治妊娠堕胎后，血出不止，**龙骨散方**

龙骨半两　生干地黄焙　地榆去苗，细剉。各一两半　当归切，焙　芍药各一两　干姜炮裂　蒲黄微炒　阿胶炒令燥　牛角䚡取黄

牛角内者，炙令匀焦，错取末①。各半两　艾叶末②一分

上一十味，捣罗为散。每服二钱匕，煎生地黄酒调服。

治妊娠堕胎后，血出不止，**地榆散方**

地榆去苗，剉碎。一两　当归切，焙　龙骨　艾叶捣成末　蒲黄微炒。各半两　牛角䚡炙令匀焦，错取末　阿胶炒令燥　生干地黄焙。各一两

上八味，捣罗为散，研匀。每服二钱匕，温米饮调粥，食前服。

治妊娠堕胎后，血出不止，胸胁心腹满痛，时复寒热甚者，**桑根煎丸方**

桑根白皮剉。二两　麻子仁净淘。五合。研　清酒五盏，煮前二味药至三盏，绞汁，去滓　枣三十枚。大者，取肉　饴糖二两　阿胶炙令燥。一两　蜜五大合。取枣、糖、胶同煎一大盏如膏　干姜炮裂　厚朴去粗皮，生姜汁炙七遍，剉碎。各半两　蜀椒去目并合口者，炒出汗　桂去粗皮　甘草炙令赤　黄檗剉碎　生干地黄焙　玄参　五味子各一分③　芍药半两

上一十七味，以前七味共煎成稀膏，以后十味捣罗为末，与前膏同和为剂涂酥，更捣令匀熟，丸如弹子大。以温酒化一丸，食前服。

治妊娠堕胎后，血出不止，形体虚羸，**地榆汤方**

地榆去苗，刮净，细剉。一两　当归炙，焙，切碎。二两　生姜去皮，切碎，阴干者　艾叶捣为末。各半两　赤石脂一两

上五味，粗捣筛。每服三钱匕，水一盏，入新竹叶十片，同煎至七分，去滓，食前温服。

治妊娠堕胎后，血出不止，少腹满痛，**地黄汤方**

生干地黄焙　当归切，焙　芎劳去芦头。各二两　阿胶炙令

---

① 取黄牛角……取末：此13字文瑞楼本同，明抄本、乾隆本作"烧灰"，日本抄本作"取黄牛角内者，炙令匀焦，镑取末"。

② 艾叶末：日本抄本、文瑞楼本同，明抄本、乾隆本作"菖蒲"。

③ 分：日本抄本、文瑞楼本同，明抄本、乾隆本作"两"。

燥　艾叶各半两

上五味，粗捣筛。每服三钱匕，水一盏，煎至七分，去滓温服，空心服之，晚后再服。如腹痛，加杜仲、五加皮。

治妊娠堕胎后，下血出不止，**榆白皮煮散方**

榆白皮刮净，剉碎　当归切，焙。各半两

上二味，粗捣筛。每服三钱匕，水一盏，入生姜三片，同煎至七分，去滓，空心服。

治妊娠堕胎后，血出不止，腹痛，**艾叶汤方**

艾叶捣成末用。一两　阿胶炙令燥。半两

上二味，粗捣筛。每服三钱匕，水一盏，煎至五分，去滓，空腹服之。未效更服。

治妊娠堕胎后，血出不止，**小蓟饮方**

小蓟根叶剉碎　益母草去根茎，切碎。各五两

上二味，细切，以水三大碗煮二味烂熟，去滓，至一大碗，将药于铜器中煎至一盏，分作二服，日内服尽。

治妊娠胎堕后，血出不止方

丹参去芦头。二两

上一味，粗捣筛。每服四钱匕，水一盏，煎至六分，去滓，温服食前。

治妊娠堕胎后，血出不止方

取生地黄汁半盏，调代赭末一钱匕，一日三五服，以差为度。

妊娠诸疮

论曰：妊娠之人，若人 [①] 经有热播流血脉，散于肌肉，荣气不从于肉理，则生痈肿诸疮之类。《内经》谓诸痛痒疮，皆属于心。治法宜调经络，平腑脏，则邪壅之疾自差 [②] 。

---

① 人：明抄本、文瑞楼本同，日本抄本作"胞"。
② 论曰……自差：此 61 字明抄本、日本抄本、文瑞楼本同，乾隆本作"论曰：热邪留滞荣卫而成疮疡，因于风则瘙痒，因于湿则浸淫，或兼二火则为痛疽，是皆素有积热蕴于内而发于外。有娠患此，则宜内清血热兼以养胎，解利经络以和肌腠，外用涂傅之剂，解散留结之邪，治以毋犯胎元为要"。

治妊娠诸疮，利心经，疏壅滞，**分气汤方**

麦门冬去心，焙　槟榔生，剉　当归切，焙　人参　甘草炙　木通剉　羌活去芦头　芎䓖　大腹皮剉　桑根白皮剉。各一两　大黄炒。三分

上一十一味，粗捣筛。每服三钱匕，水一盏，煎至六分，去滓，空心日午临卧温服。

治妊娠诸疮，**地黄丸方**

生干地黄焙　黄耆剉　人参　荆芥去梗　黄芩去黑心　甘草炙　栀子仁　干薄荷叶各一两

上八味，捣罗为末，炼蜜丸如梧桐子大。每服二十丸，加至三十丸，温汤下，不拘时。

治妊娠血气壅滞，身体生疮，心神不宁，**荆芥汤方**

荆芥穗　芎䓖　细辛去苗叶　威灵仙洗，剉　甘草炙。各一两　皂荚半两。不蚛者，去皮，涂酥炙

上六味，粗捣筛。每服二钱匕，水一盏，煎至六分，去滓，食后临卧温服。

治妊娠气壅生疮，**皂荚子散方**

皂荚子二百枚。灰火炮熟，去皮　槐实麸炒。四两　甘草炙　干薄荷叶　黄耆剉　荆芥穗各一两　芎䓖　天麻各半两

上八味，捣罗为散。每服一钱匕，温酒调下，沸汤亦得，不拘时。

治妊娠气血壅滞，攻身体生疮瘙痒，**薄荷丸方**

干薄荷叶二两　荆芥穗一两半　蔓荆实去白皮　玄参洗，剉　甘草炙　大黄剉，炒　人参　麦门冬去心。各一两　羌活去芦头。二两　细辛去苗叶。一两半①

上一十味，捣罗为末，炼蜜丸如鸡头大。每服一丸，茶酒嚼下，不拘时。

治妊娠气血壅滞生疮，**黄耆汤方**

---

① 一两半：日本抄本、文瑞楼本同，明抄本、乾隆本作"一两"。

黄耆剉　苦参洗，剉　羌活去头芦　独活去芦头　恶实炒　甘草炙。各半两

上六味，粗捣筛。每服三钱匕，水一盏，煎至七分，去滓温服。

治妊娠疮疥，烦热瘙痒，**秦艽丸方**

秦艽半两[1]　黄耆剉　枳壳去瓤，麸炒　漏芦去芦头　防风去叉。各一半两　黄连去须。半两

上六味，捣罗为末，炼蜜丸如梧桐子大。每服二十丸，温酒下，空心日午夜卧服。

治妊娠风热气盛，攻身体生疮，皮肤燥涩，大便结滞，**祛风散**方

羌活去芦头。二两　大黄湿纸裹煨。半两　芎䓖二两　黄耆剉。三两　朴消别研。半两　当归切，焙。一两半

上六味，捣罗为散，与朴消匀。每服一钱匕，日午夜卧，用温蜜水调下，微利为效。

治妊娠风[2]气壅，头目不利，身体生疮，**白芷丸方**

白芷三两　芎䓖　天南星水煮。各二两　羌活去芦头。半两　藿香叶一两　菊花三分　防风去叉。半两　细辛去苗并叶。一两　当归切，焙。二[3]两

上九味，捣罗为末，酒煮面糊丸如梧桐子大。每服二十丸，薄荷汤下，不拘时。

产妇推行年等法并安产图

产妇推行年法

妇人行年十三岁至四十九岁

行年庚申，反支在正月、七月，祸害在离，绝命在巽，生气在坤，悬尸在辰戌日，闭肚[4]在辛，八庄在甲。

宜唤西南黄衣师看产，产妇宜著黄衣卧西南首吉。

---

① 半两：日本抄本、文瑞楼本同，明抄本、乾隆本作"两半"。
② 风：日本抄本、文瑞楼本同，明抄本、乾隆本作"风热"。
③ 二：明抄本、乾隆本、文瑞楼本同，日本抄本作"三"。
④ 肚：日本抄本、文瑞楼本同，明抄本、乾隆本作"肛"。

妇人十四岁

行年在己未，反支在二月、八月，祸害在坤，绝命在兑，生气在离，悬尸在卯酉日，闭肚在壬，八庄在癸。

宜唤南方赤衣师看产，产妇宜着赤衣卧南首吉。

妇人十五岁

行年在戊午，反支在三月、九月，祸害在乾，绝命在艮，生气在坎，悬尸在寅申日，闭肚在癸，八庄在壬[1]。

宜唤北方黑衣师看产，产妇宜着黑衣卧北吉。

妇人十六岁

行年在丁巳，反支在四月、十月，祸害在艮，绝命在乾，生气在震，悬尸在丑未日，闭肚在甲，八庄在辛。

宜唤东方青衣师看产，产妇宜着青衣卧东首。

妇人十七岁

行年在丙辰[2]，反支在五月、十一月，祸害在震，绝命在坎，生气在艮，悬尸在子午日，闭肚在乙，八庄在庚。

宜唤东北黄衣师看产，产妇宜着黄衣卧东北首。

妇人十八岁

行年在乙卯，反支在六月、十二月，祸害在坎，绝命在震，生气在乾，悬尸在巳亥日，闭肚在丙，八庄在丁。

宜唤西北黑衣师看产，产妇宜著黑衣卧西北首。

妇人十九岁

行年在甲寅，反支在正月、七月，祸害在巽，绝命在离，生气在兑，悬尸在辰戌日，闭肚在丁，八庄在丙。

宜唤西方白衣师看产，产妇宜着白衣卧西首。

妇人二十岁

行年在癸丑，反支在二月、八月，祸害在兑，绝命在坤，生气在巽，悬尸在卯酉日，闭肚在庚，八庄在乙[3]。

---

① 壬：乾隆本、日本抄本、文瑞楼本同，明抄本作"寅"。
② 辰：乾隆本、日本抄本、文瑞楼本同，明抄本作"申"。
③ 乙：乾隆本、日本抄本、文瑞楼本同，明抄本作"巳"。

宜唤东南青衣师看产，产妇宜著青衣卧东南首。

妇人二十一岁

行年在壬子，反支在三月、九月，祸害在离，绝命在巽，生气在坤，悬尸在寅申日，闭肚在辛，八庄在甲。

宜唤西南黄衣师看产，产妇宜着黄衣卧西南首。

妇人二十二岁

行年在辛亥，反支在四月、十月，祸害在坤，绝命在兑，生气在离，悬尸在丑①未日，闭肚在壬，八庄在癸。

宜唤南方赤衣师看产，产妇宜着赤衣卧南首。

妇人二十三岁

行年在庚戌，反支在五月、十一月，祸害在乾，绝命在艮，生气在坎，悬尸在子午日，闭肚在癸，八庄在壬。

宜唤北方黑衣师看产，产妇宜著黑衣卧北首。

妇人二十四岁

行年在己酉，反支在六月、十二月，祸害在艮，绝命在乾，生气在震，悬尸在巳亥日，闭肚在甲，八庄在辛。

宜唤东南青衣师看产，产妇宜着青衣卧东首。

妇人二十五岁

行年在戊申，反支在正月、七月，祸害在震，绝命在坎，生气在艮，悬尸在辰戌日，闭肚在乙，八庄在庚。

宜唤东北黄衣师看产，产妇宜着黄衣卧东北首。

妇人二十六岁

行年在丁未，反支在二月、八月，祸害在坎②，绝命在震，生气在乾，悬尸在卯酉日，闭肚在丙，八庄在丁。

宜唤西北白衣师看产，产妇宜著白衣卧西北首。

妇人二十七岁

行年在丙午，反支在三月、九月，祸害在巽，绝命在离，生

① 丑：乾隆本、日本抄本、文瑞楼本同，明抄本作“亥”。
② 坎：乾隆本、日本抄本、文瑞楼本同，明抄本作“艮”。

气在兑，悬尸在寅申日，闭肚在丁，八庄在丙。

宜唤西方浅衣师看产，产妇宜着浅衣卧正西首。

妇人二十八岁

行年在乙巳，反支在四月、十月，祸害在兑，绝命在坤，生气在巽，悬尸在丑未日，闭肚在庚，八庄在乙。

宜唤东南方黄衣师看产，产妇宜着黄衣卧东南首。

妇人二十九岁

行年在甲辰，反支在五月、十一月，祸害在离，绝命在巽，生气在坤，悬尸在子午日，闭肚在辛，八庄在甲。

宜唤西南方黄衣师看产，产妇宜著黄衣卧西南首。

妇人三十岁

行年在癸卯，反支在六月、十二月，祸害在坤，绝命在兑，生气在离，悬尸在己亥日，闭肚在壬，八庄在癸。

宜唤南方赤衣师看产，产妇宜著赤衣卧南首。

妇人三十一岁

行年在壬寅，反支在正月、七月，祸害在乾，绝命在艮，生气在坎，悬尸在辰戌日，闭肚在癸，八庄在壬。

宜唤北方黑衣师看产，产妇宜著黑衣卧北首。

妇人三十二岁

行年在辛丑，反支在二月、八月，祸害在艮，绝命在乾，生气在震，悬尸在卯酉日，闭肚在甲，八庄在辛。

宜唤东方青衣师看产，产妇宜著青衣卧东首。

妇人三十三岁

行年在庚子，反支在三月、九月，祸害在震，绝命在坎，生气在艮，悬尸在寅申日，闭肚在乙，八庄在庚。

宜唤东北黄衣师看产，产妇宜著黄衣卧东北首。

妇人三十四岁

行年在己亥，反支在四月、十月，祸害在坎，绝命在震，生气在乾，悬尸在丑未日，闭肚在丙，八庄在丁。

宜唤西北白衣师看产，产妇宜著白衣卧西北首。

妇人三十五岁

行年在戊戌，反支在五月、十一月，祸害在巽，绝命在离，生气在兑，悬尸在子午日，闭肚在丁，八庄在丙。

宜唤西方白衣师看产，产妇宜著白衣卧西首。

妇人三十六岁

行年在丁酉，反支在六月、十二月，祸害在兑，绝命在坤，生气在巽，悬尸在巳亥日，闭肚在庚，八庄在乙。

宜唤东南青衣师看产，产妇宜著青衣卧东南首。

妇人三十七岁

行年在丙申，反支在正月、七月，祸害在离，绝命在巽，生气在坤，悬尸在辰戌日，闭肚在辛，八庄在甲。

宜唤西南黄衣师看产，产妇宜著黄衣卧西南首。

妇人三十八岁

行年在乙未，反支在二月、八月，祸害在坤，绝命在兑，生气在离，悬尸在卯酉日，闭肚在壬，八庄在癸。

宜唤南方赤衣师看产，产妇宜著赤衣卧南首。

妇人三十九岁

行年在甲午，反支在三月、九月，祸害在乾，绝命在艮，生气在坎，悬尸在寅申日，闭肚在癸，八庄在壬。

宜唤北方黑衣师看产，产妇宜着黑衣卧北首。

妇人四十岁

行年在癸巳，反支在四月、十月，祸害在艮，绝命在乾，生气在震，悬尸在丑未日，闭肚在甲，八庄在辛。

宜唤东方青衣师看产，产妇宜着青衣卧东首。

妇人四十一岁

行年在壬辰，反支在五月、十一月，祸害在震，绝命在坎，生气在艮，悬尸在子午日，闭肚在乙，八庄在庚。

宜唤东北青衣师看产，产妇宜着青衣卧东首。

妇人四十二岁

行年在辛卯，反支在六月、十二月，祸害在坎，绝命在震，生气在乾，悬尸在巳亥日，闭肚在丙，八庄在丁。

宜唤西北黄衣师看产，产妇宜着黄衣卧东北首。

妇人四十三岁

行年在庚寅，反支在正月、七月，祸害在巽，绝命在离，生气在兑，悬尸在辰戌日，闭肚在丁，八庄在丙。

宜唤西方白衣师看产，产妇宜著白衣卧西北首。

妇人四十四岁

行年在己丑，反支在二月、八月，祸害在兑，绝命在坤，生气在巽，悬尸在卯酉日，闭肚在庚，八庄在乙。

宜唤东南青衣师看产，产妇宜着白衣卧西首。

妇人四十五岁

行年在戊子，反支在三月、九月，祸害在离，绝命在巽，生气在巽，悬尸在寅申日，闭肚在辛，八庄在甲。

宜唤西南黄衣师看产，产妇宜着青衣卧东南首。

妇人四十六岁

行年在丁亥，反支在四月、十月，祸害在坤，绝命在兑，生气在离，悬尸在丑未日，闭肚在壬，八庄在癸。

宜唤西南赤衣师看产，产妇宜着赤衣卧西南首。

妇人四十七岁

行年在丙戌，反支在五月、十一月，祸害在乾，绝命在艮，生气在坎，悬尸在子午日，闭肚在癸，八庄在壬。

宜唤北方赤①衣师看产，产妇宜著黑衣卧南②首。

妇人四十八岁

行年在乙酉，反支在六月、十二月，祸害在艮，绝命在乾，生气在震，悬尸在巳亥日，闭肚在甲，八庄在辛。

宜唤东方青衣师看产，产妇宜著青衣卧东首。

妇人四十九岁

---

① 赤：日本抄本、文瑞楼本同。明抄本、乾隆本作"黑"，当是。
② 南：日本抄本、文瑞楼本同，明抄本无。乾隆本作"北"，当是。

行年在甲申，反支在正月、七月，祸害在震，绝命在坎，生气在艮，悬尸在辰戌日，闭肚在乙，八庄在庚。

宜唤东北方青衣师看产，产妇宜着青衣卧东北首。

凡祸害绝命之地，不可令产妇向之，亦不得向此大小便。

凡生气①，产妇向之大吉，令母子命长。

凡闭肚之地，临月及产后未满月，并不得向此地大小便及弃不净水，犯之母子大恶，慎之大吉。

凡八庄之地，产妇床帐不得向之开门，慎之大吉。

凡反支月，不得令血污地，或令子死腹中，或产不顺，皆须先布灰草，然后铺驴马皮于上，安产吉。

凡悬尸之日，不可攀绳，宜悬马辔攀之，吉。

凡行年命，相值亦可，坐马皮、攀辔吉。

日游图

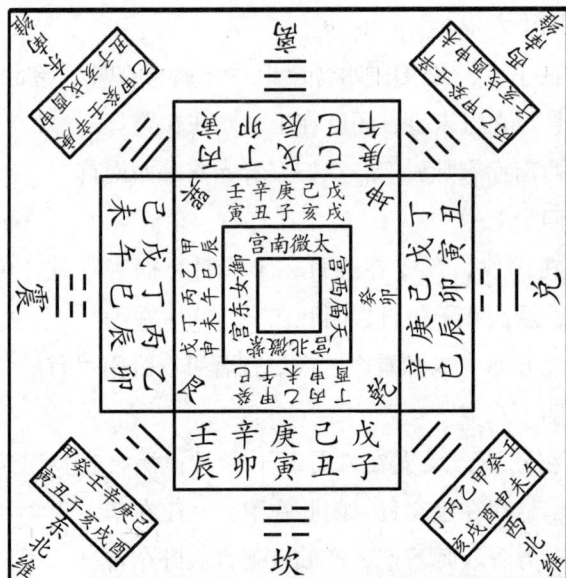

① 气：日本抄本、文瑞楼本同，明抄本、乾隆本此后有"之地"。

推日游法

推日游法，常以癸巳日入宫一十六日，宜避之至己酉方出外。

癸巳 甲午 乙未 丙申 丁酉五日在紫微北宫 戊戌 己亥 庚子 辛丑 壬寅五日在太微南宫 癸卯一日在天届西宫 甲辰 乙巳 丙午 丁未 戊申五日在御女东宫 己酉出外 庚戌 辛亥 壬子 癸丑 甲寅在外东北维 乙卯 丙辰 丁巳 戊午 己未在外东方 庚申 辛酉 壬戌 癸亥 甲子 乙丑在外东南维 丙寅 丁卯 戊辰 己巳 庚午在外南方 辛未 壬申 癸酉 甲戌 乙亥 丙子在外西南维 丁丑 戊寅 己卯 庚辰 辛巳在外西方 壬午 癸未 甲申 乙酉 丙戌 丁亥在外西北维 戊子 己丑 庚寅 辛卯 壬辰在外北方

上日游神在内，宜在外安产大吉。

十二月产图

大时 招摇 咸池 吴时 雷公 丰隆 轩帝 白虎 夫人 狂虎 天候 天狗 运鬼力士

上一十三辰，每月具注如图，产妇犯之大凶，向月空安产，天德藏衣，吉利。

体玄子借地法

东借十步 西借十步 南借十步 北借十步 上借十步 下借十步

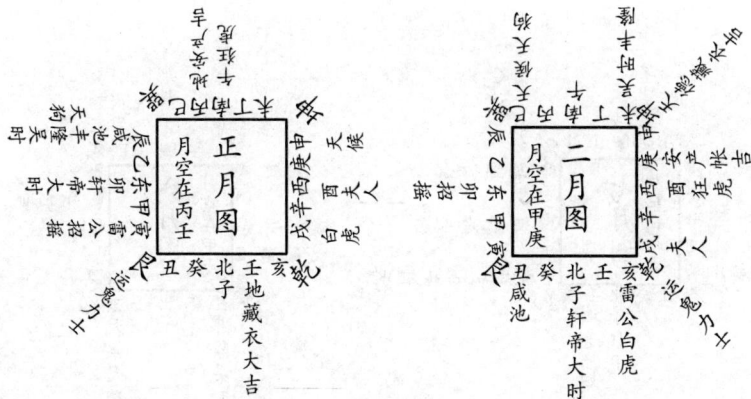

三月图
月空在丙壬

四月图
月空在甲庚

五月图
月空在丙壬

六月图
月空在甲庚

七月图
月空在丙壬

八月图
月空在甲庚

九月图　月空在丙壬

十月图　月空在甲庚

十一月图　月空在丙壬

十二月图　月空在甲庚

上此中，产妇某氏安居，无所妨碍，无所畏忌，诸神拥护，百鬼速去，急急如律令。前借地法，于入月即朱写一本贴床帐正北壁上，候产罢满月，除之。

安产及藏衣法

正月午地之东安产妇，子地之西藏衣吉。

二月酉地之南安产妇，卯地之北藏衣吉。

三月子地之西安产妇，午地之东藏衣吉。

四月申地之北安产妇，寅地之南藏衣吉。

五月子地之西安产妇，午地之东藏衣吉。

六月寅地之南安产妇，申地之北藏衣吉。

七月子地之西安产妇，午地之东藏衣吉。

八月寅地之南安产妇，申地之北藏衣吉。

九月午地之东安产妇，子地之西藏衣吉。

十月寅地之南安产妇，申地之北藏衣吉。

十一月午地之东安产妇，子地之西藏衣吉。

十二月酉地之南安产妇，卯地之北藏衣吉。

如闰月，即依节候用之。

产妇衣色及首指并起日法

甲乙日生产，勿着白衣，宜着黑衣，卧勿西首，勿庚辛日起。

丙丁日生产，勿着黑衣，宜着青衣，卧勿北首，勿壬癸日起。

戊己日生产，勿着青衣，宜着赤衣，卧勿东首，勿甲乙日起。

庚辛日生产，勿着赤衣，宜着黄衣，卧勿南首，勿丙丁日起。

壬癸日生产，勿着黄衣，宜着白衣，勿戊己日起。

禁草法

铺草及毡席讫，即咒曰：铁铁汤汤，非公所当。是王一言得之铜，一言得之铁，母子相生俱篾铁，急急如律令。

卷第一百五十九

逆产门

逆产　产难　子死腹中　息胞

逆产门

逆 产

论曰：逆产者，盖因妊妇初觉腹痛，产时未至，惊动伤早，儿回转未至[①]，竟便用力产之，即令逆也。又或安产之处，及坐卧，须顺四时方面[②]，并避五行禁忌，若触犯者，多致灾祸。

治难产，或经数日[③]，或生不以理，横逆艰难，百方千计，终不平安者，急服此药，在[④]儿身上，立生。若妊娠入月便服，临产则易，不觉儿出，**牛**[⑤]**酥膏方**

真牛酥一斤　秋葵子一升　白蜜半斤　大豆黄卷二[⑥]两　滑石捣末。二[⑦]两　瞿麦一两

上六味，先将药四味为末，次取酥，于慢火中煎化后，下蜜搅匀，将药投入，调和得所，以瓷合盛。每服一匙，温酒调下，加至二匙。

治横产及倒生，胎毙腹中，及衣不出，母气[⑧]欲绝，**半夏散方**

---

① 至：原脱，文瑞楼本同，据明抄本、乾隆本、日本抄本补，日本抄本旁注"又未下有全字"。

② 面：日本抄本、文瑞楼本同，明抄本、乾隆本作"向"。

③ 治难产或经数日：日本抄本、文瑞楼本同，明抄本、乾隆本作"治逆产数日"。

④ 在：日本抄本、文瑞楼本同，明抄本、乾隆本作"至"。

⑤ 牛：原脱，日本抄本、文瑞楼本同，据明抄本、乾隆本、日本抄本旁注补。

⑥ 二：乾隆本、日本抄本、文瑞楼本同，明抄本作"一"。

⑦ 二：乾隆本、日本抄本、文瑞楼本同，明抄本作"一"。

⑧ 气：原脱，日本抄本同，据明抄本、乾隆本、日本抄本旁注补。

半夏为末，用生姜汁制作饼①，暴干。半两② 白敛一两

上二味，捣罗为散。每服二钱匕，温酒调下。产难一服，横产二服，倒生三服，胎殪衣不出四服。此方加瞿麦一两煎服尤佳。

治逆产不正，**小麦饮方**

小麦 小豆各拣净，炒

上二味，等分，粗捣筛。每服三钱匕，水一盏，煎至七分，去滓温服。

治妇人横产倒生，死胎在腹，胀烂不出，催生，**柞木叶饮方**

柞木叶一把。围三寸长寸并细枝子，剉 甘草一茎长，一握。如小拇指拍破

上二味，用水三升半，慢火同煎至一升半，去滓，用瓷瓶盛，纸封瓶口，于产妇房内慢火煨，先服一小盏，少顷心头快，更服一小盏，不问服数，三四盏内，恶物下，寻常催生甚验。

治横生倒产，子死腹中，胎衣不下，**乌金散方**

当归酒浸，切，焙 没药别研 生干地黄焙 蒲黄生用 芍药炒 红蓝花炒。各一两 鲤鱼鳞腊月者佳 桂去粗皮。各二两 血余小儿胎发，真者。二枚

上九味，将血余、鲤鱼鳞二味，用销银锅子，先以炭火烧为灰，没药别研，余药捣罗为末和匀。每服二钱匕，温酒调下，不拘时。

治难产经三四日，或横倒不出垂死，**滑胎煎方**

瞿麦取穗。一两 酥③五两 滑石 葵子各二两 黑豆皮一合 白蜜四两 牛膝去苗。一两

上七味，除酥蜜外，捣罗为末，将酥蜜炼熟，入诸药末及牛乳汁五两煎，成煎，以瓷器盛。每服半匙，温酒或汤化下，不拘时。

---

① 制作饼：日本抄本、文瑞楼本同，明抄本、乾隆本作"炒"。
② 半两：日本抄本、文瑞楼本同，明抄本、乾隆本作"五枚"。
③ 酥：日本抄本、文瑞楼本同，明抄本、乾隆本作"真牛酥"。

治横产倒生，安胎，**酸浆饮方**

五叶酸浆草不拘多少

上一味，取自然汁半盏，酒半盏，染胭脂末半钱匕和匀，温饮之。未效再服。

治逆产法

大蒜七颗。去皮　生姜半两　葱白去青。三十茎。各拍碎

上三味，置在一盆子中，以百沸汤五碗，乘热投于盆中，速扶产妇于盆上坐，候冷易之，凡三易则胎正。

又法

上取灶底心黄土细研五合，以生姜汁煎令热，调如面糊，涂产母脐中，以熟①帛系之频换。

又法

上取盐和胡粉醋调，涂儿两足下即顺。

又法

上取蒲黄，用水调，涂儿足心底②。

又法

上取丹砂末半钱匕，蜜调涂儿足底③。又以丹砂笔，书儿两足底，左作千字，右作里字，即顺。

又法

上取三家盐，熬令黄，研末，以津唾调，涂儿足底④。次取三家饭，置产妇手中。

又法

上以父名书儿足底，即顺。

又法

上取车钉中膏，书儿足底作出字。

---

① 熟：明抄本、文瑞楼本同，乾隆本无此方，日本抄本作"热"。
② 足心底：日本抄本、文瑞楼本同，明抄本作"手足心即顺"，乾隆本无此方。
③ 心底：日本抄本、文瑞楼本同，明抄本、乾隆本作"心"。
④ 底：日本抄本、文瑞楼本同，明抄本、乾隆本作"心"。

又法

上以针刺儿先出足底，儿足痛惊还，即顺。手出如刺足法。

又法

上以中指，取釜底墨煤，交书儿足下，即顺。

治逆产及子死腹中，**艾叶汤**方

生艾五两

上一味，以清酒一升，煮取七合，旋服之则顺[1]。或不饮酒，用水煮之。

又方

大麻仁净拣，研烂[2]。半两

上一味，以水二盏，同煎至一盏，去滓温服。

又方

上取牛龂涎绞，以温酒和服之。

又方

上烧钱七枚令赤，投一盏酒中，去钱饮之。

又方

葵花焙干，葵子亦得。三两

上一味，捣罗为散。每服二钱匕，温酒调服。

又方

上取车辋上土，以三指撮，温酒调服。

又方

上取灶屋上黑尘，以温酒服二钱匕。

又方

上取弹子二枚，捣罗为散，以温酒调服二钱匕。

又方

上取甑带，烧灰研散，温酒调服二钱。

又方

---

① 顺：文瑞楼本同，明抄本、乾隆本此后有"下"，日本抄本作"须"。
② 研烂：日本抄本、文瑞楼本同，明抄本、乾隆本作"微炒"。

上取蛇蜕皮，烧灰研末，温酒①调服一钱匕，面东向服②。一方取蛇皮灰，猪③脂丸如梧桐子大，每服五丸④，面东吞之。

又方

上取晚蚕子纸一幅，烧灰研末，米饮调服⑤。

又方

上取夫⑥十指甲，烧灰研末，以温酒调服⑦。

又方

上取梁上尘三指撮，以暖酒调服之。

又方

上取菟丝子⑧，捣为末，温酒调服二钱匕。

又方

上取车前子捣为末，温酒调服二钱匕。

又方

当归切，焙。一两

上一味，捣罗为末。每服二钱匕，温酒调服。

又方

大豆五合

上一味，以苦酒二升，煮减半，分温服之。

产　难

论曰：临产或难，盖为和气动乱，心气不宁所致也。古人有

---

① 酒：日本抄本、文瑞楼本同，明抄本作"白酒"，乾隆本无此方。
② 服：日本抄本、文瑞楼本同，明抄本此后有"未下再服"。
③ 猪：日本抄本、文瑞楼本同，明抄本此前有"熟"。
④ 每服五丸：日本抄本、文瑞楼本同，明抄本作"酒下四五丸，未下再服"。
⑤ 米饮调服：日本抄本、文瑞楼本同，明抄本作"酒和下一丸"。乾隆本无此方。
⑥ 夫：文瑞楼本同，明抄本无，日本抄本作"未"。乾隆本无此方。
⑦ 服：日本抄本、文瑞楼本同，明抄本此后有"一钱"。
⑧ 子：日本抄本、文瑞楼本同，明抄本、乾隆本此后有"炒"。

预备方法，临月服滑胎散，并日行一二千[1]步，贵使血气下顺，至产无留难之虑。欲产先须看产图，及催生汤药，无致喧杂惊忙。又须产阁温暖，或遇严寒之日，四围烧火，及备热汤，蒻[2]诸异香，常令香火、汤气及身。惟谙事[3]人看候，产妇才觉腹痛，速与食饮令饱，无或困乏，饥以雌[4]鸡煮粥，渴以蜡[5]蜜煎汤，闷以[6]新汲冷水少饮。或空痛经日而胎未动者，宜安心熟忍，以荐席铺地[7]，就上安产，免为地气所侵。又就上[8]行三五百匝，或困于行，暂且扶立，须臾又行。如血水俱下，痛阵及腰，此欲产之兆也。诸余法度，宜次序行之。

治难产不下经日，**车前子散方**

车前子微炒。半两　榆白皮刮净，剉碎。一两　滑石半两　当归切，焙。半两　瞿麦穗一两

上五味，捣罗为散。每服二钱匕，用酒调下，温汤亦得。如血水未下，用大黄二钱，煎汤一盏，分作三服，调前药下。

治产难，催生，**如意膏方**

蓖麻子三七粒。去壳，研如膏　丹砂半钱。研细

上二味，一处和研匀，用油单一片，方圆如盏口大，将药摊之，当脐下少腹间贴之，外以带帛系令固，候产罢，并胞衣下毕，

---

① 一二千：文瑞楼本同，明抄本、乾隆本作"二三十"，日本抄本作"一二十"。

② 蒻（ruò 若）：文瑞楼本同，明抄本、乾隆本作"焚"，日本抄本作"热"，旁注"又热诸作焚诸"。蒻，焚烧。

③ 惟谙事：文瑞楼本同，明抄本、乾隆本作"暗使"，日本抄本作"惟诸使"，旁注"又惟诸使作暗使"。

④ 以雌：文瑞楼本同，明抄本、乾隆本作"则雌"，日本抄本作"以惟"，旁注"又以惟使作则雌"。

⑤ 以蜡：日本抄本、文瑞楼本同，日本抄本旁注"又以作则，又蜡作白"，明抄本、乾隆本作"则蜡"。

⑥ 以：日本抄本、文瑞楼本同，日本抄本旁注"又无闷以新汲冷少饮七字"，明抄本、乾隆本作"则"。

⑦ 地：明抄本、乾隆本、日本抄本、文瑞楼本同，日本抄本旁注"又地作床"。

⑧ 上：明抄本、乾隆本、日本抄本、文瑞楼本同，日本抄本旁注"又上作周"。

速去之，稍缓即脱人气血。此药觉腹痛，便宜用之。

治难产经日未生，**牛酥煎方**

真牛酥三两　秋葵子一合①　白蜜二两②　滑石③　瞿麦穗④　大豆黄卷⑤各一两

上六味，先以清酒一升，研细葵子内酥蜜中，微火令销后，即下诸药，慢火煎，常如鱼眼沸，约强半，如膏成，则将瓷器中以绵滤之，用温酒调，初服半匙，渐加至一匙。

治难产，**车前子煎方**

车前子一升。以布裹于水中熟挼漉出，日暴干；又以新布裹熟揉之，令光滑。不用捣　生地黄汁一升　白蜜一升　好酥五合

上四味相和，微火煎，常令如鱼眼沸起，即泻于瓷器中。每服半匙，以沸汤调，通口服之。

治难产数日不下⑥，**蛇蜕皮丸方**

蛇蜕皮一条。烧灰　腊月兔脑髓一枚　车脂枣许大。暴干

上三味，除兔髓外，捣罗为末，以兔髓搜和为丸如梧桐子大。每服二十丸，温酒下。

治难产，滑胎，**贝母散方**

贝母一两半。去心秤　槐子十月上巳日采之佳。一两半⑦

上二味，捣罗为散。每服三钱匕，以熟水调服。未生更服。

治难产⑧，《产乳⑨论》云：三十后嫁⑩者，谓之晚嫁也。少嫁则

① 合：日本抄本、文瑞楼本同，明抄本作"升"。乾隆本无此方。
② 二两：日本抄本、文瑞楼本同，明抄本作"半升"。
③ 滑石：日本抄本、文瑞楼本同，明抄本此后有"二两"。
④ 瞿麦穗：日本抄本、文瑞楼本同，明抄本此后有"一两"。
⑤ 大豆黄卷：日本抄本、文瑞楼本同，明抄本列"滑石"前。
⑥ 数日不下：日本抄本、文瑞楼本同，明抄本、乾隆本作"催生"。
⑦ 一两半：日本抄本、文瑞楼本同，明抄本、乾隆本作"微炒。五钱"。
⑧ 产：日本抄本、文瑞楼本同，明抄本、乾隆本此后有"及晚嫁难产"。
⑨ 产乳：日本抄本、文瑞楼本同，明抄本、乾隆本作"乳母"。
⑩ 嫁：日本抄本、文瑞楼本同，明抄本、乾隆本、日本抄本旁注作"适人"。

筋骨软懦易产也①，晚嫁则筋骨坚强，所以难产②，入月宜常服，**苎麻根饮方**

干苎麻根新者，刮削净，剉碎　陈橘皮汤浸，去白，焙　甘草炙　生干地黄焙　乌梅去核取肉　人参各二③两

上六味，粗捣筛。每服二钱匕，以水一盏，生姜二片，同煎至七分，去滓温服，日夜各一。

治腹痛虽甚，二三日不产④，**蒲黄散方**

蒲黄一合。研⑤　槐子微炒。半两

上二味，捣研为细散。每服二钱匕，以温酒调服，须臾即生。

治难产，如觉痛甚，服此散即觉平安，**马齿苋散方**

马齿苋　常苋各暴干。三两重。午日采

上二味，捣罗为散。每服二钱匕，新汲水调服，宜频服之。

治难产，**烧弓弦散方**

弓弦五寸。剉碎　箭筈五寸⑥。剉碎

上二味，同烧作灰，研为细散，作一服，以温酒调下，其子即出。未效再烧服。

治数日不产，胎上冲心欲死，**牛酥饮方**

牛酥半两　冬葵子净淘，微炒。一合　滑石三⑦分

上三味，以二味捣罗为末，和牛酥置生绢袋内盛之，用酒一升，煎至七合，去药袋子令温。每服半盏，一二服如未下，更服之。

---

① 易产也：日本抄本、文瑞楼本同，明抄本、乾隆本、日本抄本旁注作"故产门易开"。

② 产：日本抄本、文瑞楼本同，日本抄本旁注"又产下有难产二字"，明抄本、乾隆本此后有"产妇"。

③ 二：日本抄本、文瑞楼本同，明抄本、乾隆本作"一"。

④ 治腹痛……不产：此9字日本抄本、文瑞楼本同，明抄本作"治难产腹痛虽甚之日不生者"。

⑤ 研：日本抄本、文瑞楼本同，明抄本、乾隆本此前有"微炒"。

⑥ 寸：明抄本、文瑞楼本同，日本抄本作"升"。

⑦ 三：乾隆本、日本抄本、文瑞楼本同，明抄本此前有"研"。

治难产，**生地黄饮方**

生地黄汁一^①盏　生姜汁二分盏

上二味，同煎至一盏，分四服，每以汤或酒和服，胎则生也。

治难产，催生，**芍药散方**

赤芍药二两　沤麻头一握。拣择净，剉碎　芎藭　当归切，炒　茯神去木　甘草微炙　陈橘皮汤浸，去白，焙。各二两　乱发灰一分

上八味，捣罗为散。临卧时，温酒调下二钱匕，频服之，立生。

治难产，**蟹爪饮方**

蟹爪剉^②。一合　甘草微炙。半两　阿胶炙合燥^③。一两

上三味，叹咀如麻豆。每服三钱匕，以东流水一盏，煎至七分，去滓温服。如未产，更一二服。

治难产，**泽泻汤方**

泽泻一两　瞿麦去根，剉碎。二^④两半　榆白皮刮净，剉碎。二两　甘草炙令赤。一两半　桂去粗皮　木通剉碎　牛膝酒浸半日，切，焙。一^⑤两

上七味，粗捣筛。每服四钱匕，以水一盏半，入生姜三片，同煎至一盏，去滓温服。一服未产，更服。

治难产腹痛^⑥，胎不转动，**甘草汤方**

甘草微炙。半两　榆白皮刮净，剉碎。一两　桂心一两半　葵子一合　滑石三分

上五味，捣筛为粗末。每服四钱匕，以水一中盏，煎至六分，去滓温服。

治难产，催生，**抵圣散方**

---

① 一：文瑞楼本同，日本抄本作"二"。明抄本、乾隆本无此方。
② 剉：日本抄本、文瑞楼本同，明抄本作"炙"。乾隆本无此方。
③ 炙合燥：日本抄本、文瑞楼本同，明抄本作"粉炒，研"。
④ 二：明抄本、乾隆本、文瑞楼本同，日本抄本作"三"。
⑤ 一：明抄本、乾隆本、文瑞楼本同，日本抄本作"二"。
⑥ 痛：日本抄本、文瑞楼本同，明抄本、乾隆本作"痛甚"。

红蓝花六月六日取 蜀葵花五月五日采 桃花三月三日采 凌霄花七月七日采 大麦七①月十五日采。各一分

上五味，依时采取，捣罗为细散。每服三钱匕，以热酒调下，立产。

又方

蛇蜕皮一条。全者取，端午日置于沙锅中，用纸一张

上一味蛇皮，用水浸，于日②煎之，候干收此纸，有难产者，剪三小片子如蛇形，新汲水吞之，立产。或每片纸子内，拌牛粪中豆与吞，亦神效，此男左女右手内把出药也。

又方

瞿麦半两 桂心二钱半 蟹爪半合 牛膝酒浸半日，切，焙。半两

上四味，粗捣筛。每服五钱匕，水一盏半，煎至八分，去滓温服，如未产更服。

治难产，疑胎毙腹中，试验，**当归汤方**

当归切，焙。二两 芎䓖剉。二两

上二味，粗捣筛。每服五钱匕，以水一盏，煎至六分，去滓温服，如胎活则便安，如胎毙即下。又一法，苦酒调下，亦验。

治产难数日不出，或子死腹中，母气欲绝③，**桂心汤方**

桂去粗皮。一两半 瞿麦取穗 木通剉碎 牛膝酒浸半日，切，焙 榆白皮刮净，剉碎。各二④两

上五味，粗捣筛。每服四钱匕，以水一盏半，煎至八分，去滓温服，如未生更服。又一方，单煮瞿麦服之，亦出。

治妇人血气不调，心腹疼痛，或月闭不通，每有妊娠，多难产，**易生汤方**

① 七：日本抄本、文瑞楼本同，明抄本、乾隆本作"三"。
② 日：日本抄本、文瑞楼本同，明抄本、乾隆本无此条。疑下有脱文。
③ 绝：日本抄本、文瑞楼本同，明抄本、乾隆本此后有"者服之效"。
④ 二：明抄本、乾隆本、文瑞楼本同，日本抄本作"三"。

苍术净洗去皮。十二①两　桔梗六②两　枳壳去瓤，麸炒　麻黄去根节　附子炮裂，去皮脐　陈橘皮汤去白，焙。各三③两　芍药　白芷　芎藭　当归切，焙　甘草剉　桂去粗皮　半夏汤洗七次　赤茯苓去黑皮。各一两半　厚朴去粗皮，生姜汁炙　干姜炮。各二两

上一十六味，除桂、枳壳二味别为粗末外，一十四味同为粗末，慢火炒令色转，摊冷，次入桂、枳壳末令匀。每服三钱匕，水一盏半，醋一合，入生姜三片，煎至一中盏，去滓，稍热服，不拘时候。

治妇人难产及横逆生，**神圣散方**

干猪胎　鲤鱼皮　女人乱发三味各一两。入瓶子内烧令焦　铛墨　伏龙肝细研。各半两　墨煅，醋淬三度　当归切，焙　桂去粗皮　芍药　白僵蚕炒　白芷　白附子炮　芎藭各一两

上一十三味，捣罗为散，再研细。每服三钱匕，热酒调下，临产腹痛时，便子母俱无恙。产后每日空心一服，治月内诸血疾。

治滑④胎，易产，**车前子散方**

车前子　滑石各一两　阿胶炙燥。一两半

上三味，捣罗为散。每服二钱匕，蜜汤调下，不拘时服。

治难产，及已产胞衣不下，或堕胎后血不下⑤，**瞿麦汤方**

瞿麦穗　消石　黄连去须　滑石　甘草炙。各一两⑥　王不留行　延胡索⑦　当归切，焙　大黄剉，炒。各一两一分⑧　生干地黄焙　连皮大腹剉　鬼箭羽　射干　威灵仙去土　雷丸　槟榔

---

① 十二：日本抄本、文瑞楼本同，明抄本作"二"。乾隆本无此方。
② 六：日本抄本、文瑞楼本同，明抄本作"二"。
③ 三：日本抄本、文瑞楼本同，明抄本作"二"。
④ 滑：日本抄本、文瑞楼本同，明抄本、乾隆本此前有"难产"。
⑤ 血不下：日本抄本、文瑞楼本同，明抄本、乾隆本作"血下不止"。
⑥ 各一两：日本抄本、文瑞楼本同，明抄本无，乾隆本作"两半"。
⑦ 延胡索：日本抄本、文瑞楼本同，明抄本、乾隆本作"玄参"。
⑧ 各一两一分：日本抄本、文瑞楼本同，明抄本无，乾隆本作"两半"。

剉^①　京三棱煨，剉　郁李仁炒。各一两半　吴茱萸汤洗，焙，炒。
半两　牵牛子炒。二两^②

上二十味，粗捣筛。每服五钱匕，水一盏半，入生姜五片，
同煎至八分，去滓温服，不拘时。

又方

真珠研。半两　伏龙肝一两

上二味，捣罗为散。每服二钱匕，温酒调下。

治妇人临产胞伤风冷，腹痛频并，不能分娩，**催生汤**方

王不留行　京三棱煨，剉　牵牛子炒　百合　当归切，焙　威
灵仙各一两半　雷丸　大黄剉，炒　天雄炮裂，去皮脐。各一
两　桂去粗皮　甘草炙。各三分　大腹二两。剉

上一十二味，咬咀如麻豆。每服五钱匕，水一盏半，煎至八
分，去滓温服。

治妊娠难产方

水银一分　腻粉一分　兔脑十二月者

上三味研，以兔脑和为丸如梧桐子大。不计时候，以温水下
五丸。

治产难多时不下，垂困，宜服此**七圣煎**方

瞿麦　滑石各一两　牛乳　黑豆黄　酥三味各二两　冬葵子一
合　白蜜二合

上四味，捣筛为细末，以乳酥蜜调药令匀，慢火熬成稀膏。
每服一匙，热酒调下。

治难产^③，**胜妙寸金散**方

败笔头一^④枚。烧灰

上一味，细研为散，取生藕汁一盏，调下立产。若产母虚弱
者，恐藕汁冷动气，即于银器内重汤温过与服，大妙。

---

① 剉：文瑞楼本同，明抄本、乾隆本作"煨"，日本抄本无。
② 二两：日本抄本、文瑞楼本同，明抄本、乾隆本作"两半"。
③ 产：日本抄本、文瑞楼本同，明抄本、乾隆本此后有"多时不下"。
④ 一：日本抄本、文瑞楼本同，明抄本、乾隆本作"三"。

治难产方

上取莲花叶一片，书作人子字，吞之立产。

治妇人诸般恶产，**滑胎散**方

槐子炒　麦蘗炒　当归切，焙　滑石

上四味，等分，捣罗为散。每服二钱匕，温酒调下，不拘时服。

治难产，催生，**二圣丹**方

丹砂　乳香①

上二味，同研如粉，用倒流水和丸如鸡头实大，慢火焙干。产妇腹痛时，用秤锤一枚洗净，浓研丹砂，笔于秤锤周回书金、木、水、火、土五字，以炭火烧令通赤，取出，投于酒内，将酒下药一丸，立产。如是取死胎，用水银一皂子大②，葱白一茎，研如泥，及当归末一钱匕，同以热酒半盏，作一服，下药一丸，并酒饮尽。不饮酒，用酒少许和醋汤下。

治产难气欲绝及横生者③，**黑神散**方

铛墨研。一两　白芷为末。二两

上二味，研令极细。每服三钱匕，童子小便、酒、醋共一盏调下，未产再服。

催产，**桂膏贴足**方

桂去粗皮，为末　雄黄末一钱匕

上二味，以蓖麻子三七枚去皮烂研，入二味，同研如膏，纸上摊，于两足心贴之，才产讫，急去药。

催产，**圣散子**方

黄蜀葵子二七枚　赤小豆七枚。生用

上二味，同研细，以童子小便三分调，顿服立下。

---

① 乳香：明抄本、乾隆本列"丹砂"前，"丹砂"后有"一两"；日本抄本、文瑞楼本排序同，"乳香"后有"各一两"。

② 一皂子大：日本抄本、文瑞楼本同，明抄本、乾隆本作"二钱"。

③ 治产难……横生者：此10字日本抄本、文瑞楼本同，明抄本作"治产难母气欲绝及横生者"，乾隆本作"治产难并横生逆生母气欲绝者"。

催产，**蚕退散方**

蚕退纸一大张。烧作灰，研

上一味，以酸浆草烂捣，绞取自然汁三分许，酒三分许，同微暖调下。

治难产，**酸浆酒方**

酸浆按自然汁

上一味，每服半盏，暖酒半盏调之，顿服立出。

治难产，横生倒长[1]，困顿不省人事，**圣功散方**

蜀葵子陈者，不拘多少

上一味，捣罗为散。每服三钱匕，温酒调下，如口噤，斡开灌之[2]。

治二三日不产，**鸡子酒方**

鸡子一枚。去清

上一味，以苦酒半盏，投鸡子于酒中，饮之立产。

催产，**马齿苋酒方**

上以马齿苋，捣绞取自然汁三分，入酒二分，微暖服之，立产。

治难产腹痛不可忍，以致疲顿，胎不能下，**催生丹方**

上取十二月兔脑髓一枚，入乳香[3]一分，母丁香一钱，麝香少许，研令细匀，丸如绿豆大。温水下一丸，生男则左手握下，女则右手握下。

催产[4]，**石燕酒方**

上取石燕子，以童子小便三分，摩取自然汁，微暖下赤小豆七粒，立产。

治难产方

上吞大豆三枚至七枚，立产。

---

① 长：日本抄本、文瑞楼本同，明抄本、乾隆本作"生"。
② 之：日本抄本、文瑞楼本同，明抄本、乾隆本此后有"一方有赤小豆"。
③ 香：日本抄本、文瑞楼本同，明抄本、乾隆本此后有"炙"。
④ 催产：日本抄本、文瑞楼本同，明抄本作"治难产催产，一方两手握石燕"。

治难产方

上吞槐子三枚，立产。

又方

上取梁上尘，灶突煤，各等分，以三指撮，温酒调服。

又方

上取春杵头上糠，为末，温水调服方寸匕。

又方

于临月，带①水马子一枚良。

治难产痛闷方

知母焙干。三两

上一味，捣罗为末，炼蜜和丸如樱桃大。每服一丸，温水嚼下，痛未止，再服。

治难产并胞衣不出方

大麻根三本②

上一味，以水一升，煎取三合，顿服之，立下③。

又方

以两手各把石燕一枚，立产。

又方

取兔皮并毛烧灰，酒和两钱匕服。

又方

上取牛粪中大豆一粒分开，一片书父入字，一片书子出字，吞之。

又方

上烧龟甲屑，服方寸匕④。

又方

---

① 带：明抄本、乾隆本、日本抄本、文瑞楼本同，日本抄本旁注"一作劳"。
② 三本：日本抄本、文瑞楼本同，明抄本作"三根"，乾隆本无。
③ 顿服之立下：日本抄本、文瑞楼本同，明抄本、乾隆本作"温服，未产再服"。
④ 服方寸匕：日本抄本、文瑞楼本同，明抄本、乾隆本作"研末，用酒下一二钱"。

羚羊角不拘多少。镑屑，烧灰

上一味，研细，以酒三合和方寸匕，顿服。

又方

令人含醋噀面，闷即解。

子死腹中

论曰①：胞衣未出，急于胎之未降；子死腹中，危于胞之未下。盖胞胎未下，子与母气通其呼吸。若子死腹中，胞脏气寒，胎血凝聚，洰于死子，气不升降，所以难下。观古之方论，多以行血顺气之药，及消石、水银、硇砂之类，且胎死则躯形至冷，血凝气聚，复以至寒之药，不惟无益，而害母命者有矣。然古人用药，不能无意，但后学不分尔。子死，理有二端，用药寒温，各从其宜。有妊娠胎漏、血尽子死者，有坠堕摭扑内伤子死者，有缘久病胎萎子死者，若此之类，遂令坐②人提挈妊妇，使身体平正，仍以裓褥自腰抵定，令仰坐③开足向地如欲产势，便进附子汤三服，方见于后。即以衣裹温瓦数片，三二人不住手自脐腹腰胁左右周回熨之，使胞脏温暖，凝血流动。盖附子汤内④能破寒堕胎，服之少顷，觉腹内痛阵连作，恶血渐动，良久必产，此用温药之意也。有妊娠因伤寒、热病、温疟之类，胎受邪热毒气，内外攻逼，因致死胎不即下，留于胞脏，古人虑胎受毒气必致胀大，所以用消石、水银、硇砂之药者，盖消石、水银、硇砂之性，不惟使胎不胀⑤，又能使胎化烂，副以行血顺气之药，胎无不下，此用寒药之意也。临产更令坐⑥人以手体候胎，有横有逆，有胀有烂，以意

---

① 论曰：明抄本、乾隆本、日本抄本、文瑞楼本同，日本抄本旁注"按此论与《纂要》文颇有异，□□同不举，但书异者"。

② 坐：日本抄本、文瑞楼本同，明抄本、乾隆本、日本抄本旁注作"生"。

③ 坐：文瑞楼本同，明抄本、乾隆本、日本抄本作"卧"。

④ 内：日本抄本、文瑞楼本同，明抄本、乾隆本无。

⑤ 胀：明抄本、乾隆本、日本抄本、文瑞楼本同，日本抄本旁注"又胀下有大字"。

⑥ 坐：日本抄本、文瑞楼本同，明抄本、乾隆本、日本抄本旁注作"生"。

治之，庶免留难。凡生产之理，胎活则所①生在子，日月已周，脐系不养，所以自下，犹之果实既熟，不俟剪伐，蒂囊②自分。子死腹中③，所生在母，日月未足，脐系尚固，犹之果实未熟，枝末虽枯，不折不离。所以在母，行之有法，用之有度，斯无虞矣。凡审死胎，当宜熟辨，有妊妇缘病胎隐伏不动，难认存亡者，宜先令坐④人以暖手就脐下款款按至胎处，觉冷⑤应手，是胎已死，稍温即非，更看妊妇外证，面青舌冷，舌下脉青黑者⑥，皆子死之候也。

治子死腹中，产宫⑦气寒，胎血凝洳，死子难下，破寒堕胎，**附子汤**方

附子端正紧实大者，一枚。生，去皮脐，切作一十片

上一味，不得捣碎，都用水二盏、生姜五片同煎，取一盏，去滓不用，将药汁滤清，分温二服。如经时不下，更服后桂心汤。

治胎死腹中⑧，**桂心汤**方

桂去粗皮，不得见火　乌头大者，炮，去皮脐。各一两

上二味，剉如麻豆。每服三钱匕，水一盏，煎至七分，去滓温服，须臾连三服。

治妊娠因天行热病，蒸⑨损胞胎，致子死腹中不出，速服此**救生散**方

桂去粗皮，半两。不见火，捣为末　水银一分

①　所：日本抄本、文瑞楼本同，明抄本、乾隆本作"易"。
②　蒂囊：文瑞楼本同，明抄本、乾隆本作"带蒂"，日本抄本作"蒂索"。
③　中：日本抄本、文瑞楼本同，日本抄本旁注"又中下有则字"，明抄本、乾隆本此后有"则"。
④　坐：日本抄本、文瑞楼本同，明抄本、乾隆本、日本抄本旁注作"生"。
⑤　冷：日本抄本、文瑞楼本同，明抄本、乾隆本此前有"腹中"。
⑥　者：日本抄本、文瑞楼本同，日本抄本旁注"又黑下有口秽气手指甲黑七字"，明抄本、乾隆本作"口秽气，手指甲黑"。
⑦　宫：日本抄本、文瑞楼本同，明抄本、乾隆本作"后"。
⑧　治胎死腹中：日本抄本、文瑞楼本同，日本抄本旁注"又作治子死腹中，产后气寒，胎血凝洳，子死难下，破寒堕胎"，明抄本、乾隆本作"治胎死腹中，产后气寒，胎血凝洳，子死难下，破寒堕胎"。
⑨　蒸：明抄本、乾隆本、文瑞楼本同，日本抄本作"巫"，旁注"一作蒸"。

上二味，相和研匀。分三服，每服用温酒七分调下，连进。须臾未下，即服后方粉霜散。

治子死腹中，或渐胀满，**粉霜散方**

粉霜　消石各半两　蛇蜕灰二钱

上三味，各研细和匀。每服二钱匕，温酒调下，醋汤亦得，渐渐连并三两服。如更未下，即服丹砂散。

治妊娠因伤寒、热病、疟疾邪毒攻胎，致令子死不出，**丹砂散方**

丹砂一两

上一味，研令极细。每服一钱匕，煎水、酒各三分，稍热调下，连三二服，未下再服①。

治妊娠子死腹中未久②，急服此**瞿麦汤**方

瞿麦用穗子。二两

上一味，捣为粗末。每服五钱匕，水一盏半，煎七分，去滓温服，连三二服。未下再服③。

治妊娠因漏血伤胎，子死未久④，**地黄酒方**

生地黄二斤。净洗，切

上一味，捣取自然汁。每服用七分盏、酒三分盏同煎，才沸稍热便服，连三二服。未下再服⑤。

治子死腹中，气血凝结，致子难下，**牛膝汤方**

牛膝去苗，酒浸，切，焙　朴消别研。各三分⑥　生干地黄焙。一两半⑦　桂去粗皮　芎䓖　大黄剉碎，微炒　蒲黄各半两

上七味，粗捣筛。每服三钱匕，水一盏，煎七分，去滓温服，

---

① 服：日本抄本、文瑞楼本同，明抄本、乾隆本作"服后瞿麦汤"。

② 治妊娠……未久：此9字日本抄本、文瑞楼本同，明抄本、乾隆本作"治母因伤寒、热病、疟疾、邪毒攻胎，子死腹中不下"。

③ 服：日本抄本、文瑞楼本同，明抄本、乾隆本作"服后地黄酒"。

④ 治妊娠……未久：此12字日本抄本、文瑞楼本同，日本抄本旁注"又作治子死腹中未下"，明抄本、乾隆本作"治子死腹中未下"。

⑤ 服：日本抄本、文瑞楼本同，明抄本、乾隆本作"服牛膝汤"。

⑥ 分：日本抄本、文瑞楼本同，明抄本、乾隆本作"两"。

⑦ 一两半：日本抄本、文瑞楼本同，明抄本、乾隆本作"二两"。

连三五服。未下再服^①。

治子死腹中，三二日不出，母气欲绝，**瞿麦汤方**

瞿麦去梗。一两半　牛膝去苗，切，焙　榆白皮各一两。细切　桂去粗皮　木通剉。各三分

上五味，粗捣筛。每服五钱匕，水一盏半，煎七分，去滓温服，连三五服。未下再服^②。

治子死腹中，滑气血，破胞胎，或死子已久坏烂，母欲闷绝者，**牛膝汤方**

牛膝去苗，切，焙。一两　生地黄汁。一盏　当归切，焙　桂去粗皮。各三分　芎䓖　蒲黄各半两　瞿麦去根　消石别研。各二两

上八味，除地黄汁外，捣为粗末。每服五钱匕，水一盏半，煎至一盏，去滓再煎。入地黄汁三分盏，打转煎沸，稍热服，三两服内恶血下，即子出也。或胎已损亦下，更令坐^③人以手子^④细探之，勿致腐肉瘀在腹内。如得出毕，更一二服，逐秽恶余血，免生他病。

治妊娠五六月子死腹中不出，**地黄汤方**

生干地黄切，焙。一两　牛膝去苗，剉　芎䓖　桂去粗皮　朴消别研。各三分　当归剉，炒　蒲黄别研。各半两

上七味，粗捣筛。每服三钱匕，水、酒各半盏，同煎七分，去滓，稍热服，连三五服。

治子死腹中，气血凝滞不下，**猪脂酒方**

猪脂^⑤一两。切　白蜜半盏　酒^⑥一盏半

上三味，相和同煎沸，熟分作三服。未下，再依前法制服。

治子死腹中，滑胞胎，顺气血^⑦，**葵子汤方**

---

①　服：日本抄本、文瑞楼本同，明抄本、乾隆本作"服后瞿麦汤"。

②　服：日本抄本、文瑞楼本同，明抄本、乾隆本作"服后牛膝汤"。

③　坐：日本抄本、文瑞楼本同，日本抄本旁注"又作生"，明抄本、乾隆本作"生"。

④　子：日本抄本、文瑞楼本同，明抄本、乾隆本作"仔"。

⑤　脂：原作"肝"，日本抄本、文瑞楼本同，据明抄本、乾隆本及方名改。

⑥　酒：日本抄本、文瑞楼本同，明抄本、乾隆本作"白酒"。

⑦　滑胞胎顺气血：日本抄本、文瑞楼本同，明抄本、乾隆本作"气血凝滞不下"。

葵子炒　阿胶炒燥①。各一两

上二味，粗捣筛。每服三钱匕，水一盏，煎七分，去滓温服，连三二服。未下再服②。

治子死腹中，气血凝冷难下，**姜汁酒方**

生姜汁六分盏。作三服　鸡子黄三枚。作三服

上二味，先用酒三分盏，醋二分盏③，同煎沸，入姜汁二分盏，又煎令沸倾出，用鸡子黄一枚，乘热打转，稍热服之。须臾未下，尽此三服④。

治妊娠攧扑内损，致子死腹中，速服滑气血，**甘草汤方**

甘草炙，剉　桂去粗皮。各一两

上二味，粗捣筛。每服三钱匕，水一盏，煎七分，去滓温服，连三五服。未下再服。

治子⑤死腹中，血气不滑，**当归汤方**

当归切，焙　芎䓖剉，焙。各一两

上二味，捣为粗末。每服五钱匕，以酒、醋、水共一盏半，煎七分，去滓温服，连三二服。须臾未下，再服。

治子⑥死腹中未下，**甘草汤方**

甘草剉⑦。一两　桂去粗皮。半两　香豉⑧炒。二两

上三味，捣为粗末。每服五钱匕，水一盏半，煎至一盏，去滓，用鸡子一枚，取清，打⑨转，入药内，再同煎七分，稍热服。须臾未下，再作服。

---

① 炒燥：日本抄本、文瑞楼本同，明抄本、乾隆本作"粉炒，研"。
② 服：日本抄本、文瑞楼本同，明抄本、乾隆本作"服姜汁酒"。
③ 酒三分盏醋二分盏：日本抄本、文瑞楼本同，明抄本作"白酒三分盏，米醋二分盏"，乾隆本作"酒醋"。
④ 未下尽此三服：日本抄本、文瑞楼本同，明抄本、乾隆本作"依上法，连进三服"。
⑤ 子：日本抄本、文瑞楼本同，明抄本、乾隆本此前有"妊跌扑内损"。
⑥ 子：日本抄本、文瑞楼本同，明抄本、乾隆本此前有"妊跌扑内损"。
⑦ 剉：日本抄本、文瑞楼本同，明抄本、乾隆本作"炙"。
⑧ 豉：日本抄本、文瑞楼本同，明抄本、乾隆本作"豆"。
⑨ 打：日本抄本、文瑞楼本同，明抄本、乾隆本此前有"乘热"。

治子死腹中不下^①，**芎䓖汤方**

芎䓖　当归各一两。生，切　瞿麦去根。三分

上三味，捣为粗末。每服三钱匕，水一盏，醋少许，同煎七分，去滓，连三二服必下。

治子死腹中，温气滑血^②，**黑豆汤方**

黑豆捣碎。半升　生姜细切。四两

上二味，以童子小便三碗，同煎取二碗，去滓，每服一盏，温服，连三二盏。未下再服。

治产难，或子死腹中不下^③，**龟甲汤方**

龟甲醋炙　当归切，炒。各半两　乱发一块。鸡子大，取产多者妇人发，于瓦上烧灰

上三味，先细研发灰，次入当归末，以水一大盏半，煎取八分，然后下龟甲末，煎五七沸，分为三服。服后如人行四五里，更服^④。

治妊娠子死腹中不出，**水银丸方**

水银半两　硫黄一分。与水银结为沙子　白矾灰半两　硇砂半两^⑤

上四味，捣研令细，煮枣肉和丸如绿豆大。每服煎榆白皮酒，下五丸。如觉似腹内痛者，即便子下。

又方

水银一分^⑥。以少枣肉研令星尽　朱砂一分^⑦　雄黄一分^⑧

上三味，同研令细，煮枣肉和丸如绿豆大。不计时候，以槐

---

① 不下：日本抄本、文瑞楼本同，明抄本、乾隆本作"二三日不下，母气闷绝"。

② 温气滑血：日本抄本、文瑞楼本同，明抄本、乾隆本作"二三日不下，温气滑血，母气闷绝"。

③ 不下：日本抄本、文瑞楼本同，明抄本、乾隆本作"二三日不下，母气闷绝"。

④ 服后……更服：此10字日本抄本、文瑞楼本同，明抄本作"相连而饮"，乾隆本作"服后如人行四五里，相连而饮，胎即下"。

⑤ 两：日本抄本、文瑞楼本同，明抄本、乾隆本此后有"醋化，去砂"。

⑥ 一分：日本抄本、文瑞楼本同，明抄本、乾隆本作"五钱"。

⑦ 一分：日本抄本、文瑞楼本同，明抄本、乾隆本作"五钱"。

⑧ 一分：日本抄本、文瑞楼本同，明抄本、乾隆本作"五钱"。

子汤下五丸。

又方

榆皮切。一升　赤熟珠一两

上二味，以苦酒五升，煮取一升，顿服之。

治妊娠子死腹内不下方

皂荚子黄四两　米醋二升。多年为用

上二味，用五升瓶盛，文火煨热，用纸盖瓶口，将向妇人面前，去纸取气，薰少时即下。

又方

上取利斧头，烧令通赤，置于酒中，待微温，令饮之，其子便下。

又方

苏枋木一斤。细槌，绵裹　水银一两

上二味，以水五大盏，煎苏木至一大盏。每服取二分，下水银一分。如人行三五里再服，死胎当化为水下。下后三日，须食暖物。若食冷物，即恶血不尽。

治子死腹中不下方

朴消细研

上一味为末，每服二钱，温童子小便调下。

治胎死不出方

赤小豆一升

上一味，醋煮令熟，分二服，死儿立出。

又方

芎䓖一两

上一味，捣罗为末，米饮调服一钱匕。

治倒产，子死腹中方

当归切，焙

上一味，捣罗为末，酒调服方寸匕，立出。

又方

艾叶四两。微炒

上一味，以清酒二升，煮取一升，去滓，分温三服，水煮亦得。

又方

上取酽醋一升，格口灌之。

又方

榆白皮剉。二两

上一味，以水三盏，煎取一盏半，顿服之。

治子死腹中[①]**不出者**

上取牛尿涂母腹上[②]，立出。

治妊娠六七月，子死腹中不出方

黑豆三合

上一味，以醋一大升，煎取六合，去滓，空腹分温三服，如人行六七里再服。

治妊娠子死腹中不出方

雄鼠粪三七枚。炒

上一味，以水二升，煎取一升半，去滓，下米作粥，食即出。

治子死腹中闷绝方

水银二[③]两

上一味，斡[④]开口灌下。口不开，即自鼻中灌下，立出。

又方

取灶中黄土三指撮，和苦酒服之[⑤]，立出。

息　胞[⑥]

论曰：凡产，子母已分，而胞衣未下，谓之息胞。盖由欲产

① 中：日本抄本、文瑞楼本同，明抄本、乾隆本此后有"二三日"。

② 腹上：日本抄本、文瑞楼本同，明抄本、乾隆本作"脐腹上并左右"。

③ 二：日本抄本、文瑞楼本同，明抄本、乾隆本作"一"。

④ 斡：日本抄本、文瑞楼本同，明抄本、乾隆本此前有"若母不知人事"。

⑤ 和苦酒服之：日本抄本、文瑞楼本同，明抄本、乾隆本作"用酒和服二三钱"。

⑥ 胞：日本抄本、文瑞楼本同，日本抄本旁注"又胞下有即胞衣不出五字"，明抄本、乾隆本此后有"即胞衣不出"。

之时，用力太过，产罢复被风寒冷气所侵，血气凝涩，乏力运用，以致持久，不惟有妨儿脐，兼亦致害母命，即①须提挈产妇，使形体平正，息气少时，可以运动，及以壮气益血汤散助之，俾气血滑利，其胞可下矣。兼初生产妇，未能②谙练，见胞衣未下，恐妨儿体，辄便剪脐，或误牵断，或执握③不固，其胞直上掩心，使不尽天年者多矣。昔人剪脐之法，必欲惯熟坐人④，先备金银铜铁秤锤之类，用软熟衣带一条，就一头绾定，仍留一头，才下脐⑤，即将脐带与衣带相联结定，以紧牢为度，所贵胞不上掩心也。

产后胞衣不下，或被风寒所侵，血气凝涩，或气力疲乏，不能运用，胞衣停息，宜服**壮气益血汤**方

生干地黄焙　人参切　当归切，焙。各一两　代赭别研。半⑥两　木香一分

上五味，粗捣筛。每服五钱匕，水一盏半，生姜三片，枣一枚，擘破，同煎七分，去滓，不拘时温服。以胞下为度。

治产胞衣不出，**瞿麦汤**方

瞿麦穗二两　牛膝去苗，酒浸，切，焙　桂去粗皮　木通剉碎。各一两

上四味，粗捣筛。每服三钱匕，水一盏，煎取七分，去滓温服，不拘时。未下再服。

治胞衣半出半不出，或子死腹中，著脊不下，数日不产，血气上冲，**牛膝汤**方

牛膝去苗，酒浸，切，焙　葵子炒　榆白皮剉。各三两　生地黄汁。三合⑦

---

① 即：日本抄本、文瑞楼本同，明抄本、乾隆本作"急"。

② 能：日本抄本、文瑞楼本同，明抄本、乾隆本作"经"。

③ 握：明抄本、乾隆本、文瑞楼本同，日本抄本作"挂"。

④ 欲惯熟坐人：日本抄本、文瑞楼本同，明抄本、乾隆本、日本抄本旁注作"用惯熟生人"。

⑤ 脐：日本抄本、文瑞楼本同，明抄本、乾隆本作"腹"。

⑥ 半：日本抄本、文瑞楼本同，明抄本、乾隆本此前有"醋淬"。

⑦ 合：日本抄本、文瑞楼本同，明抄本、乾隆本作"分"。

上四味，除地黄汁外，粗捣筛。每服三钱匕，水一大盏，入地黄汁一合，同煎至七分，去滓温服，不拘时。

治胞衣不出[1]，**槐子汤方**

槐子如无子，用枝细切。一两　牛膝去苗，酒浸，切，焙。一两半　木通剉　榆白皮剉　瞿麦穗各二[2]两　麻子仁二合

上六味，粗捣筛。每服三钱匕，水一盏，煎至七分，去滓温服，不拘时服，以下为度。

治胞衣不出，烂胞[3]，**滑石汤方**

滑石一两　牛膝去苗，酒浸，切，焙。一两半　当归切，焙　甘草炙。各一两　葵子炒。二合　瞿麦穗一两半

上六味，粗捣筛。每服三钱匕，水一盏，煎至七分，去滓，不拘时服，以下为度。

治产五六日，胎衣不出，**地黄汤方**

生地黄切，焙　牛膝去苗，酒浸，切，焙　桂去粗皮　芎䓖　大黄剉，炒。各一两　蒲黄炒。三分　朴消一两半

上七味，粗捣筛。每服三钱匕，水一盏，同煎至七分，去滓，不拘时服，以下为度。

治胞衣不出，令胞烂，**桂心汤方**

桂去粗皮。三分　牛膝去苗，酒浸，切，焙。一两　滑石　当归切，焙。各三分　瞿麦穗一两　葵子炒。二合　甘草炙。半两

上七味，粗捣筛。每服三钱匕，水一盏，入生地黄[4]半合，同煎至七分，去滓，不拘时温服，以下为度。

治胞衣半出半不出，或子死腹中，著脊不下，数日不产，血气上冲[5]，**牛膝饮方**

---

① 治胞衣不出：日本抄本、文瑞楼本同，明抄本、乾隆本作"治胞衣半出半不出，或子死腹中，著脊不下，及二三日不生产，血气上冲"。

② 二：乾隆本、日本抄本、文瑞楼本同，明抄本作"三"。

③ 治胞衣不出烂胞：日本抄本、文瑞楼本同，明抄本、乾隆本、日本抄本旁注作"治胞衣不出，服之烂胞"。

④ 生地黄：日本抄本、文瑞楼本同，明抄本、乾隆本作"生地黄汁"。

⑤ 冲：日本抄本、文瑞楼本同，明抄本、乾隆本此后有"母气欲绝"。

牛膝去苗，酒浸，切，焙　葵子各三两　榆白皮剉　瞿麦穗各二两

上四味，粗捣筛。每服三钱匕，水一盏，入生地黄一分，拍破，同煎至七分，去滓温服，不拘时，以下为度。

治产后胞衣不下，**当归汤**方

当归切，焙　芍药剉　桂去粗皮。各一两

上三味，粗捣筛。每服三钱匕，水一盏，煎至七分，去滓温服，不拘时。

治胎死腹中，若子已出，胞衣不下，腰背痛，**蒲黄散**方

蒲黄微炒　甘草炙　桂去粗皮　陈橘皮汤浸，去白，焙。各三分　牛膝去苗，酒浸，切，焙。一两

上五味，捣罗为散。每服二钱匕，温酒调下，不拘时，以下为度。

治产困乏，腹痛，目[1]有所见，儿及衣俱不下，**蒺藜子散**方

蒺藜子炒，去角　贝母去心。各二两

上二味，捣罗为散。每服二钱匕，温酒调下。未下再服，以下为度。熟[2]水调亦得。

治胞衣不下，气血冲心，迷闷欲死，**松叶散**方

松叶炙　墨细研　紫葛各半两

上三味，捣研为散。每服二钱匕，温水调下，不拘时。

治胞衣不出，**芎劳散**方

芎劳　当归切，焙。各半两　榆白皮剉。一两

上三味，捣罗为散。每服三钱匕，用生地黄汁温调下。未下再服，以下为度。

治胞衣不出，及恶血不行，**干漆散**方

干漆碎，炒令烟　当归切，焙。一两

---

① 目：日本抄本、文瑞楼本同，明抄本、乾隆本作"自"。

② 熟：文瑞楼本同，明抄本、乾隆本无，日本抄本作"热"。

上二味，捣罗为散。每服二钱匕，用荆芥酒调下，时一服，以下为度。

治恶血不下，盛于衣中方

鹿角镑。不计多少

上一味，捣罗为散。每服一钱匕，温酒下，未下再服。

治产难胞衣不下，心腹痛，**香墨丸方**

香墨① 麝香各一钱。同研细

上二味，以腊月兔脑丸如梧桐子大。每服三丸，以温酒下，不拘时，以下为度。

治胞衣不出，**葱油方**

葱白三茎 麻油半合

上二味，先研葱白汁少许，入油相和服之，未下再一服。

治产难胞衣不出，儿横及死腹中，闷绝者，**半夏散方**

半夏汤洗去滑，七遍，生姜汁制 白敛各一两

上二味，捣罗为散。每服二钱匕，温酒调下。胞衣不下一服，横生二服，倒生三服，子死四服。一方用代赭、瞿麦②各一两添入，亦佳。

治胞衣不出，**伏龙肝散方**

伏龙肝 蒲黄炒，研。各一两

上二味，捣研为散。每服二钱匕，温酒调下，不拘时，以下为度。

治胞衣不出，令胞烂，**牛膝散方**

牛膝去苗。一两

上一味，细剉，以水三盏，煎至一盏半，去滓，分作三服。

治恶血不下，盛于衣中方

上取灶突中煤为末。每服三钱匕，以水或温酒调服之。

又方

---

① 墨：日本抄本、文瑞楼本同，明抄本、乾隆本此后有"淬"。

② 瞿麦：日本抄本、文瑞楼本同，明抄本、乾隆本作"瞿麦穗"。

上取蓖麻子二七①枚，去壳，研，涂脚心，衣才下，速
去之。

又方

上取葱叶细切，用三指撮，以热酒沃之，去葱服，立下。

又方

上取败簸箕舌，烧作灰，细研。每服三钱匕，酒服之。

治胞衣不下法

上以炊算当户前烧之。

又方

上用小豆，温水或酒吞下。如生男者一七枚，生女二七枚。

又法

上取夫单衣盖井口，立出。

又法

以苦酒服真珠末一钱匕，亦出。

又法

上取皂荚末②，吹鼻中令嚏，即下。

又法

上以枣肉丸水银一皂子大，酒服立下。

治胞衣不出，**麦豆汤**方

小麦　小豆各一合

上二味，以水五盏，煮取二盏，去豆、麦，分温二服。

又方

牛膝去苗　葵子各一两

上二味，剉令匀。每服五钱匕，水一盏半，煎取八分，去滓
温服。

治胞衣不出令胞烂，**丹砂散**方

丹砂研。半两

① 二七：日本抄本、文瑞楼本同，明抄本、乾隆本作"二十一"。
② 末：日本抄本、文瑞楼本同，明抄本、乾隆本此后有"去皮，炙"。

上一味，每服一钱匕，温酒调下，未下再服。

又方

葵子　阿胶炒令燥　牛膝酒浸，切，焙　当归切，焙。各三分①

上四味，捣罗为散。每服五钱匕，温酒调下。

---

①　三分：日本抄本、文瑞楼本同，明抄本、乾隆本作“一两”。

卷第一百六十

产后门

产后统论　产后血运　产后语言妄乱　产后恶露不下

产后门

产后统论

论曰：凡产妇胞胎既辨，无问是男是女，或有欲男得女、欲女得男者，知之则不足[1]，致生佗[2]病。其恶血下少者，即与滑血汤；恶血下多者，即与和气汤剂。未[3]得饮酒，恐引恶血流散四肢，而发昏冒[4]也。又不欲便睡，当候气血调定，须臾立膝仰卧，高枕床头，厚铺裀褥，密塞四壁，无引隙风，时用酽醋一器，就帐内用炭火淬之，以压血运。又时令人以暖手从心上捍至脐下，以逐败血。三日内只食白粥，间服滑血和气之剂；三日后时饮少醇酒，并食软饭；旬日以后，渐可滋味，或以醋煮鸡卵，为能破血，然食之日久，夺人颜色；一月之内，慎不可出房纵步及女工之劳；百日之内，慎无犯房室及诸饮食忌慎之类。又戒喜怒忧恚悲愁，恐致疾患。凡产妇一月之内，寝卧常须覆衣被，纵值暑月，亦不得露身体，尤避风冷湿阴之气。若沐浴又须出三月外，纵复不能依此，亦须六十日后方可沐浴[5]。杨氏曰：凡言满月者，谓满三月，非三十日也。

产后血运

论曰：产后血下，或多或少，皆致运闷者[6]，血随气行，血

---

① 足：日本抄本、文瑞楼本同，明抄本、乾隆本作"快"。
② 佗：文瑞楼本同，明抄本、乾隆本、日本抄本作"他"。
③ 未：日本抄本、文瑞楼本同，明抄本、乾隆本作"勿"。
④ 冒：日本抄本、文瑞楼本同，明抄本、乾隆本作"愤"。
⑤ 纵复……沐浴：此16字日本抄本、文瑞楼本同，明抄本作"少则一月"，乾隆本作"纵复不能依此，亦须出三月外，少则一月"。
⑥ 运闷者：日本抄本、文瑞楼本同，日本抄本旁注"运闷者作血运，盖"，明抄本、乾隆本作"血运，盖"。"盖"，连下读。

多者气虚，血少者气逆故也。其候①目旋转，精神昏愦，甚者沉默不知人。治法虚弱者宜调气而益血，气逆者宜调气而下血，则思过半矣。

治产后恶血下少气逆，头目旋运，眼花心闷，头重不举②，**当归汤方**

当归洗，切，微炒 芎䓖 桃仁去皮尖、双仁，炒 大黄略炮，剉 桂去粗皮 芍药 牡丹皮各半两

上七味，粗捣筛。分作三剂，每剂用水五盏，生姜五片，枣五枚，擘，同煎取三盏，去滓，时服一盏，放温服。

治产后恶血下多气虚，头目旋运，沉沉默默，不省人事，调气益血，**陈橘皮汤方**

陈橘皮去白，炒 白术切，炒 人参 甘草炙，剉 黄耆剉 酸石榴皮洗，切 熟干地黄各半两

上七味，粗捣筛。分作三剂，每剂用水五盏，生姜五片，枣五枚，擘，同煎至取三盏，去滓，时服一盏，稍热服。

治产后败血不尽，冲心迷闷，旋运不语③，**当归汤**方

当归切，炒。半两 芎䓖 芍药 桂去粗皮 生干地黄微炒。各一分 牛膝去苗，酒浸，切，焙 独活去芦头 刘寄奴各半两

上八味，粗捣筛。每服三钱匕，水一盏，入生姜五片，煎至七分，去滓温服，不拘时候。

治产后败血不下上冲，心运腹痛④，**玳瑁散方**

玳瑁镑。三⑤分 蒲黄 琥珀别研如粉 好墨⑥ 牡丹去心。各半两 赤龙鳞烧灰，即鲤鱼皮也 芎䓖 延胡索 当归微炙。各

---

① 候：日本抄本、文瑞楼本同，明抄本、乾隆本、日本抄本旁注作"候下有头字"。
② 举：日本抄本、文瑞楼本同，明抄本、乾隆本此后有"困倦不知人"。
③ 语：日本抄本、文瑞楼本同，明抄本作"知人"，乾隆本作"知人事"。
④ 心运腹痛：日本抄本、文瑞楼本同，明抄本、乾隆本作"心腹疼痛"。
⑤ 三：乾隆本、日本抄本、文瑞楼本同，明抄本作"二"。
⑥ 好墨：日本抄本、文瑞楼本同，明抄本、乾隆本作"京墨"，列"当归"前。

三①分

上九味，捣罗为散。每服二钱匕，用暖生姜酒调下，淡醋汤亦得，不拘时服。

治产后血运闷绝，唇口青色，不省觉者，宜先用生鸡子清一枚打匀，灌入口即定，却服**荷叶汤**方

荷叶蒂七枚　苏枋木剉碎。三分　牛膝去苗，切，焙　芍药　延胡索各半两

上五味，粗捣筛。每服三钱匕，水、酒共一盏，煎至六分，去滓温服。如运甚不省，拗开口灌之。

治产后血运闷绝，**丹参汤**②方

丹参去芦头③　芍药　甘草炙令赤。各半两　蜜一两　生姜汁三合　生地黄汁一盏

上六味，除地黄、蜜、生姜汁外，粗捣筛。每服④五钱匕，以水一盏，煎至六分，去滓，入生地黄汁一合，蜜一匙头，生姜汁半合，更煎令沸，温分三服。

治产后恶血结聚，血气冲心，运闷垂死，**败酱汤**方

败酱　羌活去芦头　当归微炙，切　芍药　芎䓖　瞿麦用穗子。各一两　枳壳去瓤，麸炒黄　桂去粗皮。各三分　桃仁汤浸，去皮尖、双仁，麸炒黄色。三十枚

上九味，粗捣筛。每服三钱匕，水一盏，煎至六分，去滓，下马牙消末半钱匕，更煎数沸，温服空心，相次再服。利三二行，恶血下为效。

治产后血上⑤冲心运闷，腹胁疞痛不可忍，恶血不下，或成块者，可服活血**冬瓜子汤**方

冬瓜子微炒，别研。二两　桃仁汤浸，去皮尖，麸炒令赤色。

---

① 三：乾隆本、日本抄本、文瑞楼本同，明抄本作"二"。
② 丹参汤：日本抄本、文瑞楼本同，明抄本、乾隆本作"丹皮汤"。
③ 丹参去芦头：明抄本、乾隆本作"牡丹皮"，日本抄本、文瑞楼本作"丹参"。
④ 服：原脱，明抄本、乾隆本、日本抄本同，据文瑞楼本补。
⑤ 血上：日本抄本、文瑞楼本同，明抄本、乾隆本作"血恶结聚逆上"。

五十枚　牡丹去心。二两　芒消半两　大黄剉碎，炒令熟。三①两

上五味，粗捣筛。每服三钱匕，水一盏，煎至六分，去滓温服，早晨、日晚各一。如口噤，拗口灌之，必效。

治产后血运，**延胡索汤**方

延胡索　芎劳各一两　牛膝去苗　当归切，焙　人参各一两半　生干地黄二两

上六味，粗捣筛。每服三②钱匕，水一盏，煎至七分，去滓，入白蜜一匕头，更煎令沸，温服，相次再服。

治产后血运，无问冷热悉主之，**琥珀煎**方

琥珀一两。别研末　生地黄汁一盏　生姜汁一盏

上三味，先取地黄、生姜汁，二味相和，缓火煎去一半，别下无灰酒一盏，又煎，候如稀饧，方取琥珀末入煎中熟搅，置于瓷器中。每空心，取半匙，温酒调服。

治产后血运，心烦闷乱，恍惚如见鬼神，**生益母草饮**方

生益母草汁半盏。如无，以土瓜根汁代　生地黄汁半盏　生藕汁半盏　鸡子白三枚　童子小便半③盏

上五味，先将汁四味相和，煎令沸，次下鸡子白搅匀，分作三服。

治产后血下少，运闷呕逆，**红蓝花汤**方

红蓝花　苏枋木各半④两。剉

上二味，粗捣筛。每服三钱匕，水一盏，煎取七分，去滓温服，相次再服。

治产后血运烦闷，**地黄饮**方

生地黄汁　童子小便

上二味，各半盏相和，煎七分，温服，相次更煎服之。

治产后恶血上掩心，如见神鬼，欲死，**生姜饮**方

---

① 三：明抄本、乾隆本、文瑞楼本同，日本抄本作"五"。
② 三：文瑞楼本同，明抄本无，乾隆本、日本抄本作"五"。
③ 半：日本抄本、文瑞楼本同，明抄本、乾隆本作"一"。
④ 半：日本抄本、文瑞楼本同，明抄本、乾隆本作"一"。

生姜汁　生地黄汁

上二味，各取汁半盏，相和一处，煎取七分，后下酒少许相和，温服之。

治产后血运迷闷，不省人事，唇口冷，面青，**醋鸡子方**

酽[1]醋　生鸡子

上二味，先以醋半[2]盏，煎数沸，打破鸡子一枚，投于醋中，熟搅令匀，顿服之，立效。

治产后血运心闷，不识人，言语错乱，少气，**芍药汤方**

芍药一分　生干地黄焙　甘草炙令赤。各一两　丹参半两

上四味，粗捣筛。每服三钱匕，水一盏，生姜一分，切碎，同煎至七分，去滓，下白蜜少许，再煎令沸，温服，相次更服。

治产后血运及腹痛，**没药洒方**[3]

没药一两。别研末

上一味，合研令极细，再罗过。每服二钱匕，以煎醋调下，不拘时。

治妊娠堕胎后恶血不出，少腹痛疞，**琥珀煮散方**

琥珀研。一分　没药研　蒲黄　当归去苗，切，焙　赤芍药　姜黄　红蓝花　土瓜根　牛李子　延胡索　牡丹皮各半两

上一十一味，捣罗为散。每服三钱匕，童子小便、酒各半盏，同煎至七分，温服。心腹胀痛，温酒调下二钱匕，须臾再服。

治产后血运欲绝，**当归饮方**

当归微炙。一两　鬼箭羽二两

上二味，粗捣筛。每服三钱匕，酒一盏，煎至六分，去滓温服，相次再服。

治产后血运，不识人，**延胡索散方**

延胡索　刘寄奴　当归微炙。各一两

上三味，捣罗为散。以温酒调三钱匕服之，须臾更服。

---

① 酽：日本抄本、文瑞楼本同，明抄本、乾隆本作"米"。
② 半：日本抄本、文瑞楼本同，明抄本、乾隆本作"一"。
③ 治产后……没药洒方：此 12 字原脱，据日本抄本、文瑞楼本补。

治产后血运，绝不识人，**芍药散**方

芍药半两。捣末　乱发一分。烧灰

上二味，相和研令匀。每服二钱匕，以热酒调，温服之。须臾再服。

治产后血运，气乘虚上冲心闷绝，**红蓝花汤**方

红蓝花　生干地黄焙。各一两　诃黎勒皮煨黄色。五枚

上三味，粗捣筛。每服二钱匕，以水、酒共一盏，煎至七分，去滓温服。如人行三二里，再服。

治产后血运烦闷，**益母草汤**方

益母草干者。一两　藕节干者　人参各半两

上三味，粗捣筛。每服二钱匕，水一盏，生姜三片，煎至七分，去滓温服。

治产后血块攻筑，头目昏运，**桂心散**方

桂去粗皮　姜黄各一两

上二味，捣罗为散。每服二钱匕，以炒生姜酒调下，不拘时服。

治^①血运心中烦闷，兼腹痛，**羚羊角散**方

羚羊角烧灰　枳实去瓤，麸炒黄色。各一两　芍药一两半

上三味，捣罗为散。煎酒令温，调一钱匕，空心日晚各一服。童子小便及汤调下，亦得。

治产后血运^②，**天麻汤**方

天麻　诃黎勒炮过，用皮　木香各一两　芸薹子半两。微炒

上四味，粗捣筛。每服二钱匕，水一盏，煎至七分，去滓温服，相次再服。

治产后血运及腹痛，**没药酒**方

没药半^③两

上一味，用酒三盏，将没药磨尽。每服一盏，煎沸温服。

---

① 治：日本抄本、文瑞楼本同，明抄本、乾隆本此后有"产后"。

② 运：日本抄本、文瑞楼本同，明抄本、乾隆本此后有"烦闷腹痛"。

③ 半：日本抄本、文瑞楼本同，明抄本、乾隆本此前有"炙去油"。

治产后血运，心腹硬^①，乍寒乍热，**续断汤**方

续断三两

上一味，粗捣筛。每服二钱匕，以水一盏，煎至七分，去滓温服。

治产后血运，心闷气绝，**地黄饮**方

生地黄肥嫩者。半斤

上一味，捣取自然汁。每服半盏，煎令沸服之，未效再服。

治产后血运，不识人，狂言乱语，**莲叶饮**方

莲叶三个。炙焦，揉碎　甘草炙。二两。剉如麻豆大　生蜜一匙　生地黄汁三合　蒲黄二两。汤成下

上五味，以前二味，用水五盏，煎取两盏，去滓，下蜜并地黄汁，再煎三五沸，入蒲黄搅匀，分温五服。

又方

上以童子小便，磨黄狗胆灌之，最妙。

治妇人产后血运，九窍血出欲死者，**芸薹散**方

芸薹子　当归剉，焙。各一两　芍药　桂去粗皮。各半^②两

上四味，捣罗为细散。每服三钱匕，以酒并童子小便各半盏调，灌下立差。

治产后血运烦闷，不识人，狂乱，**红雪汤**方

红雪三分　赤马通三块　童子小便五合　生地黄汁一合

上四味，以小便、地黄汁浸马通，绞取汁，下红雪，煎令消，分温二服。

治产后下血过多，气虚血运，冲心闷乱，不知人事，**地黄散**方

生干地黄切，焙　白芷　延胡索　白胶炙燥　赤芍药　桂去粗皮　白术　刘寄奴　龟甲醋炙　丹参　当归切，焙。各一两　荷叶二片

---

① 硬：日本抄本、文瑞楼本同，明抄本、乾隆本此后有"痛"。
② 半：日本抄本、文瑞楼本同，明抄本、乾隆本作"一"。

上一十二味，捣罗为散。每服三钱匕，温酒调下，不拘时服。

治产后败血冲心运闷及腹痛，**麝香散方**

麝香研。半两① 丹砂研。一两 乌鸦毛腊月者。烧灰，研。半两 墨研。半梃② 苏枋木剉。一两半 猪胞子烧为灰。五枚 鲤鱼鳞烧灰。四两 油头发烧灰。二两

上八味，除前四味外，捣罗为散，和匀。每服二钱匕，暖酒调下。

治产后血运闷乱，恍惚不语方

生益母草汁一合 地黄汁二合 童子小便一合 红蓝花 紫葛细剉。各半两

上五味，同煎五七沸，去滓，温分服。

又方

童子小便五合 地黄汁二合 当归切，焙，捣末。半两 赤马通七块

上四味，用小便、地黄汁浸马通，绞去滓，调下当归末，分三服。

治产后血运腹闷③，气喘急，欲死，**苏枋饮方**

苏枋木末。二两 荷叶炙。一枚 芍药一两半 桂去粗皮。一两 鳖甲去裙襕，醋炙。一两半

上五味，剉如麻豆大。以水五盏，藕汁一合，同煎取二盏，去滓，入红雪一两，分温二服，粥食前。如人行三五里，再服。

治产后百病、血运，**刘寄奴汤方**

刘寄奴 甘草

上二味等分，剉如麻豆大。每服五钱匕，先以水二盏，入药煎至一盏，再入酒一盏，再煎至一盏，去滓温服。

治产后血运，心烦闷，**红蓝花汤方**

红蓝花二两 紫葛一两 芍药一两

---

① 半两：日本抄本、文瑞楼本同，明抄本作"三钱"，乾隆本作"二钱"。
② 墨研半梃：日本抄本、文瑞楼本同，明抄本、乾隆本作"京墨二钱"。
③ 闷：日本抄本、文瑞楼本同，明抄本、乾隆本作"痛"。

上三味，粗捣筛。每服五钱匕，水一盏半，煎至八分，去滓，再入生地黄汁半合，更煎六七沸，温服不拘时。

治产后血运，恶血不行，腹胀满迷闷方

赤马通五块　童子小便　酒各五合

上三味，和搅，马通调绞取汁，热暖分温服之。

治产后恶血不下，血运不识人，**红蓝花散方**

红蓝花　荷叶蒂等分

上二味，捣罗为散。每服二钱匕，用生藕汁调下。

治产后血运①及恶血不下，**牛膝散方**

牛膝去苗，酒浸，切，焙　当归切，焙　芎劳各二两　刘寄奴一两半　芍药　桂去粗皮　蒲黄　红蓝花各一两　琥珀研　生姜切，炒干。各半两

上一十味，捣罗为散。每服三钱匕，温酒调下。或以水一盏，煎七分，温服亦得。

治产后血运眼花，黑暗不见物，**黑神散方**

赤龙鳞炒　乱发烧灰　乌贼鱼骨烧灰。各三分　桂去粗皮　干姜炮　延胡索　牡丹皮　芍药　诃黎勒皮　芎劳各半两　当归切，焙　生干地黄焙。各一两　水蛭炒。一分

上一十三味，捣罗为散。每服二钱匕，炒生姜酒调下。或炒生姜、黑豆，小便调，亦得。

治产后血运血块及伤折内损血瘀，**大黄散方**

羊胫炭烧赤，酒淬十②遍。五两　大黄童子小便浸七日，逐日易，日足，湿纸裹煨熟，切，焙　巴豆去壳，浆水煮黄色，焙。各二两半　半两钱烧赤，醋淬为粉，新水淘过，取细者。三两一分

上四味，捣研为散，研令匀。每服半钱匕，当归一分，童子小便煎浓，稍温调下。产后血运，当逐血下。口噤者，斡开灌下，候识人，更一服。累经生产，有血积坚癖血块及败血风劳寒热诸

① 闷：日本抄本、文瑞楼本同，明抄本、乾隆本作"闷乱"。
② 十：日本抄本、文瑞楼本同，明抄本、乾隆本作"七"。

疾，当下如烂肝片，永无他疾。坠击内损，当归酒下一字。

治产后血气运闷，或身体肿满，发狂①，泻痢寒热等疾，惟泻而喘者难差，**黑桂散方**

黑豆炒熟，去皮。一两②　肉桂去粗皮　当归酒浸，切，焙　芍药　干姜炮　生干地黄焙　甘草炙，剉　蒲黄纸上炒。各一两

上八味，捣罗为散。每服二钱匕，温酒调下，日三服。

治产后血运方

上以童子小便，浓磨好墨，量多少温服。

又方

上预浸红蓝花汁一升，煎十数沸，频服之。

又方

取极酽醋，和所产血一枣大，服之并噀面。

又方

上以童子小便，磨安息香服，亦妙。

又方

上以童子小便，调蒲黄一两服，亦用酽醋熏面，口吸气。

产后语言妄乱

论曰：愁忧思虑则伤心，心虚故邪从之。新产之人，内亡津液，而血虚志弱，使人精神昏乱，语言错谬，恍惚不宁，甚者变狂癫之证。治宜补血益心，安神定志，则病自愈。

治产后血气虚③，精神不安，言语错谬，**茯苓丸方**

白茯苓去黑皮。一两半　泽泻　人参各一两④　桂去粗皮　菖蒲各一两半　麦门冬去心，焙。半⑤两　当归切，焙　熟干地黄焙。各一两　远志去心。一两一分⑥

---

① 狂：日本抄本、文瑞楼本同，明抄本、乾隆本此后有"闷乱不知人"。

② 一两：文瑞楼本同，明抄本、乾隆本作"二合"，日本抄本作"二两"。

③ 虚：文瑞楼本同，明抄本、乾隆本、日本抄本此后有"弱"。

④ 一两：日本抄本、文瑞楼本同，明抄本、乾隆本作"两半"。

⑤ 半：日本抄本、文瑞楼本同，明抄本、乾隆本作"一"。

⑥ 一两一分：日本抄本、文瑞楼本同，明抄本、乾隆本作"一两"。

上九味，捣罗为末，炼蜜丸梧桐子大。每服二十丸，煎人参汤下，不拘时服。

治产后血①虚受邪，语言失度，精神恍惚，**茯神汤方**

茯神去木。一两　人参　龙齿　琥珀　赤芍药　黄耆剉　牛膝酒浸，切，焙。各三分　生干地黄一两半　桂去粗皮。半两

上九味，粗捣筛。每服三钱匕，水一盏，煎取七分，去滓温服，不拘时。

治产后血虚狂语，卧起不安，妄有所见，**人参丸方**

人参　茯神去木。各一两　枳壳去瓤，麸炒。一两半　羚羊角镑，炒　芎劳各一两　槟榔剉。三枚　桃仁汤去皮尖、双仁，炒。三十枚　远志去心　桂去粗皮　木香　白芷各半两　诃黎勒皮一两

上一十二味，捣罗为末，炼蜜丸如梧桐子大。每服二十丸，煎人参汤下，空心日午夜卧。

治产后心虚，言语谬误，恍惚不安，**麦门冬汤方**

麦门冬去心，焙。二两　白茯苓去黑皮。一两半　赤芍药　当归切，焙　人参　甘草炙，剉。各一两

上六味，粗捣筛。每服三钱匕，水一盏，煎至七分，去滓温服，不拘时。

治产后心气不足，血邪狂言，眠卧不安②，**茯苓汤方**

白茯苓去黑皮。一两半③　甘草炙，剉。一两　远志去心。半④两　白薇　龙齿研。各一两　熟干地黄焙。一两半⑤　人参　防风去叉。各一两　独活去芦头。半⑥两

上九味，粗捣筛。每服三钱匕，水一盏，煎至七分，去滓温服，不拘时。

---

① 血：日本抄本、文瑞楼本同，明抄本、乾隆本作"气血"。

② 血邪狂言眠卧不安：日本抄本、文瑞楼本同，日本抄本旁注"邪作虚，无眠卧不安四字"，明抄本、乾隆本作"血邪狂言"。

③ 一两半：日本抄本、文瑞楼本同，明抄本、乾隆本作"二两"。

④ 半：文瑞楼本同，明抄本、乾隆本、日本抄本作"一"。

⑤ 一两半：日本抄本、文瑞楼本同，明抄本、乾隆本作"二两"。

⑥ 半：日本抄本、文瑞楼本同，明抄本、乾隆本作"一"。

治产后血虚，心气不足，言语谬妄，眠卧不安①，**羊肾汤**方

羊肾一对。去脂，细切，以水三升煎至二升，澄清　远志去心。半两　芍药剉。一两　人参　独活去芦头　甘草炙，剉。各半两　熟干地黄焙。一两　白茯苓　子芩　防风各五钱②

上一十味，除肾外，粗捣筛。每服三钱匕，用肾汁一盏，煎至七分，去滓温服，不拘时。

治产后血虚，或因惊恐，神志不宁，言语错谬，妄有所见③，**远志丸**方

远志去心　甘草炙　白茯苓去黑皮　桂去粗皮　山芋　麦门冬去心，焙　人参　当归切，焙　白术　泽泻　独活去芦头　阿胶炙令燥　菖蒲各一两半　干姜炮。一两　熟干地黄焙。二两

上一十五味，捣罗为末，炼蜜丸如梧桐子大。每服二十丸，煎人参汤下，空心日午夜卧服。

治产后血气不调，言语谬乱④，**当归汤**方

当归切，焙　人参　芍药　酸枣仁去皮　黄芩去黑心　白鲜皮　甘草炙，剉。各一两

上七味，粗捣筛。每服二钱匕，水一盏，煎七分，去滓温服，不拘时。

治产后血虚乱语，心志不宁，**茯神汤**方

茯神去木。二两　人参　芍药剉。各一两半　甘草炙，剉　当归切，焙　桂去粗皮。各一两

上六味，粗捣筛。每服二钱匕，水一盏，生姜三片，枣二枚，擘破，煎至七分，去滓温服，不拘时。

---

① 眠卧不安：日本抄本、文瑞楼本同，明抄本、乾隆本作"若有所见"。
② 白茯苓……各五钱：此10字原脱，据明抄本、乾隆本、日本抄本、文瑞楼本补。
③ 或因惊恐……妄有所见：此16字日本抄本、文瑞楼本同，明抄本、乾隆本作"心气不足，狂言妄语，若有所见"。
④ 治产后……言语谬乱：此11字日本抄本、文瑞楼本同，明抄本、乾隆本作"治产后血虚，心气不足，狂言妄语，若有所见"。

治产后血邪，语言妄乱①，**麝香散方**

麝香别研。一分　乌鸦②烧灰　虎粪烧灰。各半两

上三味，捣罗为散，研匀。每服二钱匕，温酒调下。

治产后心虚，风邪所搏③，语言妄乱，**远志汤方**

远志去心　赤芍药　黄芩去黑心　白茯苓去黑皮　人参　防风
去叉　独活去芦头　甘草炙。各一两　熟干地黄焙。二两

上九味，粗捣筛。每服五钱匕，水一盏半，煎至七分，去滓，
不拘时温服。

产后恶露不下

论曰：产后恶露不下者，以脏腑宿挟虚冷，或临产受寒气，
使经络凝涩，气道不利，故恶血凝积而不下也，日久为结癖疝瘕
之疾，令人心腹胀满，疼痛寒热之证生焉。

治产后恶露不下，**人参汤方**

人参半两　大黄剉，炒。一两　当归切，焙。一两　甘草炙。
一两④　芍药一⑤两　牡丹皮去心。一两　吴茱萸微炒过。半两

上七味，粗捣筛。每服三钱匕，水一盏，生姜三片，煎至七
分，去滓温服，日四五服。

治产后恶露不快，脐腹连腰疼痛，烦躁汗出，**四物汤方**

当归切，焙　芎䓖　熟干地黄焙　芍药各半⑥两

上四味，捣为粗末。每服三钱匕，水一盏，煎至七分，去滓
温服。

治产后来往寒热，恶露不下，**柴胡汤方**

---

① 治产后……语言妄乱：此9字日本抄本、文瑞楼本同，明抄本、乾隆本
作"治产后血虚，心气弱，狂言妄语，心志不宁"。

② 乌鸦：日本抄本、文瑞楼本同，明抄本、乾隆本此后有"毛"。

③ 治产后……风邪所搏：此9字日本抄本、文瑞楼本同，明抄本、乾隆本
作"治产后血虚，心气弱，为风邪所搏"。

④ 一两：日本抄本、文瑞楼本同，明抄本、乾隆本作"五钱"。

⑤ 一：明抄本、乾隆本、文瑞楼本同，日本抄本作"二"。

⑥ 半：日本抄本、文瑞楼本同，明抄本、乾隆本作"一"。

柴胡去苗。一两　桃仁汤浸，去皮尖、双仁，炒令黄色。二十枚　当归切，焙。半两　黄耆剉。半两　芍药半两　吴茱萸微炒。一两

上六味，粗捣筛。每服三钱匕，水一盏，生姜三片，同煎至六分，去滓温服。

治产后恶露不下，或下不尽，腹痛不除，小腹急痛，**泽兰汤方**

泽兰叶一两　甘草炙，剉。一两　当归切，焙。一两半　芍药二两半①

上四味，粗捣筛。每服三钱匕，水一盏，入生姜三片，枣二枚，擘，生地黄一分，切，同煎至七分，去滓温服，早晨日晚各一服。

治产后腹中满痛，血露不尽，**黄芩汤方**

黄芩去黑心　芍药　赤茯苓去黑皮　大黄剉，炒　熟干地黄焙。各一两　厚朴去粗皮，生姜汁炙　干姜炮裂　桂去粗皮。各一两一分②　虻虫去翅足，微炒　甘草炙　桃仁汤浸，去皮尖、双仁，炒令黄色。各半两　枳实去瓤，麸炒　术各一两半　芒消一两

上一十四味，粗捣筛。每服三钱匕，水、酒共一盏，煎至七分，去滓温服。

治产后脐腹疼，余血未尽，不进食，**地黄汤方**

芍药　甘草炙。各一两　丹参一两半

上三味，粗捣筛。每服三钱匕，水一盏，煎至七分，去滓，入地黄汁一合，蜜半合，生姜汁一合，更煎数沸，空腹温服。

治产后恶血所下不尽，心腹疠痛，**芎劳汤方**

芎劳一两半③　大黄剉，炒。二④两　芍药一两半⑤　黄芩去黑心。一两　桂去粗皮。一两　甘草炙，剉。一两　当归切，焙。二⑥两　熟

---

①　二两半：明抄本、乾隆本、文瑞楼本同，日本抄本作"二两"。
②　一两一分：日本抄本、文瑞楼本同，明抄本、乾隆本作"一两"。
③　一两半：日本抄本、文瑞楼本同，明抄本、乾隆本作"二两"。
④　二：明抄本、乾隆本、文瑞楼本同，日本抄本作"一"。
⑤　一两半：日本抄本、文瑞楼本同，明抄本、乾隆本作"二两"。
⑥　二：明抄本、乾隆本、文瑞楼本同，日本抄本作"一"。

干地黄焙。一两　桃仁汤浸，去皮尖、双仁，微炒令黄色。半两

上九味，粗捣筛。每服三钱匕，水一盏，煎至七分，去滓，空腹温服。

治产后恶露不下，攻刺心腹疼痛，**干漆丸**方

干漆捣碎，炒烟出　五灵脂　没药研①　牡丹皮去心　陈曲炒。各半两　菴䕡子　延胡索　桂去粗皮　当归切，焙。各一两

上九味，捣研为末，醋煮面糊丸如梧桐子大。不计时候，煎生姜醋汤，下二十丸。温酒亦可。

治产后恶血不尽，腹内坚痛，不可忍，**当归汤**方

当归切，焙。一两半　芍药一两半　桂去粗皮。一两　桃仁汤浸，去皮尖、双仁，炒黄。四十九枚

上四味，粗捣筛。每服三钱匕，水一盏，煎至七分，去滓温服，不拘时。

治产后恶露不下，腹痛脐下坚硬，**没药丸**方

没药研②　当归切，焙　刘寄奴　延胡索　桃仁去皮尖、双仁，麸炒令黄色。三分　干漆捣碎，炒烟出　麒麟竭　大黄剉，炒。各一两　桂去粗皮　乌药剉　赤芍药各半两

上一十一味，捣研为末，炼蜜丸如梧桐子大。每服二十丸，温酒下，不拘时候。

治产后腹中恶血不除，苦身强痛，**牡丹饮**方

牡丹皮一两　大黄剉，炒。一两　桂去粗皮。一两　桃仁汤浸，去皮尖，炒令黄色。四十枚

上四味，粗捣筛。每服三钱匕，水一盏，煎至七分，去滓，空腹温服。

治产后恶露不下，气攻心腹，烦闷刺痛，**琥珀汤**方

琥珀　姜黄　牛膝酒浸，切，焙　虎杖　牡丹皮各半两　当归切，焙　生干地黄焙　桂去粗皮　桃仁汤浸，去皮尖、双仁，麸

---

① 研：日本抄本、文瑞楼本同，明抄本、乾隆本作"去油"。
② 研：日本抄本、文瑞楼本同，明抄本、乾隆本作"去油"。

炒。各三分　大黄剉，焙。一两　虻虫去翅足，炒黄。一分^①　芒消一两

上一十二味，粗捣筛。每服二钱匕，水一盏，煎取七分，去滓温服。

治产后三日外，恶露不多下，心烦闷，**麦门冬饮**方

生麦门冬汁二合　生藕汁三合　生姜汁半合　生地黄汁三^②合　益母草汁三^③合　白蜜半盏^④

上六味，相和煎沸放温，每服半盏。如觉性寒，即入清酒三合，温暖服之。

治产后恶露不下，腹内疼痛，**牡丹皮汤**方

牡丹皮去心　桂去粗皮　牛膝酒浸，切，焙。各三分　桃仁去皮尖、双仁，麸炒　生干地黄焙　蓬莪茂剉　槟榔剉　当归切，焙。各一两

上八味，粗捣筛。每服三钱匕，水一盏，入生姜半分，切，煎至七分，去滓，稍热服，不计时候。

治产后恶露不尽^⑤，除诸痛，补不足，**黄耆汤**方

黄耆剉。半两　熟干地黄剉。一两　芎藭半两　桂去粗皮。半两　人参三分^⑥　防风去叉。一分　当归切，焙。半两　白茯苓去黑皮　细辛去苗叶　芍药　甘草炙。各一分^⑦

上一十一味，粗捣筛。每服三钱匕，水一盏，煎至六分，去滓温服，不拘时服。

治产后恶露不尽，**当归汤**方

当归切，焙。三两　桂去粗皮。二两　荷叶蒂三七^⑧枚

---

① 分：日本抄本、文瑞楼本同，明抄本、乾隆本作“两”。
② 三：日本抄本、文瑞楼本同，明抄本、乾隆本作“二”。
③ 三：文瑞楼本同，明抄本、乾隆本作“半”，日本抄本作“二”。
④ 盏：日本抄本、文瑞楼本同，明抄本、乾隆本作“合”。
⑤ 尽：日本抄本、文瑞楼本同，明抄本、乾隆本此后有“心腹痛”。
⑥ 三分：日本抄本、文瑞楼本同，明抄本、乾隆本作“半两”。
⑦ 分：文瑞楼本同，明抄本、乾隆本、日本抄本作“两”。
⑧ 三七：日本抄本、文瑞楼本同，明抄本、乾隆本作“二十一”。

上三味，粗捣筛。每服三钱匕，水半盏，酒一盏，入生姜三[①]片，同煎至七分，去滓温服，早晨日晚各一服。

治产后恶露不下，结块冲心，运闷垂死，**败酱饮方**

败酱　羌活去芦头　枳壳去瓤，麸炒黄。各一两　桂去粗皮。三分[②]　当归切，焙　芍药　芎䓖　瞿麦穗各一两　马牙消半两　桃仁汤浸，去皮尖、双仁，麸炒黄色。二十五枚

上一十味，粗捣筛。每服三钱匕，水一盏，煎至七分，去滓温服。

治产后恶露未尽，气血攻心腹疼痛，心胸有热，**豉饮方**

豉炒干。半两　羊肉一斤。去脂，水八盏煮取肉汁五盏，澄清　当归切，焙。半两　桂去粗皮。半两　黄芩去黑心。三分　麦门冬去心，微炒。三分　莎草根炒。半两　生干地黄焙。一两半

上八味，除肉外，粗捣筛。每服三钱匕，生姜三片，葱白一茎，切，肉汁一盏半，同煎至七分，去滓温服。

治产后月内恶露不下，**当归饮方**

当归切，焙　牛膝酒浸，切，焙　苏枋木剉　桂去粗皮　牡丹皮剉　芍药　芎䓖　艾叶微炒　生干地黄剉　延胡索　桃仁汤浸，去皮尖、双仁，麸炒黄。各半两

上一十一味，粗捣筛。每服三钱匕，生姜一枣大，拍破，水半盏，酒半盏，同煎至七分，去滓温服，不拘时。

治产后恶血不尽，攻心乏力，腹痛胀满，头痛，**蒲黄饮方**

蒲黄微炒。一两半　芒消研。三分　芎䓖半两　桂去粗皮。半两　鬼箭半两[③]　生干地黄焙。二[④]两　桃仁汤浸，去皮尖、双仁，麸炒黄色。二十[⑤]枚

上七味，粗捣筛。每服三钱匕，入枣二枚，擘，水一盏，同

① 三：文瑞楼本同，明抄本无，乾隆本作“一”，日本抄本作“五”。
② 三分：日本抄本、文瑞楼本同，明抄本、乾隆本作“一两”。
③ 半两：明抄本、乾隆本、文瑞楼本同，日本抄本作“一两”。
④ 二：乾隆本、日本抄本、文瑞楼本同，明抄本作“一”。
⑤ 二十：日本抄本、文瑞楼本同，明抄本、乾隆本作“二十五”。

煎至七分，去滓温服。

治产后恶露不下，或下未尽有热，**藕汁饮方**

藕汁半盏　生地黄汁一盏　生姜三分　酒一盏

上四味，先煎地黄汁令沸，次下藕汁、生姜汁与酒，更煎三五沸，放温，时时饮之。

治产后有热，恶露未尽，补虚调气，**生地黄饮方**

生地黄汁半大盏[1]　桂去粗皮。半两　黄耆剉。三分　麦门冬去心，微炒。三分　当归切，焙。半两　甘草炙。半两

上六味，除地黄外，粗捣筛。每服三钱匕，水一盏，煎至六分，去滓，入地黄汁一合，更煎数沸温服。

治产后恶露未尽，有冷气，腹痛，兼[2]补虚羸，**羊肉汤方**

羊肉一斤。去脂，切碎，水八盏煮取肉汁四五盏，澄令清　桂去粗皮。三分　当归切，焙。三分　吴茱萸微炒黄。三分　黄耆剉。半两　芎䓖半两

上六味，除肉外，粗捣筛。每服三钱匕，肉汁一盏，生姜三片，同煎至七分，去滓温服。

治产后恶露未尽，血气疗痛，四肢蒸热[3]，**蜀椒饮方**

蜀椒去目及闭口者，炒出汗。一分　羊肉一斤。去脂，切碎，水三升煮取肉汁一升半，澄令清　当归切，焙。半两　桂去粗皮。半两　生干地黄剉。一两　豉[4]微炒。半两

上六味，除肉外，粗捣筛。每服三钱匕，生姜三片，葱白一茎，切，取肉汁一盏半，煎至七分，去滓温服。

治产后大肠[5]秘，恶露不下，补虚，**羊肉饮方**

羊肉一斤。去脂，切碎，水三升煮肉汁一升半，澄令清　白茯

---

① 半大盏：日本抄本、文瑞楼本同，明抄本、乾隆本作“一升”。

② 有冷气腹痛兼：日本抄本、文瑞楼本同，明抄本、乾隆本作“内有冷气，脐腹痛，去恶血”。

③ 热：日本抄本、文瑞楼本同，明抄本、乾隆本此后有“无力”。

④ 豉：日本抄本、文瑞楼本同，明抄本、乾隆本作“大豆”。

⑤ 肠：明抄本、乾隆本、文瑞楼本同，日本抄本作“便”。

苓去黑皮。三①分　黄耆剉。三分②　当归切，焙。半两　桂去粗皮。半两　麦门冬去心，微炒。三③分　甘草炙。半两　大黄剉，炒。半两

上八味，除肉外，粗捣筛。每服三钱匕，以肉汁一盏半，煎至七分，去滓温服。

治产后余血不尽，逆抢心胸，手足逆冷，唇干，腹胀，短气，**甘草汤**方

甘草炙　芍药　桂去粗皮　大黄剉，炒　阿胶炙燥，别捣末。各一两

上五味，除阿胶外，粗捣筛。每服三钱匕，水一盏半，煎至七分，去滓，下阿胶末一钱，温服，空心日晚各一服，下恶物即差。

治产后半月余，恶血不尽，腹痛寒热，呕吐不能食，**芍药汤**方

赤芍药三分　白茅根半两　瞿麦穗一分④　桃仁汤浸，去皮尖、双仁。七枚。炒　知母焙。半两　桂去粗皮。半两　朴消　当归剉，焙。各一分⑤

上八味，粗捣筛。每服五钱匕，水一盏半，煎至八分，去滓，再入生地黄汁半合，复煎至一盏，温服，日三。

治产后恶露不尽，七八日⑥腹痛，两胁妨满，兼儿枕⑦痛，**刘寄奴汤**方

刘寄奴二两　桔梗炒。三两　当归剉，焙。二两　生姜切，焙。一两　桂去粗皮。二两　陈橘皮汤去白，焙。一两半　芍药三两　赤茯苓去黑皮。三两

上八味，粗捣筛。每服三钱匕，水一盏半，煎至八分，去滓，入延胡索末半钱匕，搅匀温服，日三。

---

① 三：乾隆本、日本抄本、文瑞楼本同，明抄本作“五”。
② 剉三分：文瑞楼本同，明抄本、乾隆本作“剉五分”，日本抄本无。
③ 三：乾隆本、日本抄本、文瑞楼本同，明抄本作“五”。
④ 一分：日本抄本、文瑞楼本同，明抄本、乾隆本作“五钱”。
⑤ 各一分：日本抄本、文瑞楼本同，明抄本、乾隆本作“五钱”。
⑥ 日：日本抄本、文瑞楼本同，明抄本、乾隆本此后有“内败血不散攻心”。
⑦ 枕：日本抄本、文瑞楼本同，明抄本、乾隆本此后有“骨”。

治产后三四日，恶露下①，呕吐不食，身体壮热，**芍药汤方**

芍药三两 知母焙。二两 当归剉，焙。一两② 红蓝花二两 荷叶蒂二枚。炙

上五味，粗捣筛。每服五钱匕，水一盏半，入生姜五片，煎至八分，去滓，再入蒲黄一钱匕，生地黄汁半合，煎六七沸，去滓，空腹温服，相次再服之。

治产后恶露不尽，脐腹疼痛，**泽兰汤方**

泽兰一两 当归切，焙。二③两 生地黄切，焙。二④两 甘草炙，剉。一两 芍药二⑤两

上五味，粗捣筛。每服五钱匕，水二盏，入枣三枚，擘破，煎至一盏，去滓温服。

治产后恶露不尽，脐腹疼痛，壮热增寒，咽干烦渴，**刘寄奴汤方**

刘寄奴 知母焙⑥。各一两 当归切，焙 鬼箭羽各二两 桃仁去皮尖、双仁，炒。一两半

上五味，粗捣筛。每服四钱匕，水一盏半，煎至八分，去滓温服，空心食前。

治产后三日或七日内，败血不散⑦，**蒲黄当归散方**

蒲黄⑧ 当归切，焙 芍药 泽兰叶 延胡索 白芜荑炒⑨ 桂去粗皮。等分

上七味，捣罗为细散。每服二钱匕，四日外，热酒调下；四日内，用童子小便调下。

---

① 下：日本抄本、文瑞楼本同，明抄本、乾隆本作"未尽"。
② 剉焙一两：日本抄本、文瑞楼本同，明抄本作"酒炒。二两"，乾隆本作"酒炒。一两"。
③ 二：乾隆本、日本抄本、文瑞楼本同，明抄本作"一"。
④ 二：乾隆本、日本抄本、文瑞楼本同，明抄本作"一"。
⑤ 二：乾隆本、日本抄本、文瑞楼本同，明抄本作"一"。
⑥ 焙：日本抄本、文瑞楼本同，明抄本、乾隆本作"酒炒"。
⑦ 散：日本抄本、文瑞楼本同，明抄本、乾隆本此后有"攻心腹痛"。
⑧ 蒲黄：日本抄本、文瑞楼本同，明抄本、乾隆本此后有"纸炒"。
⑨ 白芜荑炒：日本抄本、文瑞楼本同。明抄本、乾隆本列最后，此后有"一两"。

卷第一百六十一

产后门

产后恶露不断　产后血气攻腹痛　产后血块攻筑疼痛
产后中风　产后中风口喎

产后门

产后恶露不断

论曰：产后恶露不断者，盖由脏腑宿有冷滞，气不调和，既①产之后，恶露乘虚，不能制约，淋沥不断，久不已，则经血不荣，脐腹坚痛，面色萎黄，气短②不足，是其证也，治法宜温补之剂。

治产后七八日，恶露下不绝，**当归饮方**

当归切，焙　败酱　续断各一两③　芍药一两一分④　生干地黄焙。一两半　竹茹　芎劳各半两

上七味，粗捣筛。每服三钱匕，水一盏，煎至七分，去滓温服，日三。

治产后恶露下不绝，**败酱饮方**⑤

败酱　当归切，焙　芍药　芎劳各半两　竹茹一两　生干地黄焙干。二两

上六味，粗捣筛。每服三钱匕，水一盏，煎至七分，去滓温服，日三。

治产后恶露不绝，心闷气短，**艾叶饮方**

---

① 既：日本抄本、文瑞楼本同，明抄本、乾隆本作"致"。
② 短：乾隆本、日本抄本、文瑞楼本同，明抄本作"血"。
③ 一两：乾隆本、日本抄本、文瑞楼本同，明抄本作"两半"。
④ 一两一分：日本抄本、文瑞楼本同，明抄本、乾隆本作"两半"。
⑤ 治产后……败酱饮方：此12字文瑞楼本同，明抄本、乾隆本作"败酱饮治产后七八日下血无度，恶露不绝"，日本抄本无此方。

艾叶^①　当归切，焙　人参　地榆　干姜炮　阿胶炙令燥　生干地黄焙。一两

上七味，粗捣筛。每服三钱匕，水一盏，煎至七分，去滓温服，日三。

治产后恶露不绝^②，**阿胶散方**

阿胶炙令燥用　牛角䚡烧灰　龙骨煅。各一两

上三味，捣罗为散。每服二钱匕，薄粥饮调服。

治产后恶露不绝，腹中疼痛气急，及产蓐三十六疾，**阿胶丸方**

阿胶炙令燥　乱发灰别研。各半两　代赭别研　干姜炮。一两　马蹄半个^③。烧令烟尽　生干地黄焙。一两一分　牛角䚡炙焦。二两

上七味，捣罗为末，炼蜜和丸如梧桐子大，空心粥饮下二十丸，日午夜卧再服，加至四十丸。

治产后虚冷、下血，昼夜无度，及恶露不绝，**龙骨丸方**

龙骨细研。四两　干姜炮　甘草炙　桂去粗皮。各二两

上四味，捣罗为末，炼蜜和丸如梧桐子大。每服二十丸，温酒下，早晨、日午、晚间各一。

治产后恶露过多，心闷气短，无^④力，不能食，**虎掌饮方**

虎掌　当归切，焙　艾叶微炒。各一两　人参半两　地榆三^⑤分　生干地黄焙。一两一分^⑥

上六味，粗捣筛。每服三钱匕，以生姜三片，水一盏，煎至七分，去滓温服。

治产后恶露下多，短气乏力，**人参饮方**

---

① 艾叶：日本抄本、文瑞楼本同，明抄本、乾隆本作"熟艾叶"。

② 绝：日本抄本、文瑞楼本同，明抄本、乾隆本此后有"心闷气短"。

③ 个：乾隆本、文瑞楼本同，明抄本漫漶不清，日本抄本作"斤"。

④ 无：日本抄本、文瑞楼本同，明抄本、乾隆本此前有"四肢"。

⑤ 三：乾隆本、日本抄本、文瑞楼本同，明抄本作"五"。

⑥ 一两一分：日本抄本、文瑞楼本同，明抄本、乾隆本作"一两"。

人参半两　当归切，焙。一两半^①　生干地黄焙。二^②两　地榆一两

上四味，粗捣筛。每服三钱匕，生姜三片，水一盏，同煎至七分，去滓温服。

治产后恶露下多，心烦气短，减食多倦，**地榆饮**方

地榆一两　当归切，焙　艾叶　人参各二^③两　生干地黄焙。三^④两　桂去粗皮。一^⑤两

上六味，粗捣筛。每服三钱匕，以水一盏，入生姜三片，同煎至七分，去滓，空心温服。

治产后下血不止，**桑耳饮**方

桑耳微炙　芍药　地榆　茜根　牛角䚡烧灰　阿胶炙令燥。各一两　艾叶^⑥　鸡苏各三分　白龙骨二^⑦两

上九味，粗捣筛。每服二钱匕，水一盏，煎至七分，去滓温服，早晨、日午、夜卧各一服。

治产后血下不止，**芍药丸**方

芍药　阿胶炙令燥。各一两半　乌贼鱼骨去皮甲。一两　当归切，焙。三分

上四味，捣罗为末，炼蜜和丸梧桐子大。空心以葱汤下三十丸，日三。

治产后血不止，兼漏下，**柏叶汤**方

柏叶炙干。二两　当归切，焙　禹余粮烧，醋淬七遍。各一两半

上三味，粗捣筛。每服三钱匕，水一盏，入薤白二寸，细切，同煎至七分，去滓，食前温服，日三。

---

① 一两半：明抄本、乾隆本、文瑞楼本同，日本抄本作"一两"。
② 二：乾隆本、文瑞楼本同，明抄本、日本抄本作"一"。
③ 二：乾隆本、日本抄本、文瑞楼本同，明抄本作"一"。
④ 三：乾隆本、日本抄本、文瑞楼本同，明抄本作"一"。
⑤ 一：明抄本、乾隆本、文瑞楼本同，日本抄本作"二"。
⑥ 艾叶：日本抄本、文瑞楼本同，明抄本、乾隆本列"地榆"前。
⑦ 二：明抄本、乾隆本、文瑞楼本同，日本抄本作"一"。

治产后血露不断①，**地黄丸方**

生干地黄焙 当归切，焙 阿胶炙令燥 黄耆剉。各一两 艾叶炙。三分 生姜一分。切，炒

上六味，捣罗为末，醋煮面糊和丸如梧桐子大。每服三十丸，温酒或米饮下，不拘时。

治产后恶露不断，**秦艽汤方**

秦艽去苗、土 玄参 芍药各一两 艾叶炙 白芷 续断 当归切，焙。各一两半

上七味，粗捣筛。每服二钱匕，水一盏，生姜三片，煎七分②，去滓温服，不拘时。

治产后血露不断③，**寄生丸方**

桑寄生剉，炒 附子炮裂，去皮脐 芍药各一两 地榆剉，炒 白龙骨各一两半 鸡苏三分

上六味，捣罗为末，炼蜜和丸梧桐子大。每服三十丸，温酒或米饮下，不拘时。

治产后血伤不止，或下血痢④，**蛇⑤黄散方**

蛇黄二枚⑥。火煅，醋淬七遍

上一味，捣罗为细散。每服三钱匕，以米饮调下，甚者不过再服。

产后血气攻腹痛

论曰：妇人产后，冲任俱虚，气血离经，失于将理，气道行

---

① 治产后血露不断：日本抄本、文瑞楼本同，明抄本、乾隆本作"治产后恶露不断，气虚乏力"。

② 每服……煎七分：此15字文瑞楼本同，明抄本作"生姜水煎三钱"，乾隆本作"每服三钱匕，水一盏，生姜三片"，日本抄本作"每服二钱匕，水一盏，生姜三片，煎一分"。

③ 治产后血露不断：文瑞楼本同，明抄本、乾隆本作"治产后恶露下多不止"，日本抄本作"治产后血露不绝"。

④ 痢：日本抄本、文瑞楼本同，明抄本、乾隆本此后有"腹痛"。

⑤ 蛇：明抄本、乾隆本、文瑞楼本同，日本抄本作"地"。

⑥ 蛇黄二枚：文瑞楼本同，明抄本、乾隆本作"蛇黄三枚"，日本抄本作"地黄二枚"。

涩，恶露下少，则令人烦懊冒闷，脐腹坚痛。通行败血，升降阴阳则病可愈，不治则变产后癥瘕羸瘦之病也。

治产后血气不利，心腹疼痛，或寒或热，或时呕吐①，气乏力倦，**吴茱萸汤**方

吴茱萸汤浸，微炒。一两　防风去叉　桔梗炒　干姜炮裂，剉碎　甘草炙　细辛去苗叶。各半两　生干地黄焙　当归切，炒。各三分

上八味，粗捣筛。每服三钱匕，水一盏，煎至七分，去滓温服，不拘时候。

治产后恶血不除，与气相搏，腹内疼痛，**败酱汤**方

败酱　桂去粗皮　刘寄奴各三分　牡丹皮　木香　芎䓖各半两

上六味，粗捣筛。每服三钱匕，以水一盏，入生地黄一分，切，煎取七分，去滓，不计时候温服。

治产后血气不散，攻心腹刺痛②，胀满气喘，**鬼箭羽汤**方

鬼箭羽　当归切，炒　白术剉，炒　桂去粗皮。各二两　细辛去苗叶。一两半　生干地黄焙。一两

上六味，粗捣筛。每服三钱匕，水、酒各半盏，煎七分，去滓温服，不拘时候。

治产后血气不调，腹内疼痛，**麒麟竭散**方

麒麟竭　桂去粗皮　当归剉，微炒　蒲黄　红蓝花　木香　没药　延胡索　干漆碎，炒烟出　赤芍药各半两

上一十味，捣罗为散。每服二钱匕，以热酒调下，不拘时。

治产后血气不利，心腹急痛，上下攻冲，气逆烦闷，**黄耆汤**方

黄耆剉碎　白术剉，炮　当归切，炒　甘草炙，剉　人参各一两　白羊肉一斤。去脂膜，切碎。每服用三③两

---

① 吐：日本抄本、文瑞楼本同，明抄本、乾隆本此后有"恶露下少"。

② 攻心腹刺痛：日本抄本、文瑞楼本同，明抄本作"上攻心腹恶痛"，乾隆本作"攻心腹急痛"。

③ 三：文瑞楼本同，明抄本、乾隆本作"四"，日本抄本作"二"。

上六味，除羊肉外，捣为粗末。每服三钱匕，先以羊肉三[①]两，切，用水三盏，煮取一盏，澄清，去滓沫，入前药，并生姜三片，同煎七分，去滓，通口服，不拘时候。

治产后血气不利，或感风冷，心腹疼痛，肢体虚冷，胸隔不快[②]，**干地黄汤方**

生干地黄焙。二[③]两　生姜去皮，切碎，炒干　甘草炙　当归切，炒　桂去粗皮。各一两

上五味，粗捣筛。每服三钱匕，水一盏，煎取七分，去滓温服，不拘时候。

治产后血气壅滞，攻心腹疼痛，或拘急胀满，**白术汤方**

白术切，炒　当归剉，炒　桑根白皮剉。各一两半　大黄剉，炒令香　细辛去苗叶　桂去粗皮。各一两

上六味，粗捣筛。每服三钱匕，水一盏，生姜三片，煎七分，去滓温服，不拘时候。

治产后或伤风冷，因致血气不利，心腹疼痛，或寒或热，头目昏重[④]，**芎劳汤方**

芎劳剉　黄芩去黑心　防风去叉。各一两　当归切，炒　芍药　甘草炙。各一两半

上六味，粗捣筛。每服三钱匕，水一盏，生姜三片，煎七分，去滓温服，不拘时候。

治产后因血不快利，气攻心腹疼痛，**芍药汤方**

芍药二[⑤]两　黄耆剉　白芷　人参　芎劳　当归切，炒　生干地黄焙　甘草炙。各一两　白茯苓去黑皮。一两半

---

①　三：文瑞楼本同，明抄本、乾隆本作"四"，日本抄本作"二"。

②　心腹疼痛……不快：此12字日本抄本、文瑞楼本同，明抄本、乾隆本作"心腹疼痛，烦懑冒闷，肢体虚冷，心腹不快"。

③　二：明抄本、乾隆本、文瑞楼本同，日本抄本作"一"。

④　治产后……昏重：此25字文瑞楼本同，明抄本、乾隆本作"治产后伤风冷，血气不利，攻心腹痛，或寒或热，头目昏重，心中懊闷"，日本抄本作"治产后或伤风冷，内致血风下利，心腹疼痛，或寒或热，头目昏重"。

⑤　二：乾隆本、日本抄本、文瑞楼本同，明抄本作"一"。

上九味，粗捣筛。每服三钱匕，水一盏，煎取七分，去滓，入酒少许温服，不拘时候。

治产后血气虚冷，攻心腹痛①，**地黄芍药汤**方

生干地黄焙　芍药　当归剉，炒　独活去芦头　细辛去苗叶。各二两　桂去粗皮　吴茱萸水浸经宿，炒令香　干姜炮裂　甘草炙。各一两

上九味，粗捣筛。每服三钱匕，水一盏，煎七分，去滓温服，不拘时候。

治产后心腹痛，血气不利，**芎劳前胡汤**方

芎劳一两　前胡去芦头。三分②　黄芩去黑心。半两　芍药一两　蒲黄微炒。一两半　桃仁汤浸，去皮尖，别研。三分③　当归剉，炒。三分　桂去粗皮。三分　甘草炙，剉。一两　大黄剉，炒。半两　生干地黄焙。二④两

上一十一味，粗捣筛。每服二钱匕，水一盏，生姜三片，枣一枚，擘，煎七分，去滓温服，不拘时候。

治产后血气攻冲，心腹冷痛，烦满不食，**桔梗汤**方

桔梗炒　当归切，炒　刘寄奴去根，剉碎。各一两半　桂去粗皮　延胡索　陈橘皮汤浸，去白，炒。各一⑤两　芍药　白茯苓去黑皮。各二两

上八味，粗捣筛。每服三钱匕，水一盏，煎至七分，去滓温服，不拘时候。

治产后血气攻心腹痛，**芍药汤**方

芍药二两⑥　桂去粗皮　甘草炙，剉。各一两

上三味，粗捣筛。每服三钱匕，水一盏，煎七分，去滓温服，不拘时候。

---

① 痛：日本抄本、文瑞楼本同，明抄本、乾隆本此后有"拘急烦闷"。
② 三分：日本抄本、文瑞楼本同，明抄本、乾隆本作"一两"。
③ 分：明抄本、乾隆本、文瑞楼本同，日本抄本作"两"。
④ 二：乾隆本、日本抄本、文瑞楼本同，明抄本作"一"。
⑤ 一：明抄本、乾隆本、文瑞楼本同，日本抄本作"二"。
⑥ 二两：乾隆本、日本抄本、文瑞楼本同，明抄本作"炒。一两"。

治产后虚羸，面色萎黄，恶血不尽，脐腹冷痛，**琥珀煎方**

琥珀研　牛膝酒浸，切，焙　当归切，焙　防风去叉　桃仁去皮尖、双仁，炒研　荜拨　芎劳各六两　桂去粗皮。四①两　干姜炮。二两　清酒一升②　生地黄汁。三升　酥六两③　蜜三合

上一十三味，以前九味，捣罗为散。先将地黄汁煎熟，即下蜜酒酥，搅候熔，入众药末，以柳篦搅不住手，候似膏，倾出瓷器盛。每服一匙，温酒调下，不拘时。

治产后少腹结块，痛不可忍，**鳖甲当归散方**

鳖甲醋炙，去裙襕。三两　当归切，焙　桃仁去皮尖、双仁，炒　芍药　京三棱炮，剉　桂去粗皮。各一两

上六味，捣罗为散。每服五钱匕，空心温酒调下，日再服。

治产后血块攻筑，心腹疞痛，**姜黄散方**

姜黄　桂去粗皮。等分④

上二味，捣罗为散。每服二钱匕，炒生姜酒下。

产后血块攻筑疼痛

论曰：产后气脉不和，恶露不尽，风冷留滞，与正气相击，故胁腹之间，结聚块痛。盖以新产之后，脐腹空虚，真气怯弱，寒气入里，与恶血共相为害，其痛若物所筑，故名筑痛也。

治产后血块攻刺脐胁疼痛，或冲心烦闷⑤，**琥珀散方**

琥珀细研如粉　鲤鱼皮烧灰　赤芍药　姜黄　蒲黄　牡丹去心　当归微炙　大黄剉碎，微炒　桂去粗皮　蓬莪茂煨熟　牛膝去苗，酒浸，切，焙。各半两

上一十一味，捣罗为散。每服一钱匕，温酒调下，空心、夜

---

① 四：明抄本、乾隆本、文瑞楼本同，日本抄本作"三"。
② 清酒一升：乾隆本、日本抄本、文瑞楼本同，明抄本作"白酒一两"。
③ 酥六两：乾隆本、日本抄本、文瑞楼本同，明抄本作"牛酥二两"。
④ 等分：日本抄本、文瑞楼本同，明抄本、乾隆本作"一两"。
⑤ 治产后……烦闷：此16字文瑞楼本同，明抄本、乾隆本作"治产后血块攻刺腹筑痛，或冲心烦闷不安"，日本抄本作"治产后血块攻刺腹胁疼痛，或冲心烦闷"。

卧各一。

治产后血块攻筑疼痛，**蓬莪茂散方**

蓬莪茂煨熟　桂去粗皮　干漆捣碎，炒烟出。各半两　吴茱萸汤洗，微炒。一分①

上四味，捣罗为散。每服二钱匕，温酒调服。

治产后血气血块时攻心腹，疼痛不可忍，**商陆散方**

商陆干者　当归切，炒。各一分　紫葳凌霄花是也　蒲黄各一两

上四味，捣罗为散。空腹温酒调下二钱匕。

治产后血气块疼刺痛②，**姜黄散方**

姜黄　当归切，炒　蒲黄　桂去粗皮　生干地黄焙。各一两

上五味，捣罗为散。空心温酒调下二钱匕，日再服。

治产后血气、血块、败血不快，攻筑疼痛③，**地黄散方**

生地黄八两④　生姜四两

上二味，细切，同就银石锅内慢火炒，令半干，取出同焙燥，捣罗为散。每服二钱匕，温酒调下，不拘时服。

治产后血气、血块攻筑疼痛⑤，**姜黄散方**

姜黄　牡丹皮　牛膝去苗，酒浸，切，焙　乌药剉　生干地黄焙。各一两

上五味，捣罗为散。每服三钱匕，温酒调下。

治产后血气、血块、血露不快，攻筑疼痛⑥，**蓬莪茂散方**

---

① 分：日本抄本、文瑞楼本同，明抄本、乾隆本作"两"。

② 治产后血气块疼刺痛：文瑞楼本同，明抄本、乾隆本作"治产后血块攻筑心腹，痛不可忍"，日本抄本作"治产后血气血块疼刺痛"。

③ 治产后……攻筑疼痛：此15字日本抄本、文瑞楼本同，明抄本、乾隆本作"治产后血气不和，血块时攻心腹，痛不可忍"。

④ 两：日本抄本、文瑞楼本同，明抄本、乾隆本此后有"酒洗"。

⑤ 治产后……疼痛：此11字日本抄本、文瑞楼本同，明抄本、乾隆本作"治产后血气不和，血块时攻心腹，痛不可忍"。

⑥ 治产后血气……攻筑疼痛：此15字文瑞楼本同，明抄本、乾隆本作"治产后血块攻筑心腹，痛不可忍"，日本抄本作"治产后血气、血块、血露不快，筑疼痛"。

蓬莪茂炮，剉① 紫葳微炒 木香炮 羌活去芦头 细辛去苗叶 当归切，炒 芎劳各一两

上七味，捣罗为散。每服三钱匕，用温酒调下，日再服。

治产后血气血块攻冲心腹痛②，**当归汤**方

当归切，炒 干漆炒烟透 棕榈烧灰 红蓝花 甘草炙 鲤鱼皮烧灰 白芍药 牡丹去心 紫葳各半两 芫花醋浸半日，炒干焦色 香③墨各一分

上一十一味，粗捣筛。每服三钱匕，葱白三寸，生姜三片，水酒共一盏，同煎至七分，去滓，稍热服。

治产后血气血块攻脐腹痛④，**紫葳汤**方

紫葳 当归切，炒 木香炮。各半两 没药一分 牛膝去苗，酒浸，切，焙。三分

上五味，粗捣筛。每服二钱匕，水、酒共一盏，同煎七分，去滓温服，未差再服。

治产后血气、血块、血露不尽，攻筑刺痛⑤，**牡丹散**方

牡丹去心 芍药 当归切，炒 桂去粗皮 漏芦去芦头 白芷 五灵脂炒 陈橘皮汤浸，去白，微炒 芎劳 红蓝花 干漆炒烟透。各半两

上一十一味，捣罗为散。每服二钱匕，生姜温酒调下。

治产后血气疙痛，血块作梗，**吴茱萸丸**方

吴茱萸微炒 木香 当归微炙。各一两 桃仁去皮尖、双仁，麸炒，研。半两 硇砂研。一分

上五味，捣罗三味为末，入硇砂、桃仁和匀，炼蜜为丸如梧

---

① 炮剉：日本抄本、文瑞楼本同，明抄本、乾隆本作"醋煨"。

② 治产后……心腹痛：此12字文瑞楼本同，明抄本、乾隆本作"治产后血块攻筑心腹痛"，日本抄本作"治产后血块血气攻冲心腹痛"。

③ 香：日本抄本、文瑞楼本同，明抄本、乾隆本作"京"。

④ 治产后……腹痛：此11字日本抄本、文瑞楼本同，明抄本、乾隆本作"治产后血块攻筑心腹痛"。

⑤ 治产后……攻筑刺痛：此15字日本抄本、文瑞楼本同，明抄本、乾隆本作"治产后血块攻筑心腹痛"。

桐子大。每服二十丸，槟榔汤下。

治产后虚冷，恶血结块不散^①，**生地黄饮方**

生地黄汁半盏　童子小便半盏　生姜一分。取汁

上三味，一处煎三四沸，分作两服温^②服，须臾再服，恶血下，滞气通，立差。未效，再作服^③。

治产后血块攻冲，心腹痛，**姜黄散方**

姜黄切碎，炒干　蒲黄微炒　桂去粗皮。各一两

上三味，捣罗为散。每服二钱匕，生地黄自然汁调下，日三夜一。

治产后余血不尽，结块上冲，心烦腹痛，**干地黄散方**

生干地黄焙　芎䓖^④

上二味，各等分，捣罗为粗散。每服三钱匕，以酒、水各半盏，煎至八分，去滓温服，食前日三。

治产后余血不尽，结成癥块，脐腹疼刺疼痛^⑤，**硇砂散方**

硇砂一两。细研^⑥　芫花半两。醋拌，炒干　虻虫半两。去翅足，微炒　水蛭半两。微炒　琥珀三分　干漆半两。捣碎，炒令烟出　没药三分^⑦　桂心半两　麝香一分。研入

上九味，捣研罗为细散，拌和令匀。每服一钱匕，温酒调下，食前。

治产后余血不尽，结聚成块，坚硬疼痛，腹肋胀满，**乌鸡饮方**

①　散：日本抄本、文瑞楼本同，明抄本、乾隆本此后有"攻心腹痛"。

②　温：此后原衍"温"字，文瑞楼本同，明抄本无，据乾隆本、日本抄本删。

③　未效再作服：文瑞楼本同，明抄本、乾隆本无，日本抄本作"未效，再服化"。

④　芎䓖：日本抄本、文瑞楼本同，明抄本、乾隆本此后有"一两"。

⑤　结成……疼痛：此10字日本抄本、文瑞楼本同，明抄本、乾隆本作"结块上冲，心腹痛"。

⑥　细研：日本抄本、文瑞楼本同，明抄本、乾隆本作"醋化"。

⑦　三分：明抄本、乾隆本、文瑞楼本作"炙。三分"，日本抄本作"半两"。

雌乌鸡一只^①。去毛羽爪肚　鳖甲一两。涂醋，炙令黄，去裙襴　桃仁一两。汤浸，去皮尖、双仁，麸炒微黄　川大黄三分。剉碎，醋拌，炒干　吴茱萸一分。汤浸七遍，焙干，微炒^②　桂心一两　鬼箭一两　牛膝一两。去苗　当归一两。剉，微炒　菴䕡子一两　甘草微炙　芒消各半两

上一十二味，除鸡外，粗捣筛和匀。以水四升，将鸡全煮取汁，以瓷器澄令清。每服二钱匕，鸡清汁一盏，煎至七分，去滓温服，不拘时。

治产后血块攻筑心腹痛，**芎劳散方**

芎劳　当归炙，焙令香，剉碎　柏叶炙黄。各一两　桂去粗皮。半两　大黄炮，剉^③。一分

上五味，捣罗为散。每服二钱匕，煎当归酒调下，日三夜一。

产后中风

论曰：产后血气未完，风邪中之，入于经络，则发为痉。其候口噤不开，筋脉挛急，面目喎僻^④。至于五脏六腑，则随所中而证候出焉，甚者瘛疭直视，角弓反张，神志昏塞，便溺遗失，喑不能言^⑤。

治妇人产后中风卒然喑哑，及治偏枯贼风，**大续命汤**方

麻黄去根节，煎，掠去沫，焙。八^⑥两　石膏四两　桂去粗皮　干姜炮　芎劳^⑦各二两　当归切，焙　黄芩去黑心。各一两　杏

---

①　只：明抄本、乾隆本、文瑞楼本同，日本抄本作"双"。
②　一分……微炒：此10字文瑞楼本同，明抄本、乾隆本作"一两"，日本抄本作"一两。汤浸七遍，偏碎"。
③　炮剉：日本抄本、文瑞楼本同，明抄本、乾隆本作"酒炒"。
④　僻：日本抄本、文瑞楼本同，明抄本、乾隆本作"癖"。
⑤　言：文瑞楼本同，明抄本此后有"为中风"，乾隆本、日本抄本此后有"为中风之证"。
⑥　八：明抄本、乾隆本、文瑞楼本同，日本抄本作"一"。
⑦　芎劳：日本抄本、文瑞楼本同，明抄本、乾隆本列"杏仁"后，后有"三两"。

仁三十枚。去皮尖、双仁，炒

上八味，咬咀如麻豆大。每服五钱匕，以水一盏半，煎取七分，去滓，入荆沥半合，再煎数沸温服，能言。未差，服后小续命汤。

治妇人产后失血中风①，冒昧不知痛处，拘急不得转侧，四肢缓急，遗矢便利②，**小续命汤**方

麻黄去根节，煎，掠去沫　桂去粗皮　甘草炙。各二两　人参　芎藭　白术　附子炮裂，去皮脐　防己　芍药　黄芩去黑心。各一两　防风去叉。一两半

上一十一味，剉如麻豆大。每服五钱匕，以水一盏半，入生姜一枣大，切，同煎取七分，去滓温服。

治妇人产后中风困笃，或背强口噤，或但烦热，或头身皆重，或身痒，剧者呕逆直视③，此皆因风湿所致，**大豆紫汤**④方

上以大豆三升炒令声断，取器盛，清酒五升，沃热豆中讫，漉出豆，得余汁。每温服一盏，日五七服，温覆取微汗，身才润则愈，一则去风，二则消血。

治产后中风发热，面赤气喘，头目昏痛，**竹叶汤**方

淡竹叶　葛根剉　人参　防风去叉。各一两　桔梗炒。二两　甘草炙。半两　附子大者一枚。炮裂，去皮脐　桂去粗皮。半两

上八味，剉如麻豆。每服三钱匕，水一盏，生姜三片，煎七分，去滓温服，不拘时候。

治产后虚弱受风，欲得补气除风⑤，**羊肉当归汤**方

---

① 风：日本抄本、文瑞楼本同，明抄本、乾隆本此后有"口眼㖞斜"。

② 便利：日本抄本、文瑞楼本同，明抄本作"失音"，乾隆本作"便利失音"。

③ 或但烦热……呕逆直视：此18字文瑞楼本同，明抄本作"或烦热，头身皆重，身痒，及呕逆直视"，日本抄本作"或但烦热，或头重，身皆痒，剧者呕逆直视"。

④ 大豆紫汤：日本抄本、文瑞楼本同，明抄本、乾隆本作"大豆酒"。

⑤ 治产后……补气除风：此13字日本抄本、文瑞楼本同，明抄本、乾隆本作"治产后虚弱受邪中风，补气除风"。

肥羊肉去脂膜，切。半^①斤　当归切，焙。二两半^②　黄耆剉。
二两　芎䓖二^③两

上四味，除羊肉外，剉如麻豆大。每先以水二升，微火煮羊
肉，取汁一升，澄清去肉，入药十钱匕，煎取二盏，去滓，分温
三服，一日令尽。

治产后中风，烦闷发热，渴躁头痛，**知母汤**方

知母　独活去芦头　葛根剉　白术各三^④两　甘草炙　石
膏碎　桂去粗皮　芍药　防风去叉。各二^⑤两　半夏生姜汁制。
半^⑥两

上一十味，粗捣筛。每服三^⑦钱匕，水一盏，酒少许，入生姜
半分，切，同煎七分，去滓温服，不拘时候。

治产后中风，里急气短，头目昏痛体热，**人参汤**方

人参　当归切，焙。各二两　芍药　干桑耳　防风去叉　独活
去芦头　葛根剉　甘草炙。各半两

上八味，粗捣筛。每服三钱匕，水一盏，煎七分，去滓温服，
不拘时候。

治产后中风烦热，身体拘急，头目昏痛^⑧，**石膏汤**方

石膏碎　知母焙　芍药　半夏生姜汁制　独活去芦头　桂去粗
皮　白术　防风去叉　甘草炙^⑨

上九味等分，粗捣筛。每服三钱匕，水一盏，酒少许，生姜
二片，同煎七分，去滓温服，不拘时。

---

① 半：日本抄本、文瑞楼本同，明抄本、乾隆本作"一"。
② 二两半：日本抄本、文瑞楼本同，明抄本、乾隆本作"三两"。
③ 二：明抄本、乾隆本、文瑞楼本同，日本抄本作"一"。
④ 三：明抄本、乾隆本、文瑞楼本同，日本抄本作"二"。
⑤ 二：明抄本、乾隆本、文瑞楼本同，日本抄本作"一"。
⑥ 半：日本抄本、文瑞楼本同，明抄本、乾隆本作"一"。
⑦ 三：文瑞楼本同，明抄本、乾隆本作"五"，日本抄本作"二"。
⑧ 治产后……头目昏痛：此15字日本抄本、文瑞楼本同，明抄本、乾隆本
作"治产后中风，里急，气短，肌体烦热，头目昏"。
⑨ 炙：日本抄本、文瑞楼本同，明抄本、乾隆本此后有"一两"。

治产后中风，或虚汗多①，困乏，体热头痛，**独活汤方**

独活去芦头。一两半　白鲜皮半两　羌活去芦头　人参各一两

上四味，粗捣筛。每服三钱匕，水七分，酒三分，同煎七分，去滓温服，不拘时候。

治产后中风，言语不爽，恍惚多忘，体热倦怠，**芍药汤方**

芍药　当归切，焙　独活去芦头　防风去叉　芎䓖　人参各二两　桂去粗皮　玄参各半两

上八味，粗捣筛。每服三钱匕，水一盏，煎至七分，去滓温服，不拘时。

治产后中风，舌强不知人，**芎䓖汤方**

芎䓖一两半②　防风去叉　人参　附子炮裂，去皮脐　芍药　当归切，焙　鬼箭羽剉　虎杖剉　甘草炙　生干地黄切，焙　槟榔各半两　牛黄别研。一分

上一十二味，剉如麻豆。每服三钱匕，水七分，酒三分，同煎七分，去滓温服，不拘时候。

治产后中风偏风，声音不利，或只发热昏冒，筋脉挛急③，**蚕蛾散方**

原蚕蛾炒　陈曲各一两　桂去粗皮。一分　麝香别研。一钱　肉苁蓉酒浸，切，焙　防风去叉　巴戟天去心　白芍药各二两　丹砂别研　生干地黄焙　白芋　白芷各半两

上一十二味，捣研为散。每服一钱匕，生姜薄荷酒调下，不拘时服。

治产后中风，身背拘挛，**芎䓖汤方**

芎䓖　芍药　羌活去芦头　羚羊角镑屑　酸枣仁微炒。各一分　防风去叉　桑根白皮剉，炒。各一分④半

---

① 多：日本抄本、文瑞楼本同，明抄本、乾隆本此后有"短气"。

② 一两半：日本抄本、文瑞楼本同，明抄本、乾隆本作"一两"。

③ 治产后……筋脉挛急：此21字日本抄本、文瑞楼本同，明抄本、乾隆本作"治产后中风，眼口㖞斜，偏风，声音不利，或只发热昏冒，筋脉挛急，肢体倦怠"。

④ 分：文瑞楼本同，明抄本、乾隆本、日本抄本作"两"。

上七味，咬咀如麻豆大。以水三盏，煎取一盏半，去滓，空腹分温二服。

治产后中风，四肢拘急，筋节掣痛^①，**麻黄汤方**

麻黄去根节　桂去粗皮。各一两　防风去叉　芍药各三分　芎劳二分半　白术半两　甜竹沥二合

上七味，除竹沥，并细剉，分作两剂。每剂用水五盏，入生姜一分，切，煎至两盏，去滓，下竹沥，更煎三沸，分温三服服了，取微汗为度。

治产后柔风，**独活防风散方**

独活去芦头　防风去叉。各二两　牛膝去苗。一两半^②　当归切，焙　芍药　秦艽去苗、土　白术各一两

上七味，捣罗为散。每服三钱匕，空心豆淋酒调下，日三服。

治产后中风，**独活煮散方**

独活去芦头。一两　当归切，焙。三分　赤芍药炒。半两　芎劳　秦艽去苗、土　桂去粗皮　生干地黄焙。各三分　黑豆二合^③

上八味，咬咀如麻豆。每服五钱匕，水一盏半，入生姜三片，同煎至八分，去滓温服，日二。

治产后腹中坚硬，两胁满胀，手足厥冷^④，心中烦热，引饮干呕，关节劳痉中风等疾，**羌活防风汤方**

羌活去芦头。三两　防风去叉。四^⑤两　桔梗三两　柴胡去苗。一两半　败酱三两　桂去粗皮。一两半　大黄剉。二两　羚羊角镑屑。一两

上八味，粗捣筛。每服五钱匕，水二盏，煎至一盏，去滓，空腹温服，相次再服之。

---

① 治产后……筋节掣痛：此13字明抄本、乾隆本作"治产后中风，口眼㖞斜，身背拘挛"，日本抄本作"治产后中风，四肢拘急，口㖞斜，身背拘挛，筋节掣痛"，文瑞楼本作"治产后中风，四肢拘急，筋节掣疼"。

② 一两半：日本抄本、文瑞楼本同，明抄本、乾隆本作"二两"。

③ 合：明抄本、乾隆本、文瑞楼本同，日本抄本作"分"。

④ 冷：日本抄本、文瑞楼本同，明抄本、乾隆本作"逆"。

⑤ 四：明抄本、乾隆本、文瑞楼本同，日本抄本作"三"。

治产后中风，腰背反折，筋急口噤，**黑豆酒方**

黑豆二升。小者打碎　酒①四升

上将黑豆铛中慢火炒令香熟，即以酒投之，取出以绢滤去豆，将酒瓮器盛。每服一盏，温服不拘时。

治产后服豆酒已，再服**地黄酒方**

生地黄汁二②升　清酒三升　生姜汁二合

上三味，煮地黄四五沸，入姜酒，更煎三沸，任性细细饮。冷多加桂末二两；热多加生藕汁二合。

治产后血气不足，中风口噤，**独活酒方**

独活去芦头，细剉。二两　大豆一升

上二味，用酒③五升，浸独活一宿，次将大豆炒令青烟出，投酒中封闭，候冷去滓，每温服一盏许。

治产后柔风，**紫葛散方**

紫葛去心。四两　甘草炙。半两　羌活去芦头。一两

上三味，捣罗为散。每服三钱匕，空心热酒调下，日再服。

治产后中风腹④痛，**吴茱萸饮方**

吴茱萸汤洗，焙干，炒。四两

上一味，每服半两，水一盏半，煎至一盏，去滓温服，不拘时。

治产后中风腹⑤痛，**羌活酒方**

羌活⑥去芦头，剉

上一味，以醇酒煎半两，候浓温服。

治产后中风，及暗风、头风等疾，**乌鸦散方**

乌鸦一只。去嘴爪后，从脊缝破开，不去腹肠，用真虎粪实筑腹中令满

---

① 酒：日本抄本、文瑞楼本同，明抄本、乾隆本作"白酒"。

② 二：明抄本、乾隆本、文瑞楼本同，日本抄本作"一"。

③ 酒：日本抄本、文瑞楼本同，明抄本作"白酒"，乾隆本作"活酒"。

④ 腹：日本抄本、文瑞楼本同，明抄本、乾隆本此前有"拘急"。

⑤ 腹：日本抄本、文瑞楼本同，明抄本、乾隆本此前有"拘急"。

⑥ 羌活：日本抄本、文瑞楼本同，明抄本、乾隆本此后有"一两"。

上一味，以合子盛，黄泥固济，猛火煅通赤取出，掘地坑出火毒，一日后取出，捣研为散。每服二钱匕，温酒调下。

治产后风痉，**黄土酒方**

灶中黄土 干姜炮

上二味等分，捣罗为散，以温酒调一指撮服。

治产后风痉，**白术酒方**

白术

上一味为细散，温酒调下二钱匕。

产后中风口喎

论曰：足阳明①经入上齿中，环出侠②口，环唇，下交承浆；手太阳经循颈上颊至目锐眦，此二经为风寒所中，使经筋③缩急，牵引于颊，故为口喎僻，言语不正④，目不能平视也。

治产后中风，口喎⑤，**附子汤方**

附子炮裂，去皮脐 干姜炮。各四两 桂去粗皮⑥ 麻黄去根节，煎，掠去沫，焙。各一两⑦ 芎䓖一两半

上五味，剉如麻豆。每服五钱匕，水一盏半，煎七分，去滓温服，不拘时。

治产后中风，口面喎僻⑧，**葛根汤方**

葛根剉 防风去叉。各一两 枳实去瓤，麸炒。一两半 附子炮裂，去皮脐。一两 独活去芦头。半两 杏仁去皮尖、双仁，炒。四十枚 麻黄去根节，煎，掠去沫，焙。一两

① 明：乾隆本、日本抄本、文瑞楼本同，明抄本此后有"胃"。
② 侠：乾隆本、文瑞楼本同，明抄本、日本抄本作"挟"。
③ 经筋：日本抄本、文瑞楼本同，明抄本、乾隆本作"筋脉"。
④ 喎僻言语不正：日本抄本、文瑞楼本同，明抄本、乾隆本、日本抄本旁注作"喎癖不正，言语謇涩"。
⑤ 喎：日本抄本、文瑞楼本同，明抄本、乾隆本作"喎癖不正，语言謇涩"。
⑥ 皮：日本抄本、文瑞楼本同，明抄本、乾隆本后此有"一两"。
⑦ 各一两：日本抄本、文瑞楼本同，明抄本、乾隆本作"两半"。
⑧ 僻：日本抄本、文瑞楼本同。明抄本、乾隆本作"癖"，此后有"不正，语言蹇涩"。

上七味，剉如麻豆。每服五钱匕，水一盏半，入生姜半分，切，煎七分，去滓温服，不拘时。

治产后中风，口面㖞斜，**人参汤**方

人参 防己 麻黄去根节，煎，掠去沫，焙 芍药 芎䓖 甘草 黄芩去黑心 白术剉，炒。各半两 桂去粗皮 防风去叉。各一两 附子一枚。炮裂，去皮脐

上一十一味，剉如麻豆。每服五钱匕，水一盏半，入生姜一枣大，切，煎至七分，去滓温服，不拘时。

治产后中风，口面㖞僻，语涩不利①，**地黄汤**方

生地黄汁 竹沥半斤② 独活去芦头。一两半

上三味，将独活粗捣筛。每服三钱匕，水一盏，煎至六分，入地黄汁、竹沥各一合，再煎取七分，去滓温服，不拘时。

治产后中风，口面㖞斜，语涩，筋脉拘急，**独活汤**方

独活去芦头。一两半 枳壳去瓤，麸炒 芎䓖 当归③切，焙。各一两 竹沥半碗 细辛④去苗叶 桂去粗皮。各半两⑤ 防风去叉 蔓荆实各一两半

上九味，将八味粗捣筛。每服三钱匕，水一盏半，煎至一盏，入竹沥一合，再煎至七分，去滓温服，不拘时。

治产后中风，口面㖞斜，手足不随，语涩昏昧，**小续命汤**方

甘草炙 桂去粗皮。各一两 麻黄去根节，煎，掠去沫，焙。三两 芎䓖 当归剉，炒 干姜炮 黄芩去黑心 石膏各半两 杏仁去皮尖、双仁，炒。四十枚

上九味，粗捣筛。每服三钱匕，水一盏半，煎七分，去滓温服，不拘时。

---

① 口面㖞僻语涩不利：日本抄本、文瑞楼本同，明抄本、乾隆本作"口眼㖞癖，筋脉挛急"。

② 斤：文瑞楼本同，明抄本、乾隆本、日本抄本作"升"。

③ 当归：日本抄本、文瑞楼本同，明抄本、乾隆本列"防风"后。

④ 细辛：日本抄本、文瑞楼本同，明抄本、乾隆本此后有"五钱"。

⑤ 各半两：日本抄本、文瑞楼本同，明抄本、乾隆本作"一两"。

治产后中风口喎[1]，言语不利，手足不随，**竹沥汤方**

竹沥半两　防风去叉。一两半　升麻一两一分[2]　羌活去芦头　桂去粗皮　芎䓖　羚羊角屑各一两　麻黄去根节，煎，掠去沫，焙。一两半　杏仁去皮尖、双仁，炒。八十枚

上九味，除竹沥外，粗捣筛。每服三钱匕，水一盏，煎至七分，去滓，入竹沥半合，再煎至七分，温服，不拘时。

治产后中风口喎，言语不利，筋脉拘急[3]，**桂心汤方**

桂去粗皮。三分　升麻　防风去叉　麻黄去根节，煎，掠去沫，焙。各一[4]两　芎䓖　羚羊角镑。各一两半[5]

上六味，粗捣筛。每服三钱匕，水一盏，煎至七分，去滓，入竹沥半合，再煎三两沸，温服，不拘时。

治产后中风，口喎舌强，牵掣反张[6]，及风寒湿痹，身体强痛，**紫石英饮方**

紫石英碎　白石英碎　赤石英碎　桂去粗皮　石膏碎　葛根　芎䓖　赤石脂碎　黄芩去黑心　甘草炙。各一两　独活去芦头。三两

上一十一味，粗捣筛。每服五钱匕，水一盏半，生姜三片，煎至一盏，去滓，不拘时温服。

治产后中风，口眼喎斜，筋脉不利，**天麻散方**

天麻　荆芥穗　生干地黄焙　独活去芦头　当归切，焙　桂去粗皮　白僵蚕炒　防风去叉　延胡索各半两

上九味，捣罗为散，研匀。每服二钱匕，空心薄荷酒调下。

---

①　口喎：日本抄本、文瑞楼本同，明抄本、乾隆本作“口面喎斜”。
②　一两一分：日本抄本、文瑞楼本同，明抄本、乾隆本作“一两”。
③　口喎……筋脉拘急：此10字日本抄本、文瑞楼本同，明抄本、乾隆本作“口面喎斜，手足不随，语涩昏昧”。
④　一：文瑞楼本同，明抄本、乾隆本、日本抄本作“二”。
⑤　一两半：日本抄本、文瑞楼本同，明抄本作“三两”，乾隆本作“一两”。
⑥　口喎舌强牵掣反张：日本抄本、文瑞楼本同，明抄本、乾隆本作“口面喎斜，舌强，语言不利，牵急反张”。

卷第一百六十二

产后门

产后中风偏枯　产后中风角弓反张　产后伤寒　产后霍乱
产后寒热疟　产后头痛

产后门

产后中风偏枯

论曰：人之气血，环周一身，无或①偏废。产后中风偏枯者，由新产之后气血俱耗，不能周营于肌肉，致体或偏虚②，风邪乘虚入客于半身，日加痿瘁而为偏枯也。

治产后中风偏枯，手足不随，痿弱无力，**天雄散方**

天雄炮裂，去皮脐　附子炮裂，去皮脐　五味子炮　白术　人参　白芷　细辛去苗叶。各一两　乌头炮裂，去皮脐　柴胡去苗　麦门冬去心，焙　干姜炮。各三分　麻黄去根节　山茱萸　蜀椒去目并闭口，炒出汗　桔梗锉，炒。各半两　当归切，焙。一两半　防风去叉。二两

上一十七味，捣罗为散。每服二钱匕，温酒调下，不拘时。

治产后中风，手足偏枯，筋脉弛缓，疼痛无力，**椒附汤方**

蜀椒去目并闭口者，炒出汗。半两　附子炮裂，去皮脐　防风去叉　桂去粗皮　白茯苓去黑皮　甘草炙，锉　麻黄去节，煎，去沫，焙　杏仁去皮尖、双仁，炒　石膏碎。各一两　人参　芍药各一两半　当归切，焙　芎劳各二两　干姜炮　黄芩去黑心。各半③两

---

① 或：日本抄本、文瑞楼本同，明抄本、乾隆本作"所"。

② 不能……或偏虚：此12字日本抄本、文瑞楼本同，明抄本、乾隆本作"不能周荣于肢体，致身体偏虚"。

③ 半：日本抄本、文瑞楼本同，明抄本、乾隆本作"一"。

上一十五味，剉如麻豆。每服三钱匕，水一盏，入生姜三片，枣一枚，擘，煎至七分，去滓温服，不拘时。

治产后中风偏枯，手足不仁，或筋脉无力，不能自举，心下多惊，**菖蒲汤方**

菖蒲洗，剉　远志去心　木通剉　白茯苓去黑皮　人参　石决明　当归切，焙　防风去叉　桂去粗皮。各一两

上九味，粗捣筛。每服三钱匕，水一盏，生姜三片，枣一枚，擘，同煎七分，去滓温服，不拘时。

治产后中风偏枯，手足不随，痿弱无力，或痴或痛，**独活汤方**

独活去芦头。二①两　桑寄生一两一分②　杜仲去粗皮，切，炒　牛膝酒浸，切，焙　细辛去苗叶　秦艽去苗、土　白茯苓去黑皮　桂去粗皮　防风去叉　甘草炙，剉　芎䓖　人参各一两半　当归切，焙。一两三分③　芍药　熟干地黄焙。各二两

上一十五味，粗捣筛。每服三钱匕，水一盏，生姜三片，枣一枚，擘，同煎七分，去滓温服，不拘时。

治产后中风偏枯，疼痛拘挛，言语謇涩④，**防风汤方**

防风去叉。一两半　芎䓖一两　吴茱萸汤浸，焙干，炒。一分⑤　天雄炮裂，去皮脐　人参　山芋　秦艽去苗、土。各三分　狗脊去毛，剉，炒　白敛　干姜炮　干漆炒烟出　桂去粗皮。各半两

上一十二味，剉如麻豆。每服三钱匕，水一盏，生姜三片，枣一枚，擘破，煎七分，去滓温服，不拘时。

治产后中风偏枯，**地黄汤方**

---

① 二：明抄本、乾隆本、文瑞楼本同，日本抄本作"一"。
② 一两一分：日本抄本、文瑞楼本同，明抄本、乾隆本作"两半"。
③ 一两三分：文瑞楼本同，明抄本作"三两"，乾隆本作"二两"，日本抄本作"一两一分"。
④ 偏枯……言语謇涩：此10字日本抄本、文瑞楼本同，明抄本、乾隆本作"手足不随，萎弱无力，或痴或痛"。
⑤ 分：日本抄本、文瑞楼本同，明抄本、乾隆本作"两"。

熟干地黄焙。一两一分① 萆薢 附子炮裂，去皮脐。各三分 干漆炒烟出 麻黄去节根 细辛去苗叶 防风去叉 羌活去芦头 当归切，焙。各一两 蜀椒去目并闭口者，炒出汗。半两

上一十味，剉如麻豆。每服三钱匕，水一盏，煎至七分，去滓温服，不拘时。

治产后中风偏枯，半身不随，言语不利，疼痛②无力，**黄耆酒方**

黄耆 蜀椒去目并闭口者，炒出汗 独活去芦头 桂去粗皮 白术 牛膝去苗，剉 葛根各三两③ 防风去叉。四两④ 芎䓖 甘草炙，剉 细辛去苗叶 山茱萸 附子炮裂，去皮脐 秦艽去苗、土 干姜炮 当归切，焙 乌头炮裂，去皮脐 人参各二两

上一十八味，剉如麻豆。用生绢袋盛，于四斗醇酒内浸三日。每温服一盏，不拘时。

治产后中风偏枯，半身不收，麻痹不仁⑤，**独活饮方**

独活去芦头 杜仲去粗皮，切，炒 牛膝去苗，酒浸，焙 桂去粗皮 细辛去苗叶 芎䓖 附子炮裂，去皮脐 芍药 当归切，焙 秦艽去苗、土 麻黄去根节。各一⑥两

上一十一味，剉如麻豆。每服三钱匕，水一盏，煎至七分，去滓温服，不拘时。

治产后中风偏枯，**芍药汤方**

芍药 当归切，焙 麻黄去根节 防风去叉 独活去芦头 白僵蚕炒 牛膝酒浸，切，焙 附子炮裂，去皮脐 桂去粗皮。各

---

① 一两一分：日本抄本、文瑞楼本同，明抄本、乾隆本作"一两"。
② 疼痛：日本抄本、文瑞楼本同，明抄本、乾隆本作"手足"。
③ 两：日本抄本、文瑞楼本同，明抄本、乾隆本作"分"。
④ 四两：日本抄本、文瑞楼本同，明抄本、乾隆本无。
⑤ 半身不收麻痹不仁：日本抄本、文瑞楼本同，明抄本、乾隆本作"半身不遂，言语不利，手足无力"。
⑥ 一：日本抄本、文瑞楼本同，明抄本、乾隆本作"二"。

一^①两

上九味，剉如麻豆。每服三钱匕，水一盏，生姜三片，煎七分，去滓温服，不拘时。

治产后中风，手足偏枯，言语迟涩，恍惚多忘，**当归饮**方

当归切，焙　防风去叉　桂去粗皮　人参　芎䓖　玄参各一两　独活去芦头。一两半

上七味，粗捣筛。每服五钱匕，水一盏半，煎至一盏，去滓，不拘时温服。

产后中风角弓反张

论曰：背为阳，腹为阴，阴阳之脉，交相维持，产后血气不足，风邪中于阳经，使阳脉拘急，反引腰背，如弓反张，故以角弓反张为名焉。

治产后中风，角弓反张，不得俯仰，筋脉急痛，**大黄汤**方

大黄剉碎，醋少许，炒　当归切，焙　熟干地黄焙　桂去粗皮　芍药各半两　吴茱萸浸洗，焙干，炒　雄黄研。各一分

上七味，粗捣筛。每服三钱匕，水一盏，入羊脂一枣大，同煎七分，去滓温服，不拘时。

治产后中风，角弓反张，及贼风入腹，腹中拘痛烦乱，恍惚忘误，迷惑不知人事，口噤不开，手足缓纵，产后余病，体虚受风，烦愦欲死，**竹沥汤**方

秦艽去苗、土　甘草炙　防风去叉　当归切，焙。各一两　茵芋去粗茎　乌头炮裂，去皮脐　干姜炮　细辛去苗叶　人参　黄芩去黑心　桂去粗皮　天雄炮裂，去皮脐　防己　白茯苓去黑皮　白术各半两

上一十五味，剉如麻豆。每服三钱匕，竹沥并水合一盏，煎取六分，去滓温服，不拘时。

---

① 一：日本抄本、文瑞楼本同，明抄本、乾隆本作"二"。

治产后角弓反张，筋急疼痛①，**当归汤**方

当归切，焙。二两　大黄剉，微炒　干姜炮。各一两　吴茱萸炒　雄黄研。各半两　桂去粗皮　芍药②　甘草炙　细辛③去苗叶　生干地黄焙。各二两

上一十味，粗捣筛。每服五钱匕，水一盏半，羊脂一枣大，同煎七分，去滓温服，不拘时。

治产后中风，腰背反折，强急疼痛④，**麻黄汤**方

麻黄去根节，煎，掠去沫，焙　防风去叉　桂去粗皮　白术剉，炒　人参　芎藭　当归剉，炒　甘草炙。各一两　杏仁去皮尖、双仁，炒。四十枚　附子炮裂，去皮脐　干姜炮。各半两

上一十一味，剉如麻豆。每服五钱匕，水二盏，煎至一盏，去滓温服，不拘时。

治产后中风，角弓反张，口噤发痉，**独活汤**方

独活去芦头。一两半⑤　当归剉，炒　防风去叉。各三分　麻黄去根节，煎，掠去沫，焙。一两　附子炮裂，去皮脐。一枚⑥　细辛去苗叶。半两

上六味，剉如麻豆。每服五钱匕，水、酒共一盏半，同煎一盏，去滓温服，不拘时。

治产后中风，身如角弓反张，口噤，**茯苓汤**方

白茯苓去黑皮⑦　芎藭剉　当归剉，炒　甘草炙　栀子仁各半两　桂去粗皮　吴茱萸炒　细辛去苗叶　干姜炮　熟干地黄焙。各一两

上一十味，粗捣筛。每服五钱匕，水一盏半，煎至八分，去

---

① 治产后……筋急疼痛：此11字日本抄本、文瑞楼本同，明抄本、乾隆本作"治产后中风角弓反张，筋脉急痛"。

② 芍药：日本抄本、文瑞楼本同，明抄本、乾隆本列"生干地黄"后。

③ 细辛：日本抄本、文瑞楼本同，明抄本、乾隆本此后有"一两"。

④ 腰背反折强急疼痛：文瑞楼本同，明抄本、乾隆本、日本抄本作"角弓反张，筋脉急痛"。

⑤ 一两半：日本抄本、文瑞楼本同，明抄本、乾隆本作"一两"。

⑥ 枚：日本抄本、文瑞楼本同，明抄本、乾隆本作"两"。

⑦ 去黑皮：明抄本、乾隆本、日本抄本无，文瑞楼本作"去黑心"。

滓温服，不拘时。

治产后身体强直，如弓反张，**芎䓖汤**方

芎䓖　防风去叉　桂去粗皮　人参各一两　麻黄去根节，煎，掠去沫，焙。一两半　附子炮裂，去皮脐　甘草炙。各半两　石膏打碎。二两　杏仁去皮尖、双仁，炒。八十枚

上九味，剉如麻豆。每服五钱匕，水二盏，入生姜半分，切，煎取一盏，去滓温服，不拘时。

治产后中风如角弓反张，筋急口噤，**犀角散**方

犀角屑　乌蛇酒浸，去皮骨，炙　细辛去苗叶　芎䓖　独活去芦头　黄耆剉　蜀椒去目并闭口，炒汗出　升麻①　天麻酒浸，焙　羌活去芦头　苦参各一两　龙骨火烧　酸枣仁炒　蔓荆实各三分　枳壳去瓤，麸炒。半两

上一十五味，捣罗为散。每服三钱匕，温酒调下。或二三服后，于温暖浴室内，澡浴一次，令身内外和暖，浴后再服。每日一次佳，不可太汗出，慎风冷。

治产后中风，角弓反张，筋脉强急②，**天麻丸**方

天麻酒炙　白附子炮　天南星炮　桂去粗皮　乌蛇酒浸，去皮骨，炙　麻黄去根节，沸汤掠去沫，焙　独活去芦头　白僵蚕炒　干蝎去土，炒　吴茱萸炒。各一两　丹砂别研。半两　麝香别研。一分

上一十二味，除丹、麝外，捣罗为末，共和匀，炼蜜为丸如梧桐子大。每服二十丸，温酒下，不拘时服。

治产后中风，腰背反折，筋急口噤，**黑豆酒**方

黑豆二升③。小者打碎　酒④四升

上将黑豆，铛中慢火炒令香熟，即以酒投之，取出，以绢滤

---

①　升麻：文瑞楼本同，明抄本、乾隆本列"乌蛇"前，日本抄本列"酸枣仁"前。
②　强急：日本抄本、文瑞楼本同，明抄本、乾隆本作"痛急口噤发痓"。
③　升：明抄本、乾隆本、文瑞楼本同，日本抄本作"斤"。
④　酒：日本抄本、文瑞楼本同，明抄本、乾隆本作"白酒"。

去豆，将酒瓷器盛。每服一盏，温服不拘时。

治产后服豆酒已，再服**地黄酒方**

生地黄汁二[1]升　清酒三升　生姜汁二合

上三味，煮地黄四五沸，入姜酒更煎三沸，任性细细饮。冷多加桂末二两；热多加生藕汁二合。

治产后腰背反折，四肢不随，**黑豆酒方**

酒五升　鸡屎白半盏　黑豆一升。打碎

上先将黑豆，铛中炒令香熟，即入鸡屎白，同炒良久，以酒投之，取出以绢滤，去滓，将酒瓷器盛。每服一盏，温服不拘时。

治产后中风，四肢拘急，筋节掣痛[2]，不得转侧，角弓反张，**麻黄汤方**

麻黄去根节。三分　桂去粗皮　白术　防己各半两[3]　防风去叉　芎䓖　芍药各二分半[4]

上七味，剉如豆大。每服五钱匕，水二盏，入生姜半分，切，煎至一盏，下竹沥半合和，煎三两沸，去滓，食后良久温服，服讫衣覆，取汗为度。

治产后中风口噤，四肢瘛痹不仁，或角弓反张，**排风酒方**

羌活去芦头　防风去叉。各一两　大豆拭去土，熬令皮拆声出。半升[5]

上三味，以醇酒三升浸羌活、防风经一宿，即炒大豆令有声，乘热投于酒中，搅匀封盖，经半日，于铛中重汤文火煮瓶一时，即乘热尽量顿服，被衣覆盖，当有微汗。如不能饮，即量性服之，使令微似醉状。若要急，即以酒煎羌活、防风汁淋豆服之亦得，服不尽一剂即差。

---

① 二：明抄本、乾隆本、文瑞楼本同，日本抄本作"一"。
② 痛：日本抄本、文瑞楼本同，明抄本、乾隆本作"动"。
③ 各半两：乾隆本、日本抄本、文瑞楼本同，明抄本作"二分半"。
④ 二分半：明抄本、乾隆本、文瑞楼本同，日本抄本作"一分"。
⑤ 半升：日本抄本、文瑞楼本同，明抄本、乾隆本作"升半"。

治产后中风，角弓反张，口不能言，**大蒜汤**方

大蒜

上一味，每取两瓣拍碎。水一盏半，煎至七分，去滓灌之。

又方

上顿服竹沥一升，即愈。

产后伤寒 [①]

论曰：产后气血俱弱，邪气易 [②] 袭，藏于肤腠之间，与正气相搏，则令头 [③] 痛体疼，发热恶寒，是为产后伤寒之证。汗下之方，比常人用之宜轻，不可一概也 [④]。

治产后伤寒，头目昏痛，体热烦闷，**桂枝汤**方

桂枝去粗皮　麻黄去根节，煎，掠去沫，焙　前胡去芦头　芍药　柴胡去苗　人参　当归切，炒　甘草炙　芎䓖　石膏各一两

上一十味，粗捣筛。每服三钱匕，水一盏，生姜三片，枣二枚，擘，煎七分，去滓温服，不拘时候。

治产后伤寒发热，头疼体痛，咳嗽痰壅，**前胡汤**方

前胡去芦头　麻黄去根节，煎，掠去沫，焙　柴胡去苗　人参　桔梗　芎䓖　细辛去苗叶　枳壳去瓤，麸炒　甘草炙。各一两　半夏半两。洗七遍去滑，姜汁炒

上一十味，粗捣筛。每服三钱匕，水一盏，入生姜一枣大，切，煎至七分，去滓温服，不拘时。

治产后伤寒，头目昏痛，咳嗽痰壅，肢节疼痛，**荆芥汤**方

荆芥穗　麻黄去根节，煎，掠去沫，焙　干姜炮　五味子　石膏　甘草炙　人参　芍药各一两

上八味，粗捣筛。每服三钱匕，水一盏，煎至七分，去滓温

---

① 寒：日本抄本、文瑞楼本同，明抄本作"风"，乾隆本作"风寒"。
② 易：日本抄本、文瑞楼本同，明抄本、乾隆本作"入"。
③ 头：日本抄本、文瑞楼本同，明抄本、乾隆本此前有"人"。
④ 不可一概也：日本抄本、文瑞楼本同，明抄本、乾隆本作"不可以重剂一概施治"。

服，不拘时候。

治产后伤寒，头痛项强，壮热恶寒，身体烦疼，寒壅咳嗽，鼻塞声重，**人参汤**方

人参 赤茯苓去黑皮 当归切，炒 前胡去芦头 芎劳剉 羌活去芦头 白术 柴胡去苗 枳壳去瓤，麸炒 桔梗① 甘草炙 独活去芦头。各一两

上一十二味，粗捣筛。每服三②钱匕，水一盏，生姜三片，薄荷五叶，煎至七分，去滓温服，不拘时候。

治产后伤寒时气，发热恶风，颈项强急，胸满胁痛，呕烦渴，寒热往来，大小便不利，或骨内③烦热，伤寒过经不解，或差劳复，百节疼痛，**小柴胡汤**方

柴胡去苗。四两 黄芩去黑心 人参 甘草炙 半夏汤洗去滑④。各一两半

上五味，粗捣筛。每服三钱匕，水一盏半，生姜五片，枣二枚，擘破，同煎八分，去滓温服，不拘时候。

治产后伤寒，时行温疫，壮热恶风，头疼体痛，鼻塞咽干，心膈烦满，寒热往来⑤，咳嗽痰壅，**石膏汤**方

石膏二两 黄芩去黑心。一两半⑥ 前胡去芦头 葛根各二两半⑦ 升麻 桑根白皮剉⑧ 荆芥穗各一两半 赤芍药 柴胡去苗。各二两半⑨

上九味，粗捣筛。每服三钱匕，水一盏，生姜三片，豉十粒，同煎七分，去滓温服，不拘时候。

---

① 梗：日本抄本、文瑞楼本同，明抄本、乾隆本此后有"炒"。
② 三：明抄本、乾隆本、文瑞楼本同，日本抄本作"二"。
③ 骨内：日本抄本同，明抄本、乾隆本作"头内"，文瑞楼本作"骨肉"。
④ 汤洗去滑：文瑞楼本同，明抄本、乾隆本作"姜汁炒"，日本抄本无。
⑤ 来：日本抄本、文瑞楼本同，明抄本此后有"肢节疼"，乾隆本此后有"肢节痠疼"。
⑥ 一两半：明抄本、乾隆本、文瑞楼本同，日本抄本作"一两"。
⑦ 二两半：明抄本、乾隆本、文瑞楼本同，日本抄本作"二两"。
⑧ 剉：文瑞楼本同，明抄本、乾隆本作"炙"，日本抄本无。
⑨ 二两半：日本抄本、文瑞楼本同，明抄本、乾隆本作"二两"。

治产后伤寒，肢体疼痛，干呕头昏，烦躁潮作①，**芍药汤**方

赤芍药　葛根各一②两。剉　麻黄去根节，煎，掠去沫，焙　甘草炙　石膏③　人参　当归切，炒。各半④两

上七味，粗捣筛。每服三钱匕，水一盏，煎七分，去滓温服，不拘时候。

治产后伤寒，烦躁迷闷，热渴头痛⑤，**竹叶汤**方

淡竹叶半两。切　人参　芍药　黄芩去黑心　石膏⑥　麦门冬去心，焙　甘草炙。各一两

上七味，粗捣筛。每服三钱匕，水一盏，生姜三片，枣二枚，擘破，同煎七分，去滓温服，不拘时候。

治产后伤寒咳嗽，痰壅气短，**麻黄汤**方

麻黄去根节，煎，掠去沫，焙　前胡去芦头　白前⑦　桑根白皮剉　杏仁炒，去皮尖、双仁　甘草炙　贝母去心　当归切，炒。各一两

上八味，粗捣筛。每服三钱匕，水一盏，生姜三片，葱白三寸，同煎七分，去滓温服，不拘时候。

治产后伤寒，呕逆烦躁⑧，热盛头疼，**柴胡汤**方

柴胡去苗　芍药　黄芩去黑心　枳壳去瓤，麸炒　人参　当归切，炒。各一两　半夏半两。汤洗去滑，姜汁炒

上七味，粗捣筛。每服三钱匕，水一盏，生姜三片，枣二枚，擘破，同煎七分，去滓温服，不拘时候。

治产后伤寒，发热咳嗽，头疼壅闷，**羌活汤**方

羌活去芦头　当归切，炒　麻黄去根节，煎，掠去沫，焙　陈

① 作：日本抄本、文瑞楼本同，明抄本、乾隆本作"热"。
② 一：日本抄本、文瑞楼本同，明抄本、乾隆本作"二"。
③ 石膏：日本抄本、文瑞楼本同，明抄本、乾隆本此后有"研"。
④ 半：日本抄本、文瑞楼本同，明抄本、乾隆本作"一"。
⑤ 烦躁迷闷热渴头痛：日本抄本、文瑞楼本同，明抄本、乾隆本作"烦躁，体痛，昏迷，热渴，心膈烦闷，头痛"。
⑥ 石膏：日本抄本、文瑞楼本同，明抄本、乾隆本此后有"研"。
⑦ 白前：日本抄本、文瑞楼本同，明抄本、乾隆本作"白芍药"。
⑧ 躁：日本抄本、文瑞楼本同，明抄本、乾隆本此后有"咳嗽痰壅"。

橘皮去白，焙　杏仁去皮尖、双仁，炒　人参　甘草炙。各一两　桂去粗皮　紫菀去苗、土。各三①分　吴茱萸一分。汤洗，炒　半夏半两。洗七遍去滑，姜汁炒

上一十一味，粗捣筛。每服三钱匕，水一盏，煎至七分，去滓温服，不拘时候。

治产后伤寒，烦热头痛，表未解，**麻黄汤方**

麻黄去根节，煎，掠去沫，焙。半两　桂去粗皮　芍药　葛根细剉　甘草炙　石膏碎。各一两

上六味，粗捣筛。每服三钱匕，水一盏，生姜三片，枣二枚，擘破，同煎七分，去滓温服，得汗解为效。

治产后伤寒壮热，胸膈烦闷渴躁，**羚羊角饮方**

羚羊角屑　前胡去芦头　人参　桂去粗皮　芍药　大腹皮剉　芦根洗，剉　甘草炙　当归切，炒。各一两

上九味，粗捣筛。每服三钱匕，水一盏，生姜三片，枣二枚，擘破，同煎七分，去滓温服，不拘时候。

产后霍乱

论曰：霍乱者，本由三焦气不调，清浊互相干扰，产后气血未复，冷热②易伤，因③饮食不化，阴阳相干，变乱肠胃，挥霍之间，吐利不已，故名霍乱。心痛者吐，腹痛者利，吐利不已则转筋，四④肢厥逆也。

治产后霍乱吐利，肢体逆冷，**厚朴汤方**

厚朴去粗皮，生姜汁炙　陈橘皮去白，切，炒　当归剉，炒　桂去粗皮。各二两　甘草⑤炙　人参　附子炮裂，去皮脐。各一

---

① 三：乾隆本、日本抄本、文瑞楼本同，明抄本作"二"。
② 热：日本抄本、文瑞楼本同，明抄本、乾隆本作"气"。
③ 因：日本抄本、文瑞楼本同，明抄本、乾隆本此后有"致"。
④ 四：乾隆本、日本抄本、文瑞楼本同，明抄本此前有"令"。
⑤ 甘草：日本抄本、文瑞楼本同，明抄本、乾隆本列"人参"后，后有"一两"。

两①　白术锉，炒。三两②

上八味，锉如麻豆大。每服三钱匕，水一盏，煎七分，去滓温服，食前。

治产后霍乱吐③，**厚朴汤方**

厚朴去粗皮，生姜汁炙。一两　陈橘皮去白，焙。半两　藿香去枝梗　高良姜锉，炒　当归切，焙。各三分

上五味，粗捣筛。每服三钱匕，水一盏，煎七分，去滓温服，不拘时。

治产后霍乱四逆，**四正汤方**

干姜炮　附子炮裂，去皮脐　人参　甘草炙。各一两

上四味，锉如麻豆。每服三钱匕，水一盏，煎七分，去滓，食前温服。

治产后霍乱吐利，厥逆不食，**枳壳汤方**

枳壳去瓤，麸炒　甘草各三分　胡椒一分　人参一④两

上四味，粗捣筛。每服五钱匕，水一盏，煎至七分，去滓温服，不拘时。

治产后霍乱吐利⑤，烦渴不食，**葛根汤方**

葛根锉　人参　白术锉，炒⑥　桔梗炒　白茯苓去黑皮。各半两

上五味，粗捣筛。每服三钱匕，水一盏半，煎至八分，去滓温服，不拘时。

治产后霍乱吐利，腹痛转筋，**藿香汤方**

藿香叶　当归锉，炒　人参　五味子各一两　白术锉，炒　赤

---

① 各一两：日本抄本、文瑞楼本同，明抄本、乾隆本作"一枚"。
② 两：日本抄本、文瑞楼本同，明抄本、乾隆本作"分"。
③ 治产后霍乱吐：日本抄本、文瑞楼本同，明抄本作"治产后霍乱，冷气相干，腹痛吐"，乾隆本作"治产后霍乱，冷气相干，腹痛吐利"。
④ 一：明抄本、乾隆本、文瑞楼本同，日本抄本作"一"。
⑤ 利：日本抄本、文瑞楼本同，明抄本、乾隆本此后有"腹痛转筋"。
⑥ 炒：日本抄本、文瑞楼本同，明抄本、乾隆本作"土炒"。

茯苓去黑皮　黄耆①剉。各一两半　木瓜二两

上八味，粗捣筛。每服五钱匕，水一盏半，煎取八分，去滓温服，不拘时。

治产后霍乱四逆，汗出肢冷，**猪胆汤方**

猪胆②一枚。阴干　干姜三两。炮　附子炮裂，去皮脐　甘草炙。各一两

上四味，剉如麻豆大。每服三钱匕，水一盏，煎七分，去滓，食前温服。

治产后霍乱吐利③，**厚朴汤方**

厚朴去粗皮，生姜汁炙。一两半　肉豆蔻去壳，炮④。半两　黄连去须　甘草炙。各二⑤两

上四味，粗捣筛。每服三钱匕，水一盏，煎七分，去滓温服，空心食前服。

治产后霍乱吐利，脚转筋⑥，**木瓜汤方**

木瓜剉，去子。二两　生姜切，炒干　吴茱萸黑豆汤浸洗，炒干⑦。各一两

上三味，粗捣筛。每服五钱匕，水一盏半，煎至八分，去滓温服，日二。

治产后霍乱吐利⑧，**人参汤方**

人参　陈橘皮去白，切，焙　干姜炮　甘草炙。各一两

上四味，粗捣筛。每服三钱匕，水一盏，煎七分，去滓温服，日三。

治产后霍乱，吐利不止，**厚朴汤方**

---

① 黄耆：日本抄本、文瑞楼本同，明抄本、乾隆本此后有"蜜炙"。
② 猪胆：日本抄本、文瑞楼本同，明抄本、乾隆本作"雄猪胆"。
③ 利：日本抄本、文瑞楼本同，明抄本、乾隆本此后有"不下食"。
④ 去壳炮：日本抄本、文瑞楼本同，明抄本、乾隆本作"面包煨"。
⑤ 二：明抄本、乾隆本、日本抄本、文瑞楼本作"一"。
⑥ 脚转筋：日本抄本、文瑞楼本同，明抄本、乾隆本作"不下食"。
⑦ 炒干：日本抄本、文瑞楼本同，明抄本、乾隆本作"醋炒"。
⑧ 利：日本抄本、文瑞楼本同，明抄本、乾隆本作"利不止"。

厚朴去粗皮，生姜汁炙　干姜炮　当归剉，炒　甘草炙。各
一两

上四味，粗捣筛。每服三钱匕，水一盏，煎七分，去滓温服，
不拘时。

治产后霍乱吐利，心腹痛①，**当归汤**方

当归切，炒。二两　干姜半两。炮②　人参　厚朴去粗皮，生姜
汁炙　芎䓖各一两半③。剉

上五味，粗捣筛。每服三钱匕，水一盏，煎七分，去滓温服，
空腹食前。

治产后霍乱吐利，心腹痛④，**芦根饮**方

芦根二两。洗，剉　人参　枇杷叶炙⑤，拭去毛。各一两

上三味，粗捣筛。每服五钱匕，水一盏半，煎至八分，去滓
温服，不拘时。

治产后霍乱⑥吐利，不思食，**白术汤**方

白术剉，炒　赤茯苓去黑皮　人参　甘草炙。各一两　厚朴去
粗皮，生姜汁炙　枳壳去瓤，麸炒。各一两半

上六味，粗捣筛。每服五钱匕，水一盏半，煎至八分，去滓
温服，不拘时。

治产后霍乱，吐利不止，腹⑦痛，**胡椒汤**方

胡椒一分　干姜半两。炮　诃黎勒皮一两。炒　甘草三分。炙

上四味，粗捣筛。每服三⑧钱匕，水一盏，煎七分，去滓温
服，空心食前。

---

① 痛：日本抄本、文瑞楼本同，明抄本、乾隆本此后有"四肢厥逆，不
思食"。
② 半两炮：明抄本、乾隆本、文瑞楼本同，日本抄本作"羊肉炮。一两"。
③ 一两半：明抄本、乾隆本、文瑞楼本同，日本抄本作"一两"。
④ 痛：日本抄本、文瑞楼本同，明抄本、乾隆本此后有"四肢厥逆，不
思食"。
⑤ 炙：日本抄本、文瑞楼本同，明抄本、乾隆本作"蜜炙"。
⑥ 乱：日本抄本、文瑞楼本同，明抄本、乾隆本此后有"腹痛"。
⑦ 腹：日本抄本、文瑞楼本同，明抄本、乾隆本作"心腹"。
⑧ 三：明抄本、乾隆本、文瑞楼本同，日本抄本作"二"。

治产后霍乱吐利，四肢逆冷，虚烦，**干姜汤方**

干姜炮　黄连去须　赤石脂　当归剉，炒。各三两　半夏先礣为末，生姜汁制，作饼子用。五两　赤茯苓去黑皮。一[1]两　甘草炙　桂去粗皮　龙骨火烧红　枳壳去瓤，麸炒　人参　附子炮裂，去皮脐。各二两

上一十二味，剉如麻豆。每服五钱匕，水一盏半，生姜五片，煎取八分，去滓，食前温服。

治产后霍乱吐利，四肢逆冷，虚烦[2]，**厚朴汤方**

厚朴去粗皮，生姜汁炙　高良姜剉，炒　人参　白术剉，炒。各二两　麦门冬去心，炒　赤茯苓去黑皮　桂去粗皮　甘草各一两半　紫苏茎叶全用，细剉　陈橘皮去白，炒。各一两一分[3]　吴茱萸一两。洗去滑，略炒

上一十一味，粗捣筛。每服三钱匕，水一盏，煎至七分，去滓温服，食前。

治产后霍乱吐利，食物不化，腹胁疼痛，**木香丸方**

木香二两。炮　肉豆蔻十二枚[4]。炮，去壳　草豆蔻十二颗[5]。去皮　小蒜切，焙。半两　菖蒲　陈曲炒。各一两　干椿根白皮细剉　麦蘖各一两半。炒　阿魏一钱。别研入[6]

上九味，捣罗为末，酒煮面糊为丸如梧桐子大。每服二十丸，炙陈橘皮汤下，食前。

产后寒热疟

论曰：产后气血未至和平，邪气客于风府，循膂而下，与卫气大会，阴阳交争，虚实更作，寒热相移，或先寒而后热，或先

---

① 一：日本抄本、文瑞楼本同，明抄本、乾隆本作"二"。
② 虚烦：日本抄本、文瑞楼本同，明抄本、乾隆本作"烦躁"。
③ 一两一分：日本抄本、文瑞楼本同，明抄本、乾隆本作"一两"。
④ 十二枚：日本抄本、文瑞楼本同，明抄本、乾隆本作"一两"。
⑤ 十二颗：日本抄本、文瑞楼本同，明抄本、乾隆本作"一两"。
⑥ 一钱别研入：日本抄本、文瑞楼本同，明抄本、乾隆本作"二钱。米醋化滤，面作饼炙研"。

热而后寒，其始发也，起于毫毛，伸欠乃作，寒栗鼓颔，腰脊俱痛，寒去则内外皆热，头痛如破，渴欲冷饮，是寒热疟之证也。《疟论①》曰：并于阳则阳胜，并于阴则阴胜，阴胜则寒，阳胜则热。此之谓欤！

治产后寒热疟，往来不歇，**犀角饮方**

犀角屑　麦门冬去心，焙　升麻洗，焙　知母切　当归切，焙　甘草炙　生干地黄焙　鳖甲醋炙，去裙襕　石膏打碎　柴胡去苗。各一两

上一十味，粗捣筛。每服五钱匕，水一盏半，煎至一盏，去滓，当未发前服，欲发时再服。

治产后寒热疟，**小柴胡汤方**

柴胡去苗。八两　黄芩去黑心　人参　甘草炙。各三两　半夏汤洗去滑②。二两半

上五味，粗捣筛。每服三钱匕，水一盏，生姜三片，枣二枚，擘，同煎七分，去滓温服，不拘时。

治产后疟③，先寒后热，头疼发渴，骨节痛，**秦艽汤方**

秦艽去苗、土　麻黄去根节，煎，掠去沫，焙　乌梅去核，炒　甘草炙　麦门冬去心，炒　青蒿子　常山　柴胡去苗　鳖甲醋炙，去裙襕　大黄炮，剉④　当归切，焙　赤茯苓去黑皮。各一两

上一十二味，粗捣筛。每服五钱匕，水一盏半，生姜三片，煎至八分，去滓，当未发前服，欲发时再服。

治产后诸疟，寒热往来，烦渴⑤，**柴胡汤方**

柴胡去苗　黄芩去黑心　人参　当归切，焙　生干地黄焙　甘草炙　猪苓去黑皮。各一两

---

①　论：原作"证"，日本抄本、文瑞楼本同，据明抄本、乾隆本、《素问·疟论篇》改。

②　汤洗去滑：日本抄本、文瑞楼本同，明抄本、乾隆本作"姜汁炒"。

③　疟：文瑞楼本同，明抄本、乾隆本作"虚"，日本抄本作"瘫"。

④　炮剉：日本抄本、文瑞楼本同，明抄本、乾隆本作"炒"。

⑤　治产后……烦渴：此11字日本抄本、文瑞楼本同，明抄本、乾隆本作"治产后寒热疟，头疼口渴，骨节痛及一切疟"。

上七味，粗捣筛。每服五钱匕，水一盏半，煎八分，去滓，当未发前及空心日午临卧服。

治产后一切疟①，**木香丸方**

木香　常山剉　牡蛎火烧赤②　大黄炮，剉③　知母焙④　麻黄去根节，煎，掠去沫，焙　鳖甲醋炙，去裙襕　乌梅去核，炒　当归切，炒。各一两　丹砂别研入。半两

上一十味，捣罗为末，炼蜜为丸梧桐子大。每服二十丸，温酒下，当未发前服。

治产后寒热疟，头疼体⑤痛烦渴，**芍药饮方**

赤芍药一两　当归切，焙。二两　柴胡去苗。一两　麦门冬去心，焙。一两半　黄芩去黑心。一两　白茯苓去黑皮。一两半　白术剉。三分　甘草炙。半两　鳖甲去裙襕，醋炙。二两　常山三分

上一十味，粗捣筛。每服五钱匕，水一盏半，生姜三片，枣二枚，擘，同煎八分，去滓温服，当未发前，不拘时服。

治产后寒热疟，往来不已，烦渴体痛，**人参饮方**

人参　甘草炙　厚朴去粗皮，生姜汁炙。各三分　知母半两　常山半两　麦门冬去心，焙　柴胡去苗　猪苓去黑皮　白茯苓去黑皮。各一两

上九味，粗捣筛。每服五钱匕，水一盏半，生姜三片，同煎至八分，去滓，当未发前服。

治产后寒热疟，发渴头痛⑥，**乌梅饮方**

乌梅肉炒　黄连去梗　柴胡去苗　人参各一两　甘草炙。三

---

① 治产后一切疟：日本抄本、文瑞楼本同，明抄本、乾隆本作"治产后寒热疟，头疼发热，烦渴体痛及一切疟"。

② 火烧赤：文瑞楼本同，明抄本、乾隆本作"童便淬"，日本抄本作"火煅赤"。

③ 炮剉：日本抄本、文瑞楼本同，明抄本、乾隆本作"醋炒"。

④ 焙：日本抄本、文瑞楼本同，明抄本、乾隆本作"盐酒炒"。

⑤ 体：日本抄本、文瑞楼本同，明抄本、乾隆本作"骨节"。

⑥ 治产后……发渴头痛：此10字日本抄本、文瑞楼本同，明抄本、乾隆本作"治产后烦热疟，口渴引饮头寒"。

分　当归切，焙。一两半　常山半两　生干地黄焙。三分

上八味，粗捣筛。每服五钱匕，水一盏半，生姜三片，枣二枚，擘，同煎至八分，去滓，当未发前温服。

治产后寒热疟，烦渴引饮，头疼体痛，**七胜饮方**

干姜半①两。炮　黄连去须　桃仁去皮尖、双仁，炒　当归切，焙　常山剉　柴胡去苗　猪苓去黑皮。各一两

上七味，粗捣筛。每服三钱匕，水一盏，煎至七分，去滓，当未发前，空心温服，欲发时再服。

治产后寒热疟，或半日、间日发②，**知母饮方**

知母半两　白茯苓去黑皮。一两　乌梅肉三③分。炒　大青半两　麦门冬去心，焙。一两　柴胡去苗。一两　甘草炙。三两④　当归切，焙。一两

上八味，粗捣筛。每服五钱匕，水一盏半，生姜三片，枣二枚，擘，同煎至八分，去滓，当未发前服，欲发时再服。

治产后寒热疟⑤，**常山饮方**

常山　甘草炙。各一两　黄芩去黑心　石膏碎。各二两　乌梅去核，熬。十四枚⑥　当归切，焙。二两　芍药一两半

上七味，粗捣筛。每服五钱匕，水一盏半，生姜三片，枣二枚，擘，同煎至八分，去滓，当未发前温服。

产后头痛

论曰：头者，诸阳所聚⑦。产后气血虚损，风邪客搏阳经，注于脑络，不得疏通，故为头痛也。

---

①　半：日本抄本、文瑞楼本同，明抄本、乾隆本作"一"。
②　或半日间日发：日本抄本、文瑞楼本同，明抄本、乾隆本作"或半日一发及间日一发者"。
③　三：日本抄本、文瑞楼本同，明抄本、乾隆本作"二"。
④　三两：日本抄本、文瑞楼本同，明抄本、乾隆本作"二分"。
⑤　疟：日本抄本、文瑞楼本同，明抄本、乾隆本此后有"日久不止"。
⑥　熬十四枚：日本抄本同，明抄本、乾隆本作"慢炒。四两"，文瑞楼本作"熬。四十枚"。
⑦　聚：日本抄本、文瑞楼本同，明抄本、乾隆本此后有"不易为疾"。

治产后气血虚，头痛不定，**茯苓汤方**

白茯苓去黑皮　羌活去芦头　当归切，焙　人参　附子炮裂，去皮脐　芎䓖　石膏火煅　黄耆剉。各一两

上八味，剉如麻豆。每服三钱匕，水一盏，煎至七分，去滓温服，不拘时候。

治产后风虚，头痛昏眩，**羌活汤方**

羌活去芦头　当归切，焙　白茯苓去黑皮　甘菊花　石膏火煅　乌头炮裂，去皮脐　甘草炙，剉　芍药各一两

上八味，粗捣筛。每服三钱匕，水一盏，煎至七分，去滓温服，不拘时候。

治产后风①头痛，风眩，口喝，耳聋，**大三五七散方**

天雄炮裂，去皮脐　细辛去苗叶。各二②两　山茱萸　干姜炮。各五两　山芋　防风去叉。各七两

上六味，捣罗为散。每服二钱匕，清酒调下，日再，未知稍加。

治产后伤风冷，头目疼痛，烦眩恶心，**防风汤方**

防风去叉　独活去芦头　黄耆　羚羊角镑　枳壳去瓤，麸炒　乌头炮裂，去皮脐　旋覆花　生干地黄焙　桂去粗皮。各一两

上九味，剉如麻豆。每服三钱匕，水一盏，入生姜三片，薄荷三叶，同煎至七分，去滓温服，不拘时候。

治产后风虚，头痛运旋，干呕，不能饮食，**人参煮散方**

人参　前胡去芦头，洗，切　白术　枳壳去瓤，麸炒　葛根剉　芎䓖　石膏火煅　甘草炙，剉　桂去粗皮　酸枣仁炒。各一两

上一十味，捣罗为粗散。每服三钱匕，水一盏，煎至七分，去滓温服，不拘时候。

治伤风③头痛目眩，**麻黄汤方**

---

① 风：日本抄本、文瑞楼本同，明抄本、乾隆本作"伤风"。
② 二：日本抄本、文瑞楼本同。明抄本、乾隆本作"三"，当是。
③ 伤风：日本抄本、文瑞楼本同，明抄本、乾隆本作"产后伤寒"。

麻黄①去根节，汤煮，掠去沫　葛根　石膏火煅　桂去粗皮　附子炮裂，去皮脐　芍药　甘草炙，剉　秦艽去土　防风去叉　当归切，焙。各一两

上一十味，剉如麻豆。每服三钱匕，水一盏，煎至七分，去滓温服，不拘时候。

治产后风热头痛，头目掣动②，**防风汤方**

防风去叉　升麻　黄芩去黑心　芍药　石膏生③　葛根剉　芎䓖　羌活各一两

上八味，粗捣筛。每服三钱匕，水一盏，煎至七分，去滓服，不拘时候。

治产后风④头痛，眩闷倒旋，**茯苓前胡汤方**

白茯苓去黑皮　前胡去芦头　菊花　白术　附子炮裂，去皮脐　细辛去苗叶　芎䓖　麻黄去根节。各一⑤两

上八味，剉如麻豆。每服二钱匕，水一盏，煎至七分，去滓温服，不拘时候。

治产后气虚⑥，头痛不可忍，**独胜汤方**

附子大者一枚。炮裂，去皮脐

上一味，剉如麻豆。每服三钱匕，水一盏，入生姜三片，枣一枚，擘，同煎至七分，去滓温服，不拘时。

治产后头痛，目眩呕逆，**羌活汤方**

羌活去芦头　白茯苓去黑皮　人参　附子炮裂，去皮脐　当归切，焙　石膏火煅　芎䓖各一两

上七味，剉如麻豆。每服三钱匕，水一盏，煎至七分，去滓温服，不拘时候。

---

①　麻黄：日本抄本、文瑞楼本同，明抄本、乾隆本此后有"两半"。
②　头目掣动：文瑞楼本同，明抄本、乾隆本无，日本抄本作"双目掣动"。
③　生：明抄本、乾隆本、文瑞楼本同，日本抄本作"煅"。
④　风：文瑞楼本同，明抄本、乾隆本作"伤风"。日本抄本无此方。
⑤　一：文瑞楼本同，明抄本、乾隆本作"二"。
⑥　治产后气虚：日本抄本、文瑞楼本同，明抄本、乾隆本作"治产后风虚眩运"。

治产后风头痛，目昏眩，**茯苓黄耆汤**方

白茯苓去黑皮　黄耆剉　菊花　独活去芦头　枳壳去瓤，麸炒　当归切，焙　生干地黄焙　人参　乌头炮裂，去皮脐。各一两

上九味，剉如麻豆。每服三钱匕，水一盏，煎至七分，去滓温服，不拘时候。

治产后①头目热痛，**羚羊角汤**方

羚羊角镑　石膏火煅　当归切，焙　芍药　生干地黄　白茯苓去黑皮　麦门冬去心，焙　前胡去芦头　甘草炙。各一两

上九味，粗捣筛。每服三钱匕，水一盏，煎至七分，去滓温服，不拘时候。

治产后②头痛，吹鼻方

地龙炒。一钱③　麝香半④钱

上二味合研细，每用小豆许，吹两鼻中。

又方

苦葫芦子

上一味，捣罗为末，吹半字入鼻中，其痛立止。偏痛者，随左右用之。

---

① 产后：日本抄本、文瑞楼本同，明抄本、乾隆本此后有"伤风寒"。

② 产后：日本抄本、文瑞楼本同，明抄本、乾隆本此后有"伤风寒，目眩，耳塞，呕逆"。

③ 炒一钱：日本抄本、文瑞楼本同，明抄本作"土炒。五分"，乾隆本作"去土，炒"。

④ 半：日本抄本、文瑞楼本同，明抄本、乾隆本此前有"研"。

卷第一百六十三

产后门

产后腰痛　产后呕逆　产后烦闷　产后虚热　产后虚渴
产后短气　产后上气　产后惊悸

产后门

产后腰痛

论曰：产后肾气不足，或恶露所出未尽，遇风寒客搏，皆令气脉凝滞，留注于腰①，邪正相击，故令腰痛。

治产后②腰痛沉重，**芎藭汤方**

芎藭　牛膝去苗，酒浸，切，焙　当归切，焙　萆薢剉　桂去粗皮　桃仁汤去皮尖、双仁，炒　芍药各一两

上七味，粗捣筛。每服三钱匕，水一盏，入生姜三片，枣二枚，擘破，同煎至七分，去滓温服，不拘时候。

治产后③气血凝滞，腰重痛，**芍药汤方**

赤芍药　延胡索　当归切，炒　枳壳去瓤，麸炒　牛膝去苗，酒浸，炒　石斛去根　附子炮裂，去皮脐。各一两

上七味，剉如麻豆大。每服三钱匕，水一盏，入生姜三片，枣二枚，擘破，同煎至七分，去滓温服，不拘时候。

治产后④腰痛不可忍，**附子丸方**

附子炮裂，去皮脐　人参　当归切，焙　熟干地黄焙　桂去粗皮　延胡索　威灵仙去苗、土。各一两

上七味，捣罗为末，炼蜜为丸如弹子大。每服一丸，细嚼温

---

① 于腰：日本抄本、文瑞楼本同，明抄本、乾隆本作"腰腹"。
② 产后：日本抄本、文瑞楼本同，明抄本、乾隆本此后有"气脉凝滞"。
③ 产后：日本抄本、文瑞楼本同，明抄本、乾隆本此后有"虚损"。
④ 产后：日本抄本、文瑞楼本同，明抄本、乾隆本此后有"虚损，恶露未尽"。

酒下，胡桃茶亦得，不拘时候。

治产后虚损[1]，气血不和，腰痛难忍，**丹参丸方**

丹参剉　续断　当归切，炒　桂去粗皮　牛膝去苗，酒浸，切，焙　鬼箭羽剉。各一两　琥珀[2]研　没药用醋少许化开。各半两

上八味，除没药外，并捣罗为末，入没药拌匀，再用炼蜜和丸如梧桐子大。每服三十丸，温酒下，不拘时候。

治产后腰重痛，不可转侧，**续断饮方**

续断　芍药　桂去粗皮　生干地黄焙　黄耆细剉[3]　芎劳　黄芩去黑心　当归切，炒。各一两

上八味，粗捣筛。每服三钱匕，水一盏，煎至七分，去滓温服，不拘时候。

治产后腰痛，举动不得，**羚羊角饮方**

羚羊角镑　红蓝花　牛膝酒浸，切，焙。各二两　桂去粗皮　芍药各一两　生干地黄焙。四两

上六味，粗捣筛。每服三钱匕，水一盏，煎至七分，去滓温服，不拘时候。

治产后腰痛沉重，举动艰难[4]，**牡丹汤方**

牡丹皮　柴胡去苗　犀角镑　杜仲去粗皮，剉，炒[5]　当归切，焙　桂去粗皮　枳壳去瓤，麸炒　槟榔煨，剉　丹参　桔梗剉，炒　郁李仁汤去皮尖。各一两

上一十一味，粗捣筛。每服三钱匕，水一盏，煎至七分，去滓温服，不拘时候。

治产后气血凝滞，攻腰痛，**熟干地黄散方**

熟干地黄焙。二两　当归切，炒。一两半　吴茱萸汤洗，焙干，

---

① 虚损：日本抄本、文瑞楼本同，明抄本、乾隆本作"腰痛，恶露未尽"。

② 琥珀：日本抄本、文瑞楼本同，明抄本、乾隆本列"鬼箭羽"前。

③ 细剉：日本抄本、文瑞楼本同，明抄本、乾隆本作"蜜炙"。

④ 腰痛沉重举动艰难：日本抄本、文瑞楼本同，明抄本、乾隆本作"虚损，气血不和，腰痛不可忍"。

⑤ 炒：日本抄本、文瑞楼本同，明抄本、乾隆本作"盐酒炒"。

炒。半两　细辛去苗叶。三分①　甘草炙，剉　芍药各一两

上六味，捣罗为散。每服二钱匕，温酒调下，不拘时候。

治产后虚冷，气血不和，腰痛，**人参汤方**

人参　当归切　附子炮裂，去皮脐　厚朴去粗皮，生姜汁炙　槟榔生，剉　桂②去粗皮　甘草炙　鬼箭羽各一两　干姜炮　木香各半两

上一十味，剉如麻豆大。每服三钱匕，水一盏，煎至七分，去滓温服，不拘时候。

治产后③腰脚疼疼，转侧不得，壮热汗出，气短心忪④，**当归黄耆汤方**

当归剉，焙　黄耆细剉　芍药各二两⑤　生姜切，焙。五两

上四味，粗捣筛。分作八服，每服水二盏半，煎至一盏，去滓温服。

治一切风劳冷气，女人冷血气，产后腰痛等，**楮实丸方**

楮实二升。炒　牛膝酒浸，切，焙　当归切，焙　干姜炮。各一⑥两

上四味，捣罗为末，炼蜜和丸如梧桐子大。每服食前空心，酒下二十丸。

产后呕逆

论曰：产后气血尚虚，风冷之气伤于脾胃，令食饮俱不能运行，则否而不通，其气上冲⑦，故令呕逆。久不已，则中焦虚而不

---

① 三分：日本抄本、文瑞楼本同，明抄本、乾隆本作“五钱”。
② 桂：日本抄本、文瑞楼本同，明抄本、乾隆本列“干姜”前。
③ 产后：日本抄本、文瑞楼本同，明抄本、乾隆本此后有“腰痛，因恶露未尽，气血凝滞不和”。
④ 气短心忪：文瑞楼本同，明抄本、乾隆本作“短气沉重”，日本抄本作“短气怔忡”。
⑤ 二两：日本抄本、文瑞楼本同，明抄本、乾隆本作“三两”，此后有“炒”，日本抄本作“一两”。
⑥ 一：日本抄本、文瑞楼本同，明抄本、乾隆本作“二”。
⑦ 冲：日本抄本、文瑞楼本同，明抄本、乾隆本此后有“胸膈”。

能食，强食亦令人噎塞也。

治产后呕逆，不进食①，**人参汤**方

人参　桂去粗皮　陈橘皮去白，焙　厚朴去粗皮，生姜汁炙　半夏生姜汁制　当归切，焙　白术　藿香叶各一两　丁香半两。炒

上九味，粗捣筛。每服三钱匕，水一盏，生姜三片，煎至七分，去滓温服，不拘时候。

治产后呕逆，饮食不下，**白术汤**方

白术　枇杷叶炙，去毛　桂去粗皮　当归切，焙　枳壳去瓤，麸炒　人参　甘草炙，剉　麦蘖炒。各一两　干姜炮。半两

上九味，粗捣筛。每服三钱匕，水一盏，煎至七分，去滓温服，不拘时候。

治产后呕逆，不下食，心腹虚胀，**藿香汤**方

藿香去梗　诃黎勒炮，去核　甘草炙　陈橘皮去白，焙　人参　白术各一两　白豆蔻去皮　草豆蔻去皮　曲各一两②

上九味，粗捣筛。每服三钱匕，水一盏，生姜三片，枣二枚，擘破，煎至七分，去滓温服，不拘时候。

治产后③呕逆，不进饮食，**厚朴汤**方

厚朴去粗皮，生姜汁炙　人参　白术　白茯苓去黑皮　沉香剉　乌药剉　甘草炙，剉　藿香叶各一两

上八味，粗捣筛。每服三钱匕，水一盏，煎至七分，去滓温服，不拘时候。

治产后呕逆不止，**香薷汤**方

香薷　藿香叶　白豆蔻去皮　甘草炙，剉　白术　麦门冬去心，炒　陈橘皮去白，焙。各一两

上七味，粗捣筛。每服三钱匕，水一盏，煎至七分，去滓温

---

① 不进食：日本抄本、文瑞楼本同，明抄本、乾隆本作"不能饮食，气滞痰壅"。

② 一两：文瑞楼本同，明抄本、乾隆本、日本抄本作"五钱"。

③ 产后：日本抄本、文瑞楼本同，明抄本、乾隆本此后有"虚胀"。

服，不拘时候。

治产后胃冷呕逆①，**温中散方**

陈橘皮去白，焙。一两半　干姜炮。半两　白术　麦门冬去心，炒　甘草炙，剉　人参各一两　诃黎勒炮，去核。半两

上七味，捣罗为散。每服二钱匕，沸汤调下，不拘时候。

治产后②呕逆，日渐成吐，**木瓜汤方**

木瓜切，焙　白术　藿香叶　甘草炙，剉　五味子　白茯苓去黑皮　陈橘皮去白皮　草豆蔻去皮　人参各一两　干姜炮。半两

上一十味，粗捣筛。每服二钱匕，水一盏，煎至七分，去滓温服，不拘时候。

治产后胃气虚冷，呕逆，**丁香丸方**

丁香炒。半两　槟榔剉。三分　桂去粗皮　当归切，焙　厚朴去粗皮，生姜汁炙　人参　半夏汤洗七遍去滑。各一两

上七味，捣罗为末，生姜汁煮面糊，为丸梧桐子大。每服二十丸，生姜橘皮汤下，不拘时候。

治产后胃气虚，呕逆不止，或吐食不纳，**槟榔汤方**

槟榔剉　白术切　当归切，焙　桂去粗皮　京三棱煨③，剉　蓬莪茂煨，剉　厚朴去粗皮，生姜汁炙　陈橘皮去白，焙。各一两

上八味，粗捣筛。每服三钱匕，水一盏，煎至七分，去滓温服，不拘时候。

治产后④呕逆，不下饮食，**丁香丸方**

丁香　吴茱萸⑤醋炒。各半两　白豆蔻去皮　桂去粗皮。各三

---

① 治产后胃冷呕逆：日本抄本、文瑞楼本同，明抄本、乾隆本作"治产后气虚，胃冷呕逆，不下食"。

② 产后：日本抄本、文瑞楼本同，明抄本、乾隆本此后有"胃虚寒"。

③ 煨：日本抄本、文瑞楼本同，明抄本作"醋煨"，乾隆本无。

④ 产后：日本抄本、文瑞楼本同，明抄本、乾隆本此后有"胃虚"。

⑤ 吴茱萸：日本抄本、文瑞楼本同，明抄本、乾隆本列"白豆蔻"后。

分^①　陈橘皮去白，焙　诃黎勒煨，去核。各一两^②　木香一分^③

上七味，捣罗为末，研匀，炼蜜和丸如梧桐子大。每服二十丸，桃仁醋汤下，不拘时候。

治产后呕逆不止方

生姜汁　蜜　薄荷汁各一合^④

上三味，同煎一两沸，投酒二合再煎，放温，分三服。

治产后呕逆，膈脘痞闷，不思饮食，丁香散方

丁香　枳壳去瓤，麸炒　芎䓖各半两　草豆蔻去皮。一两　厚朴去粗皮，生姜汁炙，剉　白术炒。各三分^⑤

上六味，捣罗为散，研匀。每服二钱匕，煎吴茱萸醋汤调下，不拘时候。

治产后呕逆不止方

丁香半两　伏龙肝三分　白豆蔻去皮。一两

上三味，捣罗为散，研匀。每服二钱匕，煎桃仁吴茱萸汤调下。

又方

肉桂去粗皮。半^⑥两　桃仁去皮尖、双仁，炒　草豆蔻去皮。各三两^⑦　甘草炙，剉。一分

上四味，粗捣筛。每服三钱匕，水一盏，入生姜七片，煎七分，去滓温服。

治产后恶心，不下食，人参枳壳散方

人参半两　枳壳去瓤，麸炒。一^⑧分

上二味，再以陈米二合，纸上炒熟，捣罗为细散。每服二钱匕，温水调下。

① 分：明抄本、乾隆本、文瑞楼本同，日本抄本作"两"。
② 两：日本抄本、文瑞楼本同，明抄本、乾隆本作"分"。
③ 分：明抄本、乾隆本、文瑞楼本同，日本抄本作"两"。
④ 合：明抄本、文瑞楼本同，日本抄本作"两"。乾隆本无此方。
⑤ 分：明抄本、乾隆本、文瑞楼本同，日本抄本作"两"。
⑥ 半：明抄本、文瑞楼本同，日本抄本作"一"。乾隆本无此方。
⑦ 两：文瑞楼本同，日本抄本作"分"。明抄本、乾隆本无此方。
⑧ 一：明抄本、乾隆本、文瑞楼本同，日本抄本作"二"。

产后烦闷

论曰：新产之后，血气俱虚，或因亡血过多，或因恶血下少，致血气不和，阴阳相胜，阳胜则发烦闷，《经》所谓阳胜则热①是也。

治产后血不快利，心烦喘闷，**淡竹叶汤方**

淡竹叶　麦门冬去心，焙　小麦　白茯苓去黑皮。各一两　甘草炙，剉　人参各半两

上六味，粗捣筛。每服二钱匕，水一盏，生姜三片，煎至七分，去滓温服，空心日午临卧各一。

治产后血气痛②，烦闷渴躁，**蒲黄散方**

蒲黄③一两　干姜炮。半两　姜黄切　当归④切，焙　桂去粗皮　人参各一两

上六味，捣罗为散。每服一钱匕，煎人参汤调下，空心日午临卧服。

治产后烦闷，或血气不快，**麦门冬汤方**

麦门冬去心，焙。二⑤两　甘草炙，剉　白茯苓去黑皮　人参⑥各一两

上四味，粗捣筛。每服三钱匕，水一盏，生姜三片，枣一枚，煎至七分，入竹沥半合，再煎数沸，去滓温服。

治产后血气冲心，烦闷，腹痛胀满，**黑金散方**

赤龙鳞烧灰，研　乱发烧灰，研　当归切，焙　人参　白茯苓

---

①　热：日本抄本、文瑞楼本同，明抄本、乾隆本此前有"发烦"。

②　痛：日本抄本、文瑞楼本同，明抄本作"虚"，乾隆本作"虚痛"。

③　蒲黄：日本抄本、文瑞楼本同，明抄本此后有"纸炒"，乾隆本此后有"微炒"。

④　当归：日本抄本、文瑞楼本同，明抄本、乾隆本作"川归身"。

⑤　二：明抄本、乾隆本、文瑞楼本同，日本抄本作"一"。

⑥　白茯苓去黑皮人参：明抄本、乾隆本、文瑞楼本同，日本抄本作"当归蒲黄"。

去黑皮。各二^①分 硇砂去^② 砂石，研。一分 麝香别研。一钱 犀角镑 芍药 枳壳去瓤，麸炒 大黄剉，炒。各一分^③

上一十一味，除发灰、麝香外，捣罗为细散，合研匀。每服一钱匕，温熟水调下，空心日午临卧服。

治产后血气，烦闷腹痛^④，**羚羊角散方**

羚羊角烧灰 延胡索 黄耆剉 枳壳烧灰 芍药 白茯苓去黑皮 刘寄奴各半两

上七味，捣研为散。每服二钱匕，煎人参汤调下，空心日午临卧服。

治产后血气不利，心胸烦闷，胁肋胀满，**地黄饮方**

生地黄汁二盏 当归切，焙，捣末。二两 酒^⑤ 生姜汁。各半盏 童子小便一盏 人参捣末。一^⑥两

上六味，将四汁相和，每服用汁半盏，水半盏，入当归、人参末各半钱，同煎至七分，空心日午临卧温服。

治产后心中烦闷不解，**紫葛饮方**

紫葛剉 麦门冬去心，焙 人参 羚羊角镑 小麦 甘草炙，剉。各半^⑦两

上六味，粗捣筛。每服三钱匕，水一盏，入生姜三片，枣一枚，擘，煎至七分，去滓温服，不拘时候。

治产后烦闷气短，**竹茹散方**

竹茹 人参 白茯苓去黑皮 黄耆剉^⑧ 当归切，焙 生干地黄焙。各半^⑨两

---

① 二：乾隆本、文瑞楼本同，明抄本作"三"，日本抄本作"一"。
② 去：日本抄本、文瑞楼本同，明抄本、乾隆本此前有"醋化"。
③ 分：文瑞楼本同，明抄本、乾隆本作"钱"，日本抄本作"两"。
④ 治产后……腹痛：此9字日本抄本、文瑞楼本同，明抄本、乾隆本作"治产后血气冲心烦闷，腹痛胀满"。
⑤ 酒：日本抄本、文瑞楼本同，明抄本、乾隆本作"白酒一钟"。
⑥ 一：乾隆本、日本抄本、文瑞楼本同，明抄本作"二"。
⑦ 半：日本抄本、文瑞楼本同，明抄本、乾隆本作"一"。
⑧ 剉：文瑞楼本同，明抄本、乾隆本作"蜜炙"，日本抄本作"焙"。
⑨ 半：日本抄本、文瑞楼本同，明抄本、乾隆本作"一"。

上六味，捣罗为散。每服二①钱匕，温酒调下，不拘时候。

治产后虚烦气短②，心下不利，**人参散方**

人参　乌药各一两　槟榔剉。半两　黄耆剉。一③分　熟干地黄焙。一两④　麦门冬去心，炒　甘草炙，剉。各三分　木香一分⑤

上八味，捣罗为散。每服二钱匕，沸汤调下，不拘时候。

治产后气血滞，攻腰腹疼痛，烦闷少力，**人参丸方**

人参一两半　延胡索　桂去粗皮　芎䓖　木香　当归切，焙　白茯苓去黑皮　厚朴去粗皮，生姜汁炙　蒲黄⑥　白芷各一两　熟干地黄焙。二两

上一十一味，捣罗为末，炼蜜和丸如梧桐子大。每服三十丸，温酒下，日三。

治产后气血虚，心膈烦满，身体壮热，恶露不行，**白茯苓汤方**

白茯苓去黑皮　赤芍药　芎䓖各一两半　桂去粗皮　大腹皮剉　枳壳去瓤，麸炒　熟干地黄焙。各一两

上七味，粗捣筛。每服三钱匕，水一盏，生姜三片，煎至七分，去滓温服，日三。

治产后虚烦腹痛，**当归汤方**

当归切，焙　芍药⑦　木通剉。各一两

上三味，粗捣筛。每服四钱匕，水一盏半，入生地黄二寸许，切碎，同煎至八分，去滓温服，不拘时候。

治初产后血气烦闷，**真气汤方**

童子小便三合　生地黄汁一合

---

① 二：明抄本、乾隆本、文瑞楼本同，日本抄本作"三"。
② 治产后虚烦气短：日本抄本、文瑞楼本同，明抄本、乾隆本作"治产后血气虚烦，短气满闷"。
③ 一：文瑞楼本同，明抄本、乾隆本、日本抄本作"三"。
④ 两：明抄本、乾隆本、文瑞楼本同，日本抄本作"分"。
⑤ 分：日本抄本、文瑞楼本同，明抄本、乾隆本作"两"。
⑥ 蒲黄：日本抄本、文瑞楼本同，明抄本、乾隆本此后有"微炒"。
⑦ 芍药：日本抄本、文瑞楼本同，明抄本、乾隆本此后有"炒"。

上二味相和，微煎三四沸，分温二服。

产后虚热

论曰：新产之后，阴血虚弱，失于将理，则阳气偏胜，使阴阳不得平均，身体烦闷，唇口干燥，肢节倦痛，是为产后虚热。

治产后亡阴血虚，心烦自汗，精神昏冒[①]，心忪颊赤，口燥咽干，发热头痛，或寒热如疟，**逍遥汤**方

白茯苓去黑皮　白术　当归切，焙　芍药　柴胡去苗。各一两　甘草炙。半两

上六味，粗捣筛。每服二钱匕，水一大盏，入烧生姜一块，切破，薄荷五叶，同煎至七分，去滓热服，不拘时候。

治产后虚热不解，烦倦无力困瘁，**地黄汤**方

熟干地黄焙　附子炮裂。去皮脐　当归切，焙。各一两　人参[②]　柴胡去苗　白茯苓[③]去黑皮　芎䓖各三分[④]　肉苁蓉切，酒浸，焙　黄耆剉。各一两　芍药三分[⑤]

上一十味，粗捣筛。每服二钱匕，水一盏，煎至七分，去滓温服，不拘时候。

治产后虚热，状似劳气[⑥]，瘦瘁无力，**桂心汤**方

桂去粗皮。一两　黄耆剉。一两半　芎䓖一两　当归切，焙。二两　赤芍药剉。一两半　甘草炙　人参各一两　附子炮裂，去皮脐。半两

上八味，粗捣筛。每服二钱匕，水一盏，入生姜三片，枣一枚，擘破，同煎至七分，去滓温服，不拘时候。

---

① 冒：日本抄本、文瑞楼本同，明抄本、乾隆本作"昧"。
② 人参：日本抄本、文瑞楼本同，明抄本、乾隆本列"黄耆"前。
③ 白茯苓：日本抄本、文瑞楼本同，明抄本、乾隆本列"当归"前。
④ 三分：文瑞楼本同，明抄本、乾隆本作"五钱"，日本抄本作"二分"。
⑤ 三分：文瑞楼本同，明抄本、乾隆本作"五钱"，日本抄本作"二分"。
⑥ 治产后……劳气：此9字日本抄本、文瑞楼本同，明抄本、乾隆本作"治产后虚烦热，状似劳气疾"。

治产后血虚①，肢体壮热，烦闷困瘁不食，**当归汤**方

当归切，焙　黄耆剉　芍药各一两半　桂去粗皮　芎藭　甘草炙　人参　柴胡去苗。各一两

上八味，粗捣筛。每服二钱匕，羊肉汁一盏，同煎至七分，去滓温服，不拘时候。

治产后虚热，骨节烦倦，瘦瘁②，**芍药汤**方

芍药剉　牡丹皮　人参各一两　芎藭一两半　白茯苓去黑皮。一两　干姜炮。半两　甘草炙　白薇　麦门冬去心，焙　熟干地黄焙。各一两

上一十味，粗捣筛。每服二钱匕，水一盏，煎至七分，去滓温服，不拘时候。

治产后虚热，羸③瘦困倦，补益，**柏子仁丸**方

柏子仁炒　泽兰叶　甘草炙，剉　当归切，焙　芎藭各一两④　白术　白芷　桂去粗皮　细辛去苗叶。各半两　防风去叉　人参　牛膝去苗，酒浸，切，焙　麦门冬去心，焙。各一两半　生干地黄焙　石斛去根。各一两⑤　厚朴去粗皮，生姜汁炙，剉　藁本去苗、土　芜荑各半两　附子炮裂，去皮脐　干姜炮。各一两⑥

上二十味，捣罗为末，炼蜜和丸如梧桐子大。每服三十丸，温酒或米饮下，不拘时候。

治产后虚热久不解，渐成劳气⑦，**柴胡汤**方

柴胡去苗　生干地黄焙　附子炮裂，去皮脐　当归切，焙　人参　白茯苓去黑皮　芎藭　黄耆　芍药　肉苁蓉去皱皮，切，酒

① 血虚：日本抄本、文瑞楼本同，明抄本、乾隆本作"血气虚弱"。
② 骨节烦倦瘦瘁：日本抄本、文瑞楼本同，明抄本、乾隆本作"骨节烦疼，瘦瘁，不下食"。
③ 羸：日本抄本、文瑞楼本同，明抄本、乾隆本此前有"肢体"。
④ 一两：日本抄本、文瑞楼本同，明抄本、乾隆本作"两半"。
⑤ 一两：日本抄本、文瑞楼本同，明抄本、乾隆本作"两半"。
⑥ 一两：日本抄本、文瑞楼本同，明抄本、乾隆本作"两半"。
⑦ 劳气：日本抄本、文瑞楼本同，明抄本、乾隆本作"劣疾"。

浸，焙　石斛去根。各一两

上一十一味，剉如麻豆。每服二钱匕，水一盏，入生姜三片，枣一枚，擘，同煎至七分，去滓温服，不拘时候。

治产后虚热，烦闷瘦瘁，**芍药汤方**

芍药一两[①]　知母半两　甘草炙　桂去粗皮　黄芩去黑心。各一两　生干地黄焙。三两　黄耆剉[②]。二两　人参一两

上八味，粗捣筛。每服二钱匕，水一盏，煎至七分，去滓温服，不拘时候。

治产后虚羸，肌肉枯瘁，肢体虚热，**香豉[③]汤方**

豉半合[④]　猪肾一只[⑤]。去脂膜，作四片　当归切，焙。半两[⑥]　葱白三茎。切　人参　桂去粗皮。各半两　白粳米淘。一合

上七味，将当归、人参、桂粗捣筛。每服三钱匕，水三盏，入猪肾、葱白、豉[⑦]米，煎取一盏半[⑧]，去滓，空心日午临卧温服。

产后虚渴

论曰：产后虚渴者，血虚内亡津液故也。血为阴，阴虚则阳胜，阳胜则生热，虚热熏蒸，津液内涸，咽干口燥，故令渴而引饮也。

治产后下血过多，虚烦热渴，**干地黄汤方**

生干地黄焙。三分　芍药　芎䓖各一两　桔梗炒。三分　丹参一两　当归切，微炒。三分　干姜炮裂。半两　白茯苓去黑皮。一

①　一两：日本抄本、文瑞楼本同，明抄本、乾隆本作"五钱"。
②　剉：日本抄本、文瑞楼本同，明抄本、乾隆本作"炙"。
③　豉：日本抄本、文瑞楼本同，明抄本、乾隆本作"豆"。
④　豉半合：文瑞楼本同，明抄本、乾隆本作"豆半合"，日本抄本作"豉半两"。
⑤　一只：文瑞楼本同，明抄本、乾隆本无，日本抄本作"一两"。
⑥　半两：明抄本、乾隆本、文瑞楼本同，日本抄本作"二两"。
⑦　豉：日本抄本、文瑞楼本同，明抄本、乾隆本作"豆"。
⑧　一盏半：文瑞楼本同，明抄本作"一二钱"，乾隆本作"一二盏"，日本抄本作"一盏"。

两半　知母焙。半两　人参一两　葛根剉碎。三分　甘草炙。半两①

上一十二味，粗捣筛。每服三钱匕，水一盏，煎至七分，去滓温服，不拘时候。

治产后虚渴，或脱血过多，脏腑虚渴，骨节烦热倦怠，**石斛丸方**

石斛去根　牛膝去苗，酒浸，切，焙　泽泻　附子炮裂，去皮脐　桂去粗皮　鹿茸酥炙，去毛　山茱萸　山芋　肉苁蓉酒浸，切，焙　白茯苓去黑皮　杜仲去粗皮，炙，剉　生干地黄微炒。各一②两

上一十二味，捣罗为末，炼蜜为丸如梧桐子大。每服二十丸，煎枣汤下，不拘时候。

治产后虚渴烦躁，**芦根饮方**

芦根剉。一两　栝楼根半两　人参一两一分③　甘草炙　白茯苓去黑皮。各三分　生麦门冬去心。半两

上六味，剉如麻豆大。每服三钱匕，水一盏，煎至七分，去滓温服，不拘时候。

治产后虚烦热渴，**葛根饮方**

葛根剉　人参各一两　白茯苓去黑皮。半两　桂去粗皮。一两　甘草炙。半两　槟榔一枚。剉　芎䓖　赤芍药　麦门冬去心，焙。各半两

上九味，捣为粗末。每服三钱匕，水一盏，煎至七分，去滓温服，不拘时候。

治产后气血虚乏，内燥引饮，心下烦闷，**黄耆汤方**

黄耆微④炙，剉。三分　白茯苓去黑皮　当归切，微炒　桑寄生微炙。各半⑤两　桃仁汤浸，去皮尖、双仁，麸炒黄。三分　陈曲

---

① 半两：日本抄本、文瑞楼本同，明抄本、乾隆本作"两半"。

② 一：明抄本、乾隆本、文瑞楼本同，日本抄本作"四"。

③ 一两一分：日本抄本、文瑞楼本同，明抄本作"一两"，乾隆本作"三分"。

④ 微：日本抄本、文瑞楼本同，明抄本、乾隆本作"蜜"。

⑤ 半：日本抄本、文瑞楼本同，明抄本、乾隆本作"一"。

微炒　干姜炮裂　桔梗炒。各半^①两

上八味，捣为粗末。每服三钱匕，水一盏，煎至七分，去滓温服，不拘时候。

治产后虚渴^②，**竹叶汤方**

竹叶一两。切　甘草炙　人参各半两　小麦一两　白茯苓去黑皮。半两　半夏姜汁制，切。一分^③　麦门冬去心，焙。二两

上七味，粗捣筛。每服三钱匕，水一盏，煎至七分，去滓温服，不拘时候。

治产后津液减耗，虚渴引饮^④，**菖蒲散方**

石菖蒲　栝楼根各一两^⑤　黄连去须。半两

上三味，捣罗为散。每服二钱匕，新汲水调下，日三。

治产后虚乏，津液衰耗，烦渴不止^⑥，**姜米汤方**

干姜炮。一两　陈粟米炒。二两　甘草炙。一两

上三味，粗捣筛。每服三钱匕，水一盏，煎至六分，滤去滓，食前稍热服，日三。

治产后血虚烦热，引饮不止^⑦，**地黄散方**

生干地黄焙。一^⑧两　熟干地黄焙。四两

上二味，捣罗为散。每服三钱匕，温酒调下，温粥饮调亦得，日三。

治产后血虚烦渴^⑨，饮食不进，**地黄当归汤方**

熟干地黄焙　赤石脂各二两　当归^⑩切，焙　木占斯　地

① 半：日本抄本、文瑞楼本同，明抄本、乾隆本作"一"。
② 渴：日本抄本、文瑞楼本同，明抄本、乾隆本此后有"引饮"。
③ 分：日本抄本、文瑞楼本同，明抄本、乾隆本作"两"。
④ 饮：日本抄本、文瑞楼本同，明抄本、乾隆本此后有"无度"。
⑤ 两：明抄本、乾隆本、文瑞楼本同，日本抄本作"分"。
⑥ 烦渴不止：日本抄本、文瑞楼本同，明抄本、乾隆本作"虚渴引饮"。
⑦ 治产后……引饮不止：此11字日本抄本、文瑞楼本同，明抄本、乾隆本作"治产后津液减耗，虚渴引饮不止"。
⑧ 一：日本抄本、文瑞楼本同，明抄本、乾隆本作"二"。
⑨ 渴：日本抄本、文瑞楼本同，明抄本、乾隆本此后有"引饮无度"。
⑩ 当归：日本抄本、文瑞楼本同，明抄本、乾隆本列"黄耆"前。

榆　黄连去须　白茯苓去黑皮。各一两　天雄炮裂，去皮脐　黄芩去黑心。各半两　桑耳　紫葛①剉　麻黄去根节　黄耆剉。各一两半②

上一十三味，粗捣筛。每服五钱匕，水一盏半，入生姜三片，同煎至八分，去滓温服。

治产后虚渴引饮，**麦门冬人参汤方**

麦门冬去心，焙　人参　甘草炙　栝楼根　生干地黄焙　王③瓜根各一两

上六味，粗捣筛。每服三钱匕，水一盏半，煎至一盏，去滓，食后温服。

产后短气

论曰：呼出心与肺，吸入肾与肝，呼吸应息，则人气平调。产后肺气不足，呼吸升降不至舒快，故为短气之病。气短则脉短，《内经》所谓短则气病，《难经》所谓前小后大，即胸满短气，是其证也。

治产后短气，上膈壅闷，**人参汤方**

人参　诃黎勒炮，去核　木香　五味子　陈橘皮汤浸，去白皮　白茯苓去黑皮　白术　杏仁汤浸，去皮尖、双仁，炒。各一两

上八味，粗捣筛。每服三钱匕，水一盏，煎至七分，去滓温服，不拘时候。

治产后虚羸，吸吸少气④，**当归建中汤方**

当归切，焙。四两　桂去粗皮。三两　芍药⑤六两　甘草炙。二两

---

①　紫葛：日本抄本、文瑞楼本同，明抄本、乾隆本列"麻黄"后，后有"两半"。
②　一两半：日本抄本、文瑞楼本同，明抄本、乾隆本作"二两"。
③　王：日本抄本、文瑞楼本同，明抄本、乾隆本作"土"。
④　治产后……少气：此9字日本抄本、文瑞楼本同，明抄本、乾隆本作"治产后短气虚羸，呼吸少气"。
⑤　芍药：明抄本、乾隆本、文瑞楼本同，日本抄本此后有"焙"。

上四味，咬咀如麻豆。每服五钱匕，水一盏半，入生姜一枣大，拍碎，枣三枚，擘破，同煎至八分，去滓温服，日三。若大虚，加饴糖少许，汤成下。

治产后肺气不足，短气虚乏，**前胡汤**方

前胡去芦头　半夏为末，生姜汁制作饼，焙　白术　人参　甘草炙，剉　桔梗炒。各一两　诃黎勒炮，去核。半两　麦门冬去心，焙。三分

上八味，粗捣筛。每服三钱匕，水一盏，生姜三片，枣一枚，擘，同煎至七分，去滓温服，日三。

治产后气短①力乏，言语不利，**白术汤**方

白术一两②　人参　杏仁汤浸，去皮尖、双仁，炒　陈橘皮汤浸，去白，焙　甘草炙，剉　厚朴去粗皮，生姜汁炙。各三分　枳实去瓤，麸炒　木香　当归切，焙　熟干地黄焙。各半两

上一十味，粗捣筛。每服三钱匕，水一盏，生姜三片，枣一枚，擘破，同煎至七分，去滓温服，不拘时候。

治产后短气不足，**枳实半夏汤**方

枳实去瓤，麸炒　半夏为末，生姜汁制作饼，焙　木香　干姜炮。各半两　五味子三分　人参　青橘皮汤浸，去白，焙　甘草炙，剉。一两

上八味，粗捣筛。每服三钱匕，水一盏，生姜三片，枣一枚，擘破，同煎至七分，去滓温服，不拘时候。

治产后短气，呼吸促迫③，**地黄饮**方

熟干地黄焙　当归切，焙　人参　白术　白茯苓去黑皮　乌药剉　沉香剉　青橘皮汤浸，去白，焙　甘草炙，剉　桂去粗皮。各一两

上一十味，咬咀如麻豆。每服五钱匕，水一盏半，生姜三片，枣二枚，擘破，同煎至八分，去滓温服，不拘时，日三。

---

①　短：日本抄本、文瑞楼本同，明抄本、乾隆本此后有"呼吸升降不快"。
②　一两：日本抄本、文瑞楼本同，明抄本、乾隆本作"三分"。
③　促迫：日本抄本、文瑞楼本同，明抄本、乾隆本作"迫促语言不利"。

治产后短①气，**半夏丸方**

半夏汤浸去滑，七遍。一两　人参二②两　枳实去瓤，麸炒。半两　诃黎勒煨，去核。三分

上四味，捣罗为末，用生姜自然汁煮面糊，丸如梧桐子大。每服二十丸，生姜紫苏熟水下，不拘时，日三服。

产后上气

论曰：产后气虚③血弱，腠理开疏，感冒寒邪，传留肺经④，则气道不利，否满胸中，乃有上气喘急之证。

治产后上气⑤喘急，**杏仁饮方**

杏仁去皮尖、双仁，炒　紫苏茎叶剉　麻黄去根节　麦门冬去心，焙　五味子炒　桑根白皮剉，炒　甘草炙，剉　陈橘皮汤去白，焙。各一两

上八味，粗捣筛。每服三钱匕，水一盏，煎至七分，去滓温服，不拘时候。

治产后上气，虚喘咳逆⑥，**桑白皮汤方**

桑根白皮剉，炒　款冬花去梗　五味子炒　杏仁去皮尖、双仁，炒，研如膏　当归切，焙　人参　甜葶苈纸上炒　防己剉。各一两

上八味，粗捣筛。每服二钱匕，水一盏，煎至七分，去滓温服，不拘时候。

治产后肺气上喘烦闷，**紫苏子饮方**

紫苏子纸上炒　人参　陈橘皮去白，焙　大腹皮剉　桑根白皮

---

① 短：日本抄本、文瑞楼本同，明抄本、乾隆本此前有"虚弱"。

② 二：日本抄本、文瑞楼本同，明抄本、乾隆本作"一"。

③ 虚：明抄本、乾隆本、文瑞楼本同，日本抄本作"短"。

④ 经：日本抄本、文瑞楼本同，明抄本、乾隆本作"脏"。

⑤ 气：日本抄本、文瑞楼本同，明抄本、乾隆本此后有"由感冒寒邪，否满"。

⑥ 逆：日本抄本、文瑞楼本同，明抄本、乾隆本作"嗽"，后有"气道不利"。

剉　甜葶苈纸上炒　甘草炙，剉　当归切，焙。各一两

上八味，粗捣筛。每服二钱匕，水一盏，煎至七分，去滓温服，不拘时候。

治产后上气喘急烦闷[1]，**人参汤方**

人参　陈橘皮汤去白，焙　厚朴去粗皮，生姜汁炙　麻黄去根节　白前　防己　桑根白皮剉　杏仁汤去皮尖、双仁，研如膏　诃黎勒炮，去核　当归切，焙。各一两

上一十味，粗捣筛。每服二钱匕，水一盏，煎至七分，去滓温服，不拘时候。

治产后上气喘急[2]，**赤茯苓饮方**

赤茯苓去黑皮　甜葶苈纸上炒　桑根白皮剉　当归切，焙　枳壳去瓤，麸炒　细辛去苗叶　郁李仁去皮尖，研如膏　桂去粗皮。各一两

上八味，粗捣筛。每服二钱匕，水一盏，煎至七分，去滓温服，不拘时候。

治产后上气，咳逆烦闷[3]，**紫菀汤方**

紫菀去土　人参　陈橘皮汤去白，焙　紫苏茎叶　诃黎勒炮，去核　枳壳去瓤，麸炒　细辛去苗叶　郁李仁去皮尖，研如膏　杏仁汤去皮尖、双仁，炒，研如膏　桂去粗皮　赤茯苓去黑皮　甘草炙，剉　当归切，焙。各一两　大黄剉，炒。半两

上一十四味，粗捣筛。每服二钱匕，水一盏，煎至七分，去滓温服，不拘时候。

治产后上气，胸膈不利[4]，**橘皮散方**

青橘皮汤去白，焙　诃黎勒炮，去核　紫苏子炒　杏仁汤去皮尖、双仁，研如膏　甘草炙，剉。各一两

上五味，捣罗为散。每服二钱匕，煎桑根白皮汤调下，不拘

---

① 闷：日本抄本、文瑞楼本同，明抄本、乾隆本此后有"否满"。

② 急：日本抄本、文瑞楼本同，明抄本、乾隆本此后有"烦闷否满"。

③ 闷：日本抄本、文瑞楼本同，明抄本、乾隆本此后有"否满喘急"。

④ 利：日本抄本、文瑞楼本同，明抄本、乾隆本此后有"喘急满闷"。

时候。

治产后上气，喘急满闷，**大腹汤方**

大腹皮剉，炒　前胡去芦头　槟榔煨，剉　百部根剉　陈橘皮汤去白，焙　枳实去瓤，麸炒　桑根白皮剉，炒　杏仁汤去皮尖、双仁，炒，研如膏　当归切，焙　人参各一两

上一十味，粗捣筛。每服二钱匕，水一盏，煎至七分，去滓温服，不拘时候。

治产后上气喘急[1]，咽嗌不利，**润气煎方**

陈橘皮汤去白，焙　紫菀去土　人参　紫苏叶　甘草炙，剉　杏仁汤去皮尖、双仁，炒　五味子去梗。各一两

上七味，捣罗为细末，蜜半盏，生姜自然汁三分，同药和匀，置瓷器中，甑上炊熟。每服半匙许，热汤化下，不拘时候。

产后惊悸

论曰：产后气血俱虚，心气不足，风邪乘虚于手少阴之经，则神气浮越，举动多惊，心悸，目睛不转者，是其候也。

治产后心虚惊悸，梦寐不安[2]，**远志汤方**

远志去心　龙齿　人参　茯神去木　桂去粗皮　芍药剉　黄耆剉　麦门冬去心，焙。各半两

上八味，粗捣筛。每服二钱匕，水一盏，煎七分，去滓温服，不拘时候。

治产后心气不足[3]，惊悸不安，**琥珀散方**

琥珀研。一两　人参半[4]两　白茯苓去黑皮。一两　远志去心　熟干地黄焙。各半[5]两　甘草炙。一分[6]　铁粉研。半[7]两

---

① 急：日本抄本、文瑞楼本同，明抄本、乾隆本此后有"否满"。
② 安：日本抄本、文瑞楼本同，明抄本、乾隆本此后有"神气浮越"。
③ 心气不足：日本抄本、文瑞楼本同，明抄本、乾隆本作"心虚"。
④ 半：日本抄本、文瑞楼本同，明抄本、乾隆本作"一"。
⑤ 半：日本抄本、文瑞楼本同，明抄本、乾隆本作"一"。
⑥ 分：明抄本、文瑞楼本同，乾隆本、日本抄本作"两"。
⑦ 半：日本抄本、文瑞楼本同，明抄本、乾隆本作"一"。

上七味，先以五味，捣罗为散，再入研者药研匀。每服二钱匕，煎金银汤调，放温服，空心日午临卧各一。

治产后虚惊，心神恍惚[①]，**人参汤**方

人参剉。一两　麦门冬去心。半两　木通剉　芍药各二两　甘草炙。一两[②]　羚羊角镑屑。一分[③]

上六味，粗捣筛。每用水三盏，先煮羊肉三两，取汁一盏，去肉入药末三钱匕，再煎至七分，去滓温服，不拘时候。

治产后血气虚弱，心下惊悸，梦寐不安，妄见鬼物，**芍药汤**方

赤芍药剉。一两　芎𦬣　牡丹皮　玄参　当归切，焙　人参[④]各半[⑤]两　五味子　麦门冬去心，焙。各一两　白茯苓去黑皮　白薇各半[⑥]两　熟干地黄焙。二两　甘草炙。半两[⑦]

上一十二味，粗捣筛。每服三钱匕，水一盏，煎七分，去滓温服，不拘时候。

治产后血气惊悸，神志不宁[⑧]，**羊心汤**方

羊心一枚。以水五盏煎取三盏汁用　甘草炙。一两　远志去心。半两　防风去叉。一两　生干地黄焙。一两半　芍药[⑨]剉　牡蛎熬[⑩]。各一两　人参一两半　羚羊角镑屑。半两

上九味，将八味粗捣筛。每服三钱匕，以煮羊心汁一盏煎至七分，去滓温服，不拘时候。

治产后心虚惊悸，恍惚不安，**麦门冬汤**方

麦门冬去心，焙。半两　熟干地黄焙。一两　白茯苓去黑

---

① 治产后……心神恍惚：此9字日本抄本、文瑞楼本同，明抄本、乾隆本作"治产后心虚惊悸，精神恍惚不安"。

② 一两：乾隆本、日本抄本、文瑞楼本同，明抄本作"两半"。

③ 分：日本抄本、文瑞楼本同，明抄本、乾隆本作"两"。

④ 人参：文瑞楼本同，明抄本、日本抄本作"玄参"，乾隆本无。

⑤ 半：日本抄本、文瑞楼本同，明抄本、乾隆本作"一"。

⑥ 半：日本抄本、文瑞楼本同，明抄本、乾隆本作"一"。

⑦ 半两：文瑞楼本同，明抄本、乾隆本作"一两"，日本抄本作"一钱"。

⑧ 治产后……神志不宁：此11字文瑞楼本同，明抄本、乾隆本作"治产后心血气虚惊悸，心神不宁"，日本抄本作"治产后血气惊悸，神志不宁"。

⑨ 芍药：明抄本、乾隆本、文瑞楼本同，日本抄本此后有"半两"。

⑩ 熬：文瑞楼本同，明抄本、乾隆本作"童便淬"，日本抄本无。

皮　甘草炙，剉。各一两　芍药剉。一两

上五味，粗捣筛。每服三钱匕，水一盏，入生姜五片，枣一枚，擘破，煎至七分，去滓温服，不拘时候。

治产后惊悸不安①，**人参汤**方

人参一两②　远志去心。半两　白茯苓去黑皮。二两　麦门冬去心，焙　芍药剉。各半两　甘草炙，剉碎　当归切，焙　桂去粗皮。各一两

上八味，粗捣筛。每服二钱匕，生姜二片，枣一枚，擘破，水一盏，煎至七分，去滓，通口服，不拘时候。

治产后虚惊③，心气不安，**茯神汤**方

茯神去木。二两　人参　白茯苓去黑皮。各一两半　芍药剉　甘草炙，剉　当归剉，焙　桂去粗皮。各一两

上七味，粗捣筛。每服二钱匕，水一盏，煎至七分，去滓温服，不拘时候。

---

① 惊悸不安：日本抄本、文瑞楼本同，明抄本、乾隆本作"心气虚，惊悸恍惚，心神不安"。

② 一两：日本抄本、文瑞楼本同，明抄本、乾隆本作"五钱"。

③ 虚惊：日本抄本、文瑞楼本同，明抄本、乾隆本作"心虚惊悸"。

卷第一百六十四

产后门

产后咳嗽　产后虚羸　产后汗出不止　产后蓐劳　产后泄泻

产后门

产后咳嗽

论曰：《内经》谓五气所病，在肺为咳，产后脏腑俱弱，风寒乘虚而客于肺。肺为华盖，位处于上，其俞在背，外合皮毛，寒气客之，则先乘于肺，肺感微寒，故为咳嗽。

治产后咳嗽，痰壅烦闷[1]，**百部汤方**

百部　款冬花　紫菀去苗、土　贝母去心　知母焙[2]　白薇[3]　杏仁去皮尖、双仁，炒

上七味，等分，粗捣筛。每服三钱匕，水一盏，煎七分，去滓温服，不拘时。

治产后咳嗽痰[4]盛，头目不利，**皂荚丸方**

皂荚七挺。不蛀者。水浸，挼取汁，滤去滓　丁香　桂去粗皮。各半两　诃黎勒炮，取皮。十枚　杏仁八十枚。去皮尖、双仁，炒

上五味，将四味捣为细末，以皂荚水就银石铫内煎如膏，即将药和搜为丸如梧桐子大。每服十丸，乌梅汤下，不拘时服。

治产后咳嗽痰壅，**半夏汤方**

半夏半两。生姜汁淹浸一宿，切，焙　贝母去心。一两　柴胡

---

① 痰壅烦闷：文瑞楼本同，明抄本、乾隆本此后有"咽喉不利"，日本抄本作"壅烦闷"。

② 焙：日本抄本、文瑞楼本同，明抄本、乾隆本作"酒炒"。

③ 白薇：日本抄本、文瑞楼本同，明抄本、乾隆本列"杏仁"后，后有"一两"。

④ 痰：日本抄本、文瑞楼本同，明抄本、乾隆本此后有"涎壅"。

去苗。一两　猪牙皂荚炙，去皮①　甘草炙。各半两

上五味，粗捣筛。每服三钱匕，水一盏，生姜五片，同煎七分，去滓温服，不拘时。

治产后咳嗽，痰涎壅闷，**紫菀汤方**

紫菀去苗、土。一两半②　贝母去心。一两　白茯苓去黑皮。二两　人参一两　陈橘皮去白，焙。半两　杏仁去皮尖、双仁，炒。一两半③

上六味，粗捣筛。每服三钱匕，水一盏，煎七分，去滓温服，不拘时。

治产后肺气虚寒，咳嗽喘闷，**黄耆汤方**

黄耆剉　桔梗炒　人参　白茯苓去黑皮　山芋各半两

上五味，粗捣筛。每服三钱匕，水一盏，煎七分，去滓温服，不拘时。

治产后④咳嗽，喘急烦闷，**柴胡汤方**

柴胡去苗　麻黄去根节，煎，掠去沫，焙　紫苏茎叶　陈橘皮去白，焙　杏仁去皮尖、双仁，麸炒⑤

上五味，等分，粗捣筛。每服三钱匕，水一盏，煎七分，去滓温服，不拘时。

治产后咳嗽，连声不绝，痰涎壅盛，**百部丸方**

百部焙。半两　细辛去苗叶。三⑥两　贝母去心　甘草炙　紫菀去苗、土　桂去粗皮。各二⑦两　白术⑧　麻黄去根节⑨　五味子各三两⑩　杏仁去皮尖、双仁，炒。四两

---

① 皮：日本抄本、文瑞楼本同，明抄本、乾隆本此后有"尖"。
② 一两半：日本抄本、文瑞楼本同，明抄本、乾隆本作"一两"。
③ 一两半：日本抄本、文瑞楼本同，明抄本、乾隆本作"一两"。
④ 产后：日本抄本、文瑞楼本同，明抄本、乾隆本此后有"肺气虚寒"。
⑤ 炒：日本抄本、文瑞楼本同，明抄本、乾隆本此后有"一两"。
⑥ 三：日本抄本、文瑞楼本同，明抄本、乾隆本作"二"。
⑦ 二：明抄本、乾隆本、文瑞楼本同，日本抄本作"一"。
⑧ 白术：日本抄本、文瑞楼本同，明抄本、乾隆本列"细辛"前。
⑨ 节：日本抄本、文瑞楼本同，明抄本、乾隆本此后有"三两"。
⑩ 各三两：日本抄本、文瑞楼本同，明抄本、乾隆本作"二两"。

上一十味，捣罗为末，和匀，炼蜜为丸如梧桐子大。每服二十丸，生姜蜜汤下，不拘时服。

治产后肺感寒[1]，咳嗽上气，咽嗌不利，声重鼻塞，**十味丸方**

当归切，焙　细辛去苗叶。各一两　桂去粗皮。三分[2]　蜀椒去目并闭口，炒汗出。一分[3]　甘草炙　陈橘皮去白，焙。各一两　吴茱萸汤洗去涎，焙，炒。半两　人参三分　桑根白皮剉。二两　干姜炮。半两

上一十味，捣罗为末，炼蜜为丸梧桐子大。每服二十丸，温酒下，生姜酒亦得，不拘时。

治产后咳嗽，**黄耆汤方**

黄耆剉。二两　人参　茯神去木　麦门冬去心，焙　桂去粗皮　陈橘皮去白，焙　当归切，焙　天门冬去心，焙　甘草炙　生干地黄焙　五味子各一两

上一十一味，粗捣筛。每服三钱匕，水一盏半，生姜二片，枣一枚，擘，同煎一盏，去滓温服，不拘时。

治产后伤风咳嗽[4]，壮热憎寒，**白前汤方**

白前　桑根白皮剉　生干地黄焙。各一两半　白茯苓去黑皮。二两半　地骨皮二两　麻黄去根节。一两半

上六味，粗捣筛。每服三钱匕，水一盏，煎七分，去滓温服，不拘时。

治产后肺寒咳嗽，**前胡汤方**

前胡去芦头　升麻　桂去粗皮　紫菀去苗、土　白茯苓去黑皮　五味子　麦门冬去心，炒　杏仁去皮尖、双仁，炒。各一两半

上八味，粗捣筛。每服三钱匕，水一盏，煎七分，去滓温服，

---

① 寒：日本抄本、文瑞楼本同，明抄本、乾隆本作"邪"。
② 三分：日本抄本、文瑞楼本同，明抄本、乾隆本作"五钱"。
③ 分：日本抄本、文瑞楼本同，明抄本、乾隆本作"两"。
④ 伤风咳嗽：文瑞楼本同，明抄本、乾隆本作"伤风寒咳嗽不已"。日本抄本无此方。

不拘时。

治产后肺气寒①壅咳嗽，**地骨皮汤**方

地骨皮剉，焙。二两半②　白术二两　石膏碎。三分　桑根白皮剉。二两　杏仁去皮尖、双仁，炒。一两半

上五味，粗捣筛。每服三钱匕，水一盏，煎七分，去滓温服，不拘时。

治产后肺感寒，咳嗽不已，**吴茱萸汤**方

吴茱萸汤洗，焙干，炒。三分③　桂去粗皮。一两④　细辛去苗叶。一两一分　当归切，焙。三分　杏仁去皮尖、双仁。半两。炒

上五味，粗捣筛。每服三钱匕，水一盏，煎七分，去滓温服，不拘时。

产后虚羸

论曰：血为荣，凡所滋养者皆血也；气为卫，凡所充盈者皆气也。产后气血俱虚，冲任不足，未满百日，失于将理，致血气愈亏，不能充养，故肌肤瘦瘁而虚羸也。

治产后虚羸瘦瘁，肌肉不泽，气血不充，或寒或热，**芍药汤**方

芍药　五味子各一两　芎䓖　牡丹去心　玄参　当归切，炒　人参　麦门冬去心，微炒　白茯苓去黑皮　生干地黄焙　白薇去苗　甘草炙。各三分

上一十二味，粗捣筛。每服三钱匕，水一盏，生姜三片，枣二枚，擘，同煎至七分，去滓温服，不拘时，日三。

治产后虚羸⑤不足，脏腑虚冷，肢体疼痛，时或血露，脐腹刺痛，**当归汤**方

---

① 寒：明抄本、乾隆本、文瑞楼本同，日本抄本作"塞"。
② 二两半：日本抄本、文瑞楼本同，明抄本、乾隆本作"二两"。
③ 分：明抄本、乾隆本、文瑞楼本同，日本抄本作"两"。
④ 一两：日本抄本、文瑞楼本同，明抄本、乾隆本作"三分"。
⑤ 羸：日本抄本、文瑞楼本同，明抄本、乾隆本此后有"元气"。

当归切，炒。一两半① 芍药 吴茱萸汤淘去涎，轻炒。各二两 麦门冬去心，焙 甘草炙令赤 白芷各一两 生干地黄焙。三②两 桂去粗皮 续断 芎䓖 干姜炮裂。各一两半

上一十一味，粗捣筛。每服三钱匕，水一盏，煎至七分，去滓温服，食前，日二夜一。

治产后血气衰弱，日渐虚羸③，补不足，**乌鸡汤**方

乌雌鸡一只。除翅羽肠足，以水五升煎取汁三升 当归切，炒 人参 甘草炙 桂去粗皮 芎䓖 芍药剉 黄耆 麦门冬去心，炒。各一两

上九味，除鸡外，粗捣筛。每服三钱匕，煮鸡汁一盏，生姜三片，枣一枚，擘破，同煎至七分，去滓温服，不拘时，日三服。

治产后虚羸④，补中益血，**羊肉黄耆汤**方

羊肉一斤。去脂膜，细切，以水八盏煮取肉汁五盏，澄清 白茯苓去黑皮 甘草炙令赤 当归切，炒 桂去粗皮 芍药 麦门冬去心，焙。各三分 生干地黄焙 黄耆微炙，剉。各一两

上九味，除羊肉外，粗捣筛。每服三钱匕，用肉汁一盏，生姜三片，枣一枚，擘，同煎至七分，去滓温服，不拘时。

治产后虚羸⑤困乏，肌肉不生，血脉不荣，**人参汤**方

人参 芎䓖 黄耆剉 甘草炙令黄 生干地黄焙。各二两 桂去粗皮。一两 干姜炮裂。半两

上七味，粗捣筛。每服三钱匕，用煮羊肉汁一盏煎七分，去滓温服，不拘时。

治产后血气不调，日渐羸瘦，肢节烦疼，面无颜色，**当归丸**方

---

① 一两半：日本抄本、文瑞楼本同，明抄本、乾隆本作"二两"。
② 三：明抄本、乾隆本、文瑞楼本同，日本抄本作"二"。
③ 虚羸：日本抄本、文瑞楼本同，明抄本、乾隆本作"瘦劣，服之生血脉"。
④ 羸：日本抄本、文瑞楼本同，明抄本、乾隆本作"劣"。
⑤ 羸：日本抄本、文瑞楼本同，明抄本、乾隆本作"热"。

当归切，焙　生干地黄焙　泽兰取叶。各二两　防风去叉　黄耆剉　续断　桂去粗皮。各一两　人参　地骨皮　芍药各一两半①

上一十味，捣罗为末，炼蜜为丸梧桐子大。每服二十丸，温酒或米饮下，不拘时。

治产后虚羸②短气，不能饮食，**熟干地黄汤方**

熟干地黄焙。二两　人参　五味子　白茯苓去黑皮　鹿角胶碎捣，炒令燥　白术　石斛去根　附子炮裂，去皮脐。各一两　芎劳　泽兰　续断　黄耆　当归切，炒　桂去粗皮。各三分

上一十四味，剉如麻豆。每服三钱匕，水一盏，入生姜半分，切，枣二枚，擘，同煎至六分，去滓，不计时候温服。

治产后体虚力乏，四肢羸瘦，不思饮食，**黄耆汤方**

黄耆　熟干地黄焙　麦门冬去心，焙。各一两　白术　续断　人参　茯神去木　当归剉，炒　五味子　白芍药　赤石脂　陈橘皮去白，焙　干姜炮。各半两　附子炮裂，去皮脐　桂去粗皮。各三分　甘草一分③。炙

上一十六味，剉如麻豆。每服三钱匕，水一盏，入生姜半分，枣三枚，擘破，同煎六分，去滓温服，不计时候。

治产后虚羸，不思饮食，多卧少起，**续断汤方**

续断　熟干地黄焙。各一两　芎劳　防风去叉　人参　黄耆剉　羌活去芦头　五味子　当归剉，炒　酸枣仁微炒。各半两　白茯苓去黑皮。三分　甘草一分④。炙

上一十二味，粗捣筛。每服四钱匕，水一盏，入生姜半分，枣二枚，擘破，煎至六分，去滓温服，日三。

治产后虚羸，血气不调，四肢瘦弱，面色萎黄，饮食减少，补益，**泽兰丸方**

---

① 一两半：日本抄本、文瑞楼本同，明抄本、乾隆本作"二两"。
② 羸：日本抄本、文瑞楼本同，明抄本、乾隆本作"劣"。
③ 分：日本抄本、文瑞楼本同，明抄本、乾隆本作"两"。
④ 分：日本抄本、文瑞楼本同，明抄本、乾隆本作"两"。

泽兰　赤石脂　牛膝去苗，酒浸，切，焙　人参　黄耆剉。各一两①　熟干地黄焙。一两半　白茯苓去黑皮　木香　草薢　附子炮裂，去皮脐　续断　桂去粗皮。各三分　芎劳　白术　干姜炮　当归剉，炒　甘草炙。各半两

上一十七味，捣罗为末，炼蜜和，更杵五七百下，丸如梧桐子大。每于空心食前，温粥饮下三十丸，日三。

治产后虚赢，月内不快，颜色萎黄，四肢无力，调补气血②，**泽兰丸**方

泽兰叶。一两　芜荑仁炒黄色　石膏火煅　蜀椒去目并合口者，炒出汗　白芷　干姜炮裂　藁本去苗、土　人参　白术　厚朴去粗皮，生姜汁炙　细辛去苗叶　防风去叉　桂去粗皮　当归切，炒　芎劳　甘草炙赤　柏子仁炒令黄。各半两

上一十七味，捣罗为末，炼蜜为丸梧桐子大。每服三十丸，温酒或米饮下，不拘时服。

治产后虚劳③，骨节疼痛，寒热往来，精神恍惚，梦寐惊悸，**芍药汤**方

芍药　牡丹皮　玄参　芎劳　白茯苓去黑皮　干姜炮　甘草炙　白薇各二④两　麦门冬去心，焙。一两半

上九味，粗捣筛。每服五钱匕，水二盏，煎至一盏，去滓温服，日三。

治产后虚赢，寒热，骨节疼痛，四肢无力，**柴胡汤**方

柴胡去苗　附子炮裂，去皮脐　黄耆　秦艽去苗、土　鳖甲醋炙，去裙襕。各一两　芎劳　桂去粗皮　牡丹皮　白茯苓去黑皮　知母焙　当归切，焙　桃仁去皮尖、双仁，炒　芍药炒。各三分

---

① 剉各一两：日本抄本、文瑞楼本同，明抄本、乾隆本作"炙。两半"。
② 治产后……调补气血：此21字日本抄本、文瑞楼本同，明抄本、乾隆本作"治产后虚弱，血气不调，瘦劣，面黄食少"。
③ 劳：日本抄本、文瑞楼本同，明抄本、乾隆本作"赢"。
④ 二：日本抄本、文瑞楼本同，明抄本、乾隆本作"一"。

上一十三味，剉如麻豆。每服三钱匕，水一盏，入生姜五片，同煎至七分，去滓温服，不拘时。

治产后排风补虚，散血气，止痛①，**羊肉汤方**

白羊肉切。一斤　黄耆剉　防风去叉，剉　桂去粗皮，剉　当归切，焙　芎䓖各半两。剉　大枣擘破。七枚　生姜切。三分

上八味，先以水五升煮羊肉，取三升，澄去脂后，内诸药，煎取一升半，去滓，食前分温四服。如人行三五里再服。

治产后虚羸，寒热往来，**补虚汤方**

附子炮裂，去皮脐　熟干地黄焙　当归切，焙　肉苁蓉酒浸，切，焙　柴胡去苗　黄耆各一两　芍药炒②　人参③　白茯苓去黑皮　芎䓖各三分

上一十味，剉如麻豆。每服五钱匕，水一盏半，入生姜五片，枣三枚，擘，同煎至八分，去滓温服，不拘时。

治产后诸疾愈后，体中虚羸无力，宜服**泽兰丸补益方**

泽兰叶炒。一两一分④　黄耆细剉。一两半⑤　藁本去苗、土。一两　当归剉，焙。一两半⑥　白芷一两　防风去叉。一两半⑦　芍药一两半⑧　芎䓖一两　桂去粗皮。三分　柏子仁一两　细辛去苗叶。半两⑨　麦门冬去心，焙。二两　熟干地黄焙。一两一分⑩　甘草炙，剉。一两　五味子一两　石膏研如面。一两三分⑪

上一十六味，捣研为细末，炼蜜丸如梧桐子大。空腹酒下二十丸，渐加至三十丸，日再服。

---

① 治产后……止痛：此12字日本抄本、文瑞楼本同，明抄本、乾隆本作"治产后虚羸，补虚排风，散血止痛"。

② 炒：日本抄本、文瑞楼本同，明抄本、乾隆本此后有"一两"。

③ 人参：日本抄本、文瑞楼本同，明抄本、乾隆本列"当归"前。

④ 一两一分：日本抄本、文瑞楼本同，明抄本、乾隆本作"一两"。

⑤ 一两半：日本抄本、文瑞楼本同，明抄本、乾隆本作"二两"。

⑥ 一两半：日本抄本、文瑞楼本同，明抄本、乾隆本作"二两"。

⑦ 一两半：日本抄本、文瑞楼本同，明抄本、乾隆本作"二两"。

⑧ 一两半：日本抄本、文瑞楼本同，明抄本、乾隆本作"二两"。

⑨ 半两：日本抄本、文瑞楼本同，明抄本、乾隆本作"三分"。

⑩ 一两一分：日本抄本、文瑞楼本同，明抄本、乾隆本作"一两"。

⑪ 一两三分：日本抄本、文瑞楼本同，明抄本、乾隆本作"三两"。

产后汗出不止

论曰：产后汗出不止者，亡血阴虚故也。盖荣弱卫强，阳加于阴，气散于表，故令多汗。汗不止，致虚乏短气，口舌干燥，津液耗竭则变经水断绝，遇风则变痉病，昏冒不知人矣[①]。

治产后荣血虚损，汗出日夕[②]不止，形体困怠，**附子汤**方

附子炮裂，去皮脐。半两　桂去粗皮。二两　生干地黄焙。三两　甘草炙令黄　芍药各一两

上五味，剉如麻豆。每服三钱匕，水一盏，生姜三片，枣二枚，擘破，煎至七分，去滓温服，不计时。

治产后亡阴血虚，汗出不止[③]，**地髓汤**方

生干地黄焙　芍药　当归切，焙　芎䓖各一两

上四味，粗捣筛。每服三钱匕，水二盏，煎至一盏，去滓温服，日三。

治产后血[④]虚，汗出不止，**甘草汤**方

甘草炙。三分　当归切，焙　人参各一两　羊肉一斤。去脂，切碎，水四大碗煮取汁三碗，去肉，澄清　芎䓖一两　桂去粗皮。三分[⑤]　芍药一两半　生干地黄焙。四两

上八味，除肉外[⑥]，粗捣筛。每服三钱匕，以肉汁一盏，煎至七分，去滓温服，不拘时。

治产后虚[⑦]汗不止，心悸恍惚，怵惕多惊，**茯苓汤**方

白茯苓去黑皮。一两半　甘草炙黄。一两　芍药剉，炒。一两　桂去粗皮。一两　当归切，炒。一两　麦门冬去心，焙。一

---

① 津液耗竭……昏冒不知人矣：此22字文瑞楼本同，明抄本、乾隆本作"津液耗竭则变经水短绝，遇风则变痉病，昏昧不知人矣"，日本抄本作"津液干竭则变经水短绝，遇风则变痉病，昏昧不知人矣"。

② 日夕：文瑞楼本同，明抄本、乾隆本无，日本抄本作"日久"。

③ 止：日本抄本、文瑞楼本同，明抄本、乾隆本此后有"经水短绝"。

④ 血：日本抄本、文瑞楼本同，明抄本、乾隆本作"亡阴血"。

⑤ 三分：日本抄本、文瑞楼本同，明抄本、乾隆本作"两半"。

⑥ 除肉外：文瑞楼本同，明抄本、乾隆本无，日本抄本作"除羊肉外"。

⑦ 虚：日本抄本、文瑞楼本同，明抄本、乾隆本此前有"亡血过多"。

两　黄耆一两半。剉

上七味，粗捣筛。每服五钱匕，水一盏半，入生姜半分，切，枣二枚，擘，煎至八分，去滓温服，不拘时。

治产后喜汗不止，腠理虚疏，粉汗，**牡蛎散**方

牡蛎一斤①。烧研如粉　麻黄根四两

上二味，捣罗麻黄根为细末，同牡蛎粉拌匀，粉汗空令密，炒。

治产后虚汗不止，虚烦愦闷，**芍药汤**方

芍药剉，炒。一②两　当归切，炒。三分③　生干地黄焙。二④两　黄耆剉。一⑤两　白茯苓去黑皮。一⑥两　石斛去根，剉。一两⑦

上六味，粗捣筛。每服三钱匕，水一盏，煎至七分，去滓温服，日三。

治产后荣血虚损，汗出不止，**黄耆汤**方

黄耆剉　白术剉，炒　牡蛎熬为粉⑧　白茯苓去黑皮　防风去叉　生干地黄焙　麦门冬去心，焙。各一两

上七味，粗捣筛。每服三钱匕，水一盏，煎至七分，去滓温服，不拘时。

治产后虚汗不止，烦倦少力，**二圣散**方

麻黄根二⑨两　故败扇烧，取灰秤。半⑩两

上二味，捣罗为散。每服二钱匕，煎人参汤调下，不拘时。

---

① 斤：日本抄本、文瑞楼本同，明抄本、乾隆本此后有"醋淬"。
② 一：日本抄本、文瑞楼本同，明抄本、乾隆本作"二"。
③ 分：日本抄本、文瑞楼本同，明抄本、乾隆本作"两"。
④ 二：日本抄本、文瑞楼本同，明抄本、乾隆本作"四"。
⑤ 一：日本抄本、文瑞楼本同，明抄本、乾隆本作"二"。
⑥ 一：日本抄本、文瑞楼本同，明抄本、乾隆本作"二"。
⑦ 剉一两：文瑞楼本同，明抄本、乾隆本作"剉。二两"，日本抄本作"炙。一两"。
⑧ 熬为粉：日本抄本、文瑞楼本同，明抄本、乾隆本作"醋淬"。
⑨ 二：日本抄本、文瑞楼本同，明抄本、乾隆本作"一"。
⑩ 半：日本抄本、文瑞楼本同，明抄本、乾隆本作"一"。

治产后^①虚汗不止，**麻黄根汤方**

麻黄根二两　牡蛎烧赤。一两半^②　黄耆剉。一两　人参一两　龙骨一两　枸杞根皮二两

上六味，粗捣筛。每服三钱匕，水一盏半，枣二枚，擘破，同煎至一盏，去滓温服，不计时候。

治产后虚汗不止，烦热体痛，渴躁引饮，**人参散方**

人参　芍药剉　甘草炙　龙骨各一两

上四味，捣罗为散。每服二钱匕，麝香温酒调服，日三。

治产后虚热，汗出不止，**石斛汤方**

石斛去根　附子炮裂，去皮脐，切　白术剉，炒　秦艽去苗、土　桂去粗皮。各一两

上五味，剉如麻豆。每服三钱匕，水一盏，小麦五十粒，同煎至七分，去滓温服，不拘时。

产后蓐劳

论曰：产蓐之后，食饮起居失于常度，使血气不得其养。若血虚则发热，气虚则发寒，血气俱虚，则寒热更作，日渐羸瘦，故为蓐劳。又产后恶露不尽，亦令致此。则时寒时热，腰腹刺痛。甚者不能食，亦^③不作肌肤。

治产后蓐劳，日渐枯瘁，寒热往来，头疼体痛，口苦舌燥^④，**桂心散方**

桂去粗皮　厚朴去粗皮，涂生姜汁炙　柴胡去苗　桔梗剉，炒　紫菀去土，焙干　芍药剉　高良姜　干姜炮裂　白芜荑炒　陈橘皮汤浸，去白，焙　鳖甲去裙襕，醋浸，炙。各半两　草豆蔻三^⑤枚。去皮

---

① 产后：日本抄本、文瑞楼本同，明抄本、乾隆本此后有"亡血过多"。
② 一两半：日本抄本、文瑞楼本同，明抄本、乾隆本作"二两"。
③ 亦：文瑞楼本同，明抄本、乾隆本、日本抄本此前有"食"。
④ 头疼体痛口苦舌燥：日本抄本、文瑞楼本同，明抄本、乾隆本作"头痛口干，舌苦燥"。
⑤ 三：明抄本、乾隆本、文瑞楼本同，日本抄本作"二"。

上一十二味，捣罗为散。每服二①钱匕，用貒猪肝十片炙熟，乘热拌和药末，旋旋嚼，温酒下，日三。

治产后失于将理，血气虚损，日渐困瘁，少寒多热，烦渴嗽逆，痰壅减食，**柴胡人参汤**方

柴胡去苗　人参　生干地黄焙。各三分②　桔梗剉，炒　知母　紫菀去苗、土　桑根白皮　枳壳去瓤，麸炒令黄　赤芍药　桂去粗皮　当归微炙。各半两　附子大者一枚。炮裂，去皮脐

上一十二味，剉如麻豆。每服三钱匕，水一盏，生姜三片，枣一枚，擘破，同煎七分，去滓温服，不拘时。

治产后蓐劳，寒热羸③瘦，骨节疼痛，**茯苓丸**方

白茯苓去黑皮　肉苁蓉酒浸，切，焙　熟干地黄焙。各一两半　羚羊角屑　当归切，炒　枳壳去瓤，麸炒　桑上寄生剉，炒　延胡索粳米炒，米熟用。各一④两

上八味，捣罗为末，炼蜜为丸梧桐子大。每服二十丸，温酒或米饮下，不拘时服。

治产后蓐劳，寒热体痛，力乏瘦黑，**猪肾汤**方

猪肾一只⑤。切　黄耆剉碎　人参　芍药剉碎，炒。各一两半⑥　桂去粗皮。三分　芎䓖　当归剉，炒令香。各一两　熟干地黄焙。二两

上八味，除肾外，捣为粗末。每服二钱匕，水二盏，先煮猪肾，取一盏，去肾入药末，生姜三片，枣一枚，擘，同煎七分，去滓温服，不拘时。

治产后蓐劳寒热，日渐瘦损⑦，**柴胡汤**方

柴胡去苗，剉。一两　甘草炙，剉　人参　白茯苓去黑皮　当

---

① 二：乾隆本、文瑞楼本同，明抄本、日本抄本作“三”。

② 各三分：明抄本、乾隆本、文瑞楼本同，日本抄本列“知母”后。

③ 羸：日本抄本、文瑞楼本同，明抄本、乾隆本作“劳”。

④ 一：明抄本、乾隆本、文瑞楼本同，日本抄本作“二”。

⑤ 只：文瑞楼本同，明抄本、乾隆本无，日本抄本作“双”。

⑥ 一两半：日本抄本、文瑞楼本同，明抄本、乾隆本作“一两”。

⑦ 日渐瘦损：日本抄本、文瑞楼本同，明抄本、乾隆本作“肢体痛，力乏”。

归切，炒　赤芍药剉　枳壳去瓤，麸炒　厚朴去粗皮，涂生姜汁炙　黄耆剉。各三分

上九味，粗捣筛。每服三钱匕，水一盏半，先煮猪肾一只[1]，取汁一盏，去肾入药，并生姜三片，葱白三寸，同煎七分，去滓温服，不拘时。

治产后蓐劳，寒热瘦瘁[2]，**熟干地黄汤**方

熟干地黄焙。一两半[3]　桂去粗皮　白茯苓去黑皮　甘草炙，剉　鳖甲去裙襕，涂醋炙　麦门冬去心，炒　当归切，炒　人参　牛膝去苗，剉　白术剉，炒。各一两　淡竹叶一两。切

上一十一味，粗捣筛。每服三钱匕，水一盏，煎七分，去滓温服，不拘时。

治产后蓐劳，肌瘦，烦闷，喘急多汗，倦怠少力，**黄耆汤**方

黄耆剉碎　芍药剉碎　枳壳去瓤，麸炒　牡蛎粉各一[4]两　羚羊角屑半[5]两

上五味，粗捣筛。每服三钱匕，水一盏半，猪肾一枚，切去筋膜，生姜五片，同煎七分，去滓温服，不拘时。

治产后蓐劳虚衰，寒热羸瘦，**紫石英汤**方

紫石英别研如粉　钟乳粉　白石英研　熟干地黄焙　当归切，炒　半夏生姜自然汁制。各半两　桂去粗皮　白茯苓去黑皮。各一两　人参　甘草炙。各三分

上一十味，粗捣筛。每服三钱匕，水一盏，生姜三片，枣一枚，擘，同煎七分，去滓温服，不拘时。

治产后蓐劳，肌肉枯瘦，面无颜色，或寒或热，四肢痠疼，头痛心烦，**黄耆煮散**方

黄耆剉　鳖甲去裙襕，醋炙黄。各一两　当归剉，微炒　桑寄

---

① 只：文瑞楼本同，明抄本、乾隆本无，日本抄本作"双"。
② 瘦瘁：日本抄本、文瑞楼本同，日本抄本旁注"瘦瘁作肢体痛，力乏"，明抄本、乾隆本作"肢体痛，力乏"。
③ 一两半：日本抄本、文瑞楼本同，明抄本、乾隆本作"一两"。
④ 一：日本抄本、文瑞楼本同，明抄本、乾隆本作"二"。
⑤ 半：日本抄本、文瑞楼本同，明抄本、乾隆本作"一"。

生　桂去粗皮　白茯苓去黑皮　白芍药　人参　熟干地黄焙　麦门冬去心，焙　牛膝去苗，酒浸，切，焙　甘草炙。各半两

上一十二味，捣为细散。每服用猪肾一具，切去脂膜，先以水一盏半，生姜三片，枣二枚，擘，煎至一盏，去滓并肾，却下药末三钱匕，再煎至七分，温服。

治产后蓐劳，疼痛寒热[①]，头旋眼运，精神恍惚，睡多惊恐，盗汗，腹痛，大便不利[②]，**芍药汤方**

赤芍药　芎䓖　牡丹皮　玄参　当归切，焙　人参　五味子　麦门冬去心，焙　白茯苓去皮　白薇　甘草炙，剉。各一两　熟干地黄二[③]两

上一十二味，粗捣筛。每服五钱匕，水一盏半，煎至八分，去滓，不拘时温服。

治产后蓐劳似疟，寒热不能食，**猪肾汤方**

猪肾一枚[④]。去脂膜，切　粳米淘。二[⑤]合　知母焙。三分　当归剉，焙。一分半　葱白五茎　芍药三分

上六味，除肾并米外，剉如麻豆大。以水六盏先煎猪肾七八沸，内诸药，煎取四盏，去滓，下粳米，煮熟去米，空腹分温三服。如人行五六里一服，服讫卧良久。

治产后蓐劳寒热，体虚羸瘦，不思饮食，**干地黄丸方**

熟干地黄焙　人参[⑥]　鳖甲醋炙，去裙襕　肉苁蓉酒浸，切，焙。各一两[⑦]　白术炒　续断　桂去粗皮　附子炮裂，去皮脐　五味子　当归切，焙　牛膝酒浸，切，焙。各三分　羌活去芦头　白茯苓去黑皮。各半两　黄耆剉。一两半

---

　　① 治产后……寒热：此9字明抄本、乾隆本、文瑞楼本同，日本抄本作"治产后身体疼痛，蓐劳寒热"。
　　② 利：日本抄本、文瑞楼本同，明抄本、乾隆本此后有"瘦劣"。
　　③ 二：明抄本、乾隆本、文瑞楼本同，日本抄本作"一"。
　　④ 枚：日本抄本、文瑞楼本同，明抄本、乾隆本作"对"。
　　⑤ 二：明抄本、乾隆本、文瑞楼本同，日本抄本作"一"。
　　⑥ 人参：日本抄本、文瑞楼本同，明抄本、乾隆本列"鳖甲"后，后有"一两"。
　　⑦ 一两：文瑞楼本同，明抄本、乾隆本作"三分"，日本抄本作"三两"。

上一十四味，捣罗为末，研匀，炼蜜和丸如梧桐子大。每服十五丸，温酒下，不拘时。

治产后蓐劳，寒热时作，肢体羸弱，饮食无味，**白薇丸方**

白薇　柏子仁研　附子炮裂，去皮脐　鳖甲醋炙，去裙襕　当归切，焙　黄耆剉。各一两[1]　人参　桂去粗皮　石斛去根　芍药炒　牡丹皮　羌活去芦头。各三分　熟干地黄焙　肉苁蓉酒浸，切，焙。各一两一分[2]　甘草炙，剉　芎䓖各半两

上一十六味，捣罗为末，研细，炼蜜和丸如梧桐子大。每服二十丸，温米饮下，不拘时。

治产后蓐劳，补虚损，益血气，**泽兰丸方**

泽兰一两半[3]　防风去叉　附子炮裂，去皮脐　当归切，焙　白术　桂去粗皮　芎䓖　柏子仁　熟干地黄焙　石斛去根。各一两　厚朴去粗皮，生姜汁炙，剉　甘草炙，剉　细辛去苗叶。各半两　人参　干姜炮　牛膝酒浸，切，焙　肉苁蓉酒浸，切，焙　白芷　黄耆剉　续断各三分　桃仁去皮尖、双仁，炒。四[4]两

上二十一味，捣罗为末，研匀，炼蜜和丸如梧桐子大。每服三十丸，空心温酒下。

产后泄泻

论曰：产后气血俱虚，饮食易为伤，动致[5]脾胃不和，水谷不化，故腹满肠鸣而为泄泻。更遇寒气，则变为滞下矣。

治产后虚冷，泄泻不止，脏腑冷痛，腹胀满闷，**附子丸方**

附子炮裂，去皮脐　木香炮　当归切，炒　甘草炙　干姜炮　芍药各半两　厚朴去粗皮，生姜汁炙，剉　吴茱萸汤洗，焙干，

---

① 各一两：日本抄本、文瑞楼本同，明抄本无，乾隆本作"三分"。
② 一两一分：日本抄本、文瑞楼本同，明抄本、乾隆本作"三分"。
③ 一两半：日本抄本、文瑞楼本同，明抄本、乾隆本作"一两"。
④ 四：日本抄本、文瑞楼本同，明抄本、乾隆本作"二"。
⑤ 致：原脱，日本抄本、文瑞楼本同，据明抄本、乾隆本补。

炒。各一两　陈橘皮去白，炒　白术剉，炒　诃黎勒炮，去核。各三[①]分　黄连去须。一两半

上一十二味，捣罗为末，薄面糊和丸梧桐子大。每服三十丸，米饮下，食前服。

治产后泄泻，日久不止，烦渴困倦，不思饮食，**地榆散方**

地榆细剉　桂去粗皮　草豆蔻去皮　黄连[②]去须。各三分　槟榔剉　当归切，炒　肉豆蔻炮，去壳　阿胶炒令燥　木香炮　乌头炮裂，去皮脐　丁香炒　枳壳去瓤，麸炒　高良姜炒。各半两

上一十三味，捣罗为散。每服二钱匕，温酒调下，米饮亦得，空心食前。

治产后冷滑泄泻不止，**白垩丸方**

白垩火烧。一[③]两　赤茯苓去黑皮　生干地黄焙　干姜炮　陈橘皮去白，炒。各半[④]两

上五味，捣罗为末，以薄面糊和丸梧桐子大。每服三十丸，食前米饮下。

治产后日久泄泻，倦怠烦渴，**龙骨丸方**

龙骨　甘草炙　赤石脂　乌梅肉炒　人参　黄芩去黑心　枳壳去瓤，剉，炒　赤茯苓去黑皮。各半两　厚朴[⑤]去粗皮，生姜汁炙，剉　黄连去须。各三分

上一十味，捣罗为末，面糊和丸梧桐子大。每服三十丸，米饮下，食前日三。

治产后泄泻久不止，不思饮食，**厚朴汤方**

厚朴去粗皮，生姜汁炙。二两　生干地黄焙　苍术切，焙。各一两　当归切，炒。三分　酸石榴皮半两

上五味，粗捣筛。每服三钱匕，水一盏，煎至七分，去滓温

---

① 三：明抄本、乾隆本、文瑞楼本同，日本抄本作"二"。
② 黄连：日本抄本、文瑞楼本同，明抄本、乾隆本此后有"炒"。
③ 一：明抄本、乾隆本、文瑞楼本同，日本抄本作"二"。
④ 半：日本抄本、文瑞楼本同，明抄本、乾隆本作"一"。
⑤ 厚朴：日本抄本、文瑞楼本同，明抄本、乾隆本此后有"炒"。

服，食前服。

治产后泄泻不止，**人参丸方**

人参　草豆蔻仁炮　诃黎勒炮，去核　甘草炙。各一两　白矾熬令汁尽。半两

上五味，捣罗为末，面糊和丸梧桐子大。每服三十丸，米饮下，食前服。

治产后久[1]泻不止，**赤石脂丸方**

赤石脂　人参各一两　干姜炮。半两　龙骨三分

上四味，捣罗为末，面糊和丸梧桐子大。每服三十丸，食前米饮下。

治产后水泻不止，**四胜丸方**

代赭　干姜炮　龙骨各一两　附子炮裂，去皮脐。三分[2]

上四味，捣罗为末，面糊和丸梧桐子大。每服二十丸，米饮下，空心食前服。

治产后热泻不[3]止，**木香汤方**

木香炮　黄连去须。各一两　诃黎勒皮三分。炮　龙骨火烧红。半两　厚朴去粗皮，生姜汁炙。三分

上五味，粗捣筛。每服三钱匕，水一盏，煎至七分，去滓温服，空心食前服。

治产后泄泻不止[4]，**厚朴汤方**

厚朴去粗皮，生姜汁炙，剉　干姜炮　白术剉，炒。各一两　甘草炙。半两　陈橘皮去白，炒。三分

上五味，粗捣筛。每服三钱匕，水一盏，煎七分，去滓温服，食前。

治产后泄泻，肠滑不止，**阿胶丸方**

阿胶炒令燥　黄檗去粗皮，剉　人参　干姜炮　当归切，

---

[1]　久：日本抄本、文瑞楼本同，明抄本、乾隆本作"泄"。

[2]　三分：日本抄本、文瑞楼本同，明抄本、乾隆本作"一两"。

[3]　不：日本抄本、文瑞楼本同，明抄本、乾隆本此前有"日久"。

[4]　泄泻不止：日本抄本、文瑞楼本同，明抄本、乾隆本作"寒泄日久不止"。

炒　酸石榴皮各一两

上六味，捣罗为末，面糊和丸梧桐子大。每服三十丸，食前米饮下。

治产后冷泻不止，**肉豆蔻散方**

肉豆蔻去壳。一两① 生姜汁。二合　细面②二两

上三味，捣罗二味，用姜汁调作饼子，慢火炙干，再焙，捣罗为散。每服二钱匕，米饮调下，空腹日三。

治产后冷③泻，日久不止，**熟艾丸方**

熟艾炒。四两④ 附子炮裂，去皮脐　陈橘皮去白，切，炒　干姜炮。各一两

上四味，捣罗为末，面糊和丸梧桐子大。每服三十丸，食前米饮下。

治产后泄泻不止，脐腹撮痛方

白矾浇汁尽　附子炮裂，去皮脐。各二⑤两

上二味，捣罗为末，炼蜜和丸如梧桐子大。每服十丸，温米饮下，食前服。

治产后泄泻腹痛，呕逆不能食，**厚朴汤方**

厚朴去粗皮，生姜汁炙，剉。二两　白术微⑥炒。一两

上二味，粗捣筛。每服五钱匕，水一盏半，煎至八分，去滓，空心食前温服。

---

① 两：日本抄本、文瑞楼本同，明抄本、乾隆本此后有"煨"。
② 细面：日本抄本、文瑞楼本同，明抄本、乾隆本作"陈曲炒"。
③ 冷：日本抄本、文瑞楼本同，明抄本、乾隆本作"受寒冷"。
④ 四两：日本抄本、文瑞楼本同，明抄本、乾隆本无。
⑤ 二：日本抄本、文瑞楼本同，明抄本、乾隆本作"一"。
⑥ 微：日本抄本、文瑞楼本同，明抄本、乾隆本作"土"。

卷第一百六十五

产后门
产后下痢　产后肿满　产后小便不通　产后大便不通

产后门

产后下痢

论曰：冷热不调，则水谷之精不化，不化则肠胃虚弱，冷热之气乘虚入客，故为痢也。妇人产后，血气不足，肠胃俱虚，冷热之气易为伤动，故[1]冷则色白，热则色赤，二者兼之则赤白俱下。

治产后赤白痢，脐腹撮痛，**当归汤方**

当归切，炒　犀角屑　黄芩去黑心。各一两　黄连去须。二[2]两

上四味，粗捣筛。每服三钱匕，水一盏，煎七分，去滓温服，不拘时。

治产后冷热痢腹痛，**驻车丸方**

干姜二两。微炮　黄连去须。六两　阿胶炒，别为末　当归剉。各三两

上四味，除胶外，捣罗为末，用多年陈醋，消胶令熔，和为丸，并手丸如梧桐子大。每服三十丸，以陈米饮下，日再服，甚者加丸数。

治产后赤白痢久不止，脐腹疞痛，**地榆饮方**

地榆剉，焙干　酸石榴皮[3]各一两　黄连去须。三[4]两　当归剉，炒。二两

---

① 故：乾隆本、日本抄本、文瑞楼本同，明抄本作"盖"。
② 二：乾隆本、日本抄本、文瑞楼本同，明抄本作"一"。
③ 酸石榴皮：乾隆本、日本抄本、文瑞楼本同，明抄本此后有"炙"。
④ 三：乾隆本、日本抄本、文瑞楼本同，明抄本作"二"。

上四味，捣为粗散。每服三钱匕，水一盏，煎至七分，去滓，食前温服。

治产后脾胃虚[1]冷，水谷不化胀满，或时寒极[2]及下痢，**温脾丸方**

干姜炮　人参　桔梗炒　甘草炙，剉。各三两　法曲五合[3]。炒　桂去粗皮。五两　附子炮裂，去皮脐　细辛去苗叶。各二两[4]　枳实三枚。去瓤，炙[5]　吴茱萸汤洗，焙干，炒　大麦蘖炒。各五两

上一十一味，捣罗为末，炼蜜和丸如梧桐子大。每服二十丸，温酒下，加至三十丸，日三。

治产后下痢赤白，腹痛烦热，**当归汤方**

当归剉，炒　厚朴去粗皮，生姜汁炙令香　黄连去须。各一两半　肉豆蔻去壳。五枚。炮　甘草炙，剉。一两

上五味，粗捣筛。每服三钱匕，水一盏，煎至七分，去滓温服，食前。

治产后下痢赤白，心烦腹痛，**芍药饮方**

芍药二两　甘草炙，剉　阿胶炙令燥　艾叶炙　当归剉，炒。各一两　生干地黄焙。二两。剉

上六味，捣为粗散。每服三钱匕，水一盏，煎至七分，去滓温服，不拘时。

治产后冷热痢，久下不止，**乌梅丸方**

乌梅三百枚[6]　当归四两。剉　干姜微炮。十两　桂去粗皮[7]　附子炮裂，去皮脐。各六两[8]　黄连去须。十六两[9]　蜀椒去目

---

① 虚：乾隆本、日本抄本、文瑞楼本同，明抄本作"气"。
② 极：明抄本、乾隆本、文瑞楼本同，日本抄本作"热"。
③ 合：乾隆本、日本抄本、文瑞楼本同，明抄本作"两"。
④ 各二两：乾隆本、日本抄本、文瑞楼本同，明抄本作"五两"。
⑤ 三枚去瓤炙：乾隆本、日本抄本、文瑞楼本同，明抄本作"麸炒"。
⑥ 三百枚：日本抄本、文瑞楼本同，明抄本此后有"炒"，乾隆本作"二百枚"。
⑦ 皮：乾隆本、日本抄本、文瑞楼本同，明抄本此后有"二两"。
⑧ 各六两：乾隆本、日本抄本、文瑞楼本同，明抄本作"一枚"。
⑨ 十六两：乾隆本、日本抄本、文瑞楼本同，明抄本作"六两"。

并闭口者，炒出汗。四两 细辛去苗叶 人参 黄檗各六两。剉

上一十味，除乌梅外，各捣罗为末，再合和匀，以苦酒渍乌梅一宿，去核蒸之，捣如泥，盘中与药搜令相得，炼蜜和杵二千下，丸如梧桐子大。每服十丸，食前米饮下，加至二十丸，日三。

治产后赤白痢日久不止，肠痛，**阿胶丸**方

阿胶炒令燥 黄连去须 赤茯苓去黑皮 当归剉，炒 黄檗各一两 干姜三分。炮

上六味，捣罗为末，炼蜜和丸如梧桐子大。每服三十丸，米饮下，食前，日再。

治产后赤白痢，肠腹疗痛，**乌梅黄连丸**方

乌梅去核，炒 黄连去须 当归剉，炒 阿胶炒令燥。各一两 蜡①一两半

上五味，除蜡外，捣罗为末，炼蜡乘热和丸梧桐子大。每服三十丸，米饮下，日三服。

治产后赤白痢②，肠鸣腹痛，**黄连丸**方

黄连去须 当归剉，炒 胡粉 阿胶炒令燥。各一两半 无食子二枚

上五味，捣罗为末，炼蜜和丸如梧桐子大。每服三十丸，食前米饮下。

治产后赤白痢日久，脐腹冷疼，**茱萸丸**方

吴茱萸一两。黑豆汁浸，炒③干 黄连去须。一④两半

上二味，捣罗为末，炼蜜和丸如梧桐子大。每服二十丸，煎芍药汤下，空心食前服。

治产后赤白痢，脓血⑤相兼，疗痛，**黄耆汤**方

---

① 蜡：乾隆本、日本抄本、文瑞楼本同，明抄本作"黄蜡"。
② 痢：乾隆本、日本抄本、文瑞楼本同，明抄本此后有"久不止"。
③ 炒：乾隆本、日本抄本、文瑞楼本同，明抄本此前有"醋"。
④ 一：乾隆本、日本抄本、文瑞楼本同，明抄本此前有"酒炒"。
⑤ 血：乾隆本、日本抄本、文瑞楼本同，明抄本作"白"。

黄耆剉。一两　赤石脂一两半　阿胶炒令燥　黄连去须。各一两　黄檗三分　白术一两。剉，炒　龙骨一两半①。火烧红

上七味，粗捣筛。每服二钱匕，水一盏，煎七分，去滓温服，日二夜一。

治产后赤白痢②，脐腹疞痛，**当归芍药汤方**

当归剉，炒　芍药　地榆　龙骨火烧红　黄连去须。各一两　艾叶炙　甘草炙，剉　黄芩去黑心　干姜炮　厚朴去粗皮，生姜汁炙。各三分

上一十味，粗捣筛。每服三钱匕，水一盏，煎七分，去滓温服，食前，日二。

治产后下痢赤白，日久羸瘦③，**黄连汤**方

黄连去须　甘草炙，剉　熟艾炙　芍药　干姜炮　当归剉，炒　人参各一两

上七味，粗捣筛。每服二钱匕，水一盏，煎至七分，去滓温服，食前，日三。

治产后血痢，结涩疞痛④，**当归丸方**

当归剉，炒　白术　甘草炙，剉。各一两半　桂去粗皮　人参各三分　桑根白皮剉　干姜炮　细辛去苗叶。各一两

上八味，捣罗为末，炼蜜和丸如梧桐子大。每服三十丸，米饮下，空心食前，日三服。

治产后痢赤如血，烦热渴躁腹疼，**阿胶散方**

阿胶炒令燥　黄连去须　黄檗　芍药　地榆剉　甘草炙，剉　虎杖酒浸，炙，剉　艾叶各一两半⑤

上八味，捣罗为散。每服二钱匕，米饮调下，食前，日再服。

---

① 一两半：乾隆本、日本抄本、文瑞楼本同，明抄本作"一两"。
② 痢：乾隆本、日本抄本、文瑞楼本同，明抄本此后有"日久不止"。
③ 羸瘦：乾隆本、文瑞楼本同，明抄本作"消瘦"，日本抄本作"羸"。
④ 结涩疞痛：乾隆本、日本抄本、文瑞楼本同，明抄本作"气结涩腹痛"。
⑤ 各一两半：乾隆本、日本抄本、文瑞楼本同，明抄本作"炒。二两"。

治产后血①痢腹痛不止，**诃黎勒散方**

诃黎勒炮，去核　阿胶炒令燥　黄檗　地榆②　甘草炙，剉

上五味，等分，捣罗为散。每服二钱匕，米饮调下，食前，日三。

治产后血痢不止，**牛角䚡散方**

黄牛角䚡二两半。烧灰　橡实一两。炒③　侧柏叶半④两。剉，焙

上三味，捣罗为散。每服二钱匕，米饮调下，空心食前服。

治产后肠胃气虚，泄痢水谷，**燥湿丸方**

黄连去须。三分　乌梅肉熬。二分半⑤　酸石榴皮　当归剉，焙　赤石脂各半⑥两　干姜炮。一分半

上六味，捣罗为末，炼蜜丸如梧桐子大。空腹米饮下二十丸，加至三十丸。

治产后下痢赤白，**当归汤方**

当归切，焙　酸石榴皮炒　地榆各三两　大豆黄炒。五合　糯米炒。二合　甘草炙，剉。半两

上六味，粗捣筛。每服三钱匕，水一盏，入薤白二寸，切，同煎至八分，去滓，空心食前温服。

治产后下痢赤白久不差，**甘草散方**

甘草半生半炙　黄连去须，炒。各二两

上二味，捣罗为散。每服二钱匕，温浆水调，食前服。

治产后痢不止⑦，**木香散方**

木香三⑧分　诃黎勒皮酥炒令黄。一两半

---

① 血：乾隆本、日本抄本、文瑞楼本同，明抄本作"酒"。
② 地榆：乾隆本、日本抄本、文瑞楼本同，明抄本列最后，后有"一两"。
③ 橡实一两炒：乾隆本、日本抄本、文瑞楼本同，明抄本作"川练子二两"。
④ 半：乾隆本、日本抄本、文瑞楼本同，明抄本作"一"。
⑤ 二分半：乾隆本、日本抄本、文瑞楼本同，明抄本作"三分"。
⑥ 半：乾隆本、日本抄本、文瑞楼本同，明抄本作"一"。
⑦ 治产后痢不止：乾隆本、日本抄本、文瑞楼本同，明抄本作"治产后下白痢，日久不止，腹痛"。
⑧ 三：乾隆本、日本抄本、文瑞楼本同，明抄本此前有"不见火"。

上二味，捣罗为散，研匀。每服二钱匕，米饮调下。

治产后冷痢疾①，**桂姜散方**

桂去粗皮，以姜汁半合涂，炙令姜汁尽　阿胶炙令燥　当归切，焙。各半②两

上三味，捣罗为细散。空心以陈米饮调下二钱匕，日再服。

治产后痢疾，**春蕨散方**

上取新生蕨菜，不限多少，阴干为细散。每日空心，陈米饮调下三钱匕。

治产后冷痢疾③，**乳姜散方**

上以干姜二两炮，捣罗为细末，以人乳汁和作饼，以慢火炙令黄熟，研为细散。每服空心，陈米饮调下三钱匕。

治产后下痢久不止，**芸薹食方**

芸薹不拘多少。净洗

上一味烂煮，饱食佳。

治产后血痢不止，**樗皮丸方**

臭樗根皮剉，炒

上一味，捣罗为末，水和丸如枣核大，以面裹捏作小馄饨二七枚，煮熟空腹吞之，日再。

治产后冷痢不止④，**黄连散方**

黄连去须，炒⑤　干姜炮　诃黎勒面裹煨，去核　地榆炙，剉。各一两　甘草炙，剉。半两　乌梅肉炒。三分

上六味，捣罗为散。每服二钱匕，陈米饮调下，食前服。

治产后气痢不止，腹痛，**木香散方**

木香三分⑥　诃黎勒半生半煨，并去核。一两一分⑦　当归

---

① 疾：乾隆本、日本抄本、文瑞楼本同，明抄本作"不止"。
② 半：明抄本、乾隆本、文瑞楼本同，日本抄本作"一"。
③ 疾：乾隆本、日本抄本、文瑞楼本同，明抄本作"腹痛"。
④ 不止：乾隆本、日本抄本、文瑞楼本同，明抄本作"日久不止，腹痛"。
⑤ 炒：乾隆本、日本抄本、文瑞楼本同，明抄本作"酒炒"。
⑥ 分：明抄本、乾隆本、文瑞楼本同，日本抄本作"两"。
⑦ 一两一分：乾隆本、日本抄本、文瑞楼本同，明抄本作"一两"。

切　白术　肉豆蔻①去壳。各半两

上五味，捣罗为散。每服二钱匕，陈米饮调下。

治产后水泻不止，**厚朴汤**方

厚朴去粗皮，生姜汁炙　白茯苓去黑皮　黄连去须。各半两　当归剉，焙。一分　枳壳去瓤，麸炒。一分半

上五味，剉如麻豆大。每服三钱匕，水一盏，煎至七分，去滓，空腹温服。

治产后下痢赤白兼下血，**赤石脂汤**方

赤石脂　黄连去须　地榆各三分　甘草炙。一分半②　厚朴去粗皮，生姜汁炙，剉。二分半　干姜炮裂。一分半　当归切，焙。半两③

上七味，粗捣筛。每服三钱匕，水一盏，入薤白三寸，切，同煎七分，去滓，食前温服。

治产后下痢赤白久不止，身面虚肿④，**大豆饮**方

大豆炒。一分⑤　小麦半⑥升　蒲黄半⑦两　吴茱萸炒。一两⑧

上四味，粗捣筛。每服五钱匕，水一盏半，煎至八分，去滓温服。

治产后心腹胀满，饮食不消，时作水痢，**白术汤**方

白术　厚朴去粗皮，生姜汁炙　草⑨豆蔻去皮　枳壳去瓤，麸炒。各三分　白茯苓去黑皮　木香　人参各半两

上七味，细剉如麻豆。每服五钱匕，水一盏半，入生姜三片，同煎至八分，去滓温服，日二。

治产后冷痢，脐下痛，羸瘦不能食，**白术散**方

---

① 肉豆蔻：乾隆本、日本抄本、文瑞楼本同，明抄本此后有"煨"。
② 一分半：乾隆本、日本抄本、文瑞楼本同，明抄本作"五钱"。
③ 半两：乾隆本、日本抄本、文瑞楼本同，明抄本作"分半"。
④ 肿：乾隆本、日本抄本、文瑞楼本同，明抄本此后有"困乏"。
⑤ 分：乾隆本、日本抄本同，明抄本、文瑞楼本作"升"。
⑥ 半：乾隆本、日本抄本、文瑞楼本同，明抄本此前有"炒"。
⑦ 半：乾隆本、日本抄本、文瑞楼本同，明抄本此前有"微炒"。
⑧ 炒一两：乾隆本、日本抄本、文瑞楼本同，明抄本作"洗，炒。五钱"。
⑨ 草：乾隆本、日本抄本、文瑞楼本同，明抄本作"肉"。

白术　芍药炒。各三^①分　木香半生半炒　缩砂仁　黄连去须，炒。各半两　陈曲炒。一两半^②　厚朴去粗皮，生姜汁炙。一两

上七味，捣罗为散。每服三钱匕，煎干姜米饮调下。

治产后赤白痢，脐下疗痛^③，**当归饮方**

当归切，焙　赤芍药　艾叶炒　地榆　白龙骨　黄耆剉。各一两　厚朴去粗皮，生姜汁炙　黄芩去黑心　干姜炮　甘草炙。各三分

上一十味，粗捣筛。每服三钱匕，水一盏，煎至七分，去滓，不拘时温服。

治产后赤白痢，**黄连丸方**

黄连去须，炒。一两　阿胶炙燥^④　当归切，焙　干姜炮。各三分　赤茯苓去黑皮。半两　甘草炙，剉。一分^⑤

上六味，捣罗为末，炼蜜和丸如梧桐子大。每服二十丸，空心米饮下。

治产后冷痢，脐下痛，不能食，**白豆蔻散方**

白豆蔻　白术　甘草炙，剉　肉豆蔻仁　芍药　白茯苓去黑皮。各三分^⑥　桂去粗皮　陈橘皮去白，焙。各半两　枳壳去瓤，麸炒。一分

上九味，捣罗为散。每服二钱匕，空腹米饮调下。

治产后血痢不止，脐腹疗痛，**地榆汤方**

地榆　芍药各三分　木香　当归切，焙　甘草炙，剉　阿胶炙燥。各半两　干姜炮裂。一分^⑦

上七味，粗捣筛。每服五钱匕，水一盏半，煎至八分，去滓温服。

---

① 三：明抄本、乾隆本、文瑞楼本同，日本抄本作"二"。
② 一两半：乾隆本、日本抄本、文瑞楼本同，明抄本作"五钱"。
③ 痛：乾隆本、日本抄本、文瑞楼本同，明抄本此后有"不能食"。
④ 炙燥：乾隆本、日本抄本、文瑞楼本同，明抄本作"粉炒"。
⑤ 分：乾隆本、日本抄本、文瑞楼本同，明抄本作"两"。
⑥ 三分：乾隆本、日本抄本、文瑞楼本同，明抄本作"五钱"。
⑦ 分：明抄本、乾隆本、文瑞楼本同，日本抄本作"两"。

治产后赤白痢，**芍药丸方**

芍药炒　艾叶各一两　地榆炒　当归切，焙　白术各三分　龙骨碎　干姜炮。各半两

上七味，粗捣筛。每服五钱匕，水一盏半，煎至八分，去滓温服。

治产后痢疾[1]，**紫桂丸方**

桂去粗皮　甘遂　丁香　芫花醋炒焦　木香　巴豆去心皮，勿[2]去油　硇砂各等分[3]

上七味，捣罗为细末，醋面糊为丸小绿豆大。每服二丸至三丸，温水下，加减更量虚实。此丸取积最胜，不以久近，皆能化逐，产后逐积滞尤妙。

产后肿满

论曰：产后气血俱虚，寒湿[4]客搏，致脾胃怯弱，不能播散诸气，使水血不分，流溢肌肤，故为肿满。利其小水，则病可愈。

治产后通身肿满，气喘烦闷，**防己汤方**

防己　枳壳去瓤，麸炒　桑根白皮剉　芎䓖　荬蕵　当归切，焙。各一两　葶苈隔纸炒。一分[5]　木香半两

上八味，粗捣筛。每服三钱匕，水一盏，枣二枚，擘破，煎至七分，去滓温服。以疏利肿消为度。

治产后肿满，因宿有抑郁，滞气留结不散，变为浮肿，烦闷咳逆[6]，恶血不行，**大腹皮汤方**

大腹皮　赤茯苓去黑皮　当归切，焙　紫苏茎叶　青橘皮汤

---

① 治产后痢疾：乾隆本、日本抄本、文瑞楼本同，明抄本作"治产后下痢，赤白日久不止，腹痛"。

② 勿：文瑞楼本同，明抄本无，乾隆本作"厌"，日本抄本作"热"。

③ 等分：乾隆本、日本抄本、文瑞楼本同，明抄本作"一两"。

④ 湿：乾隆本、日本抄本、文瑞楼本同，明抄本作"气"。

⑤ 分：明抄本、乾隆本、文瑞楼本同，日本抄本作"合"。

⑥ 滞气留结……烦闷咳逆：此14字乾隆本、文瑞楼本同，明抄本作"滞气留结不散，心腹满闷，变为浮肿，烦渴咳逆"，日本抄本作"滞气留结不散，变为浮肿，烦闷逆"。

浸，去白，炒　甘草炙，剉　木通剉。各一两①　桑根白皮剉　木香　槟榔剉　大黄剉，炒。各半②两

上一十一味，粗捣筛。每服三钱匕，水一盏，煎至七分，去滓温服，日三。

治产后浮肿烦闷，**羌活汤**方

羌活去芦头　青橘皮去白，麸炒。各半两　枳壳去瓤，麸炒　芎䓖　生干地黄焙　白术剉　桑根白皮各一两　木香　牵牛子略炒　诃黎勒皮微炒　赤茯苓去黑皮。各半两

上一十一味，粗捣筛。每服三钱匕，水一盏，煎至七分，去滓温服，不拘时候。

治产后肿满喘咳，**防己枳壳汤**方

防己一两　枳壳去瓤，麸炒。二③两　桑根白皮剉　当归切，焙。各一两　木香半两　紫苏茎剉　槟榔剉。各一两④

上七味，粗捣筛。每服五钱匕，水一盏半，煎至一盏，去滓温服，不拘时。

治产后肿满，喘急咳嗽，**贝母汤**方

贝母去心　桑根白皮剉　紫菀　赤茯苓去黑皮　五味子各一两　杏仁去皮尖、双仁，别⑤研　人参各一两半　葶苈隔纸炒。半两

上八味，粗捣筛。每服三钱匕，水一盏，煎至七分，去滓温服，不拘时。

治产后遍身肿满，**牵牛子丸**方

牵牛子半生半熟　枳壳去瓤，麸炒。各一两　当归切，焙　生干地黄焙　芎䓖　桑根白皮剉　木香炮　防己　诃黎勒炮，去核。各半⑥两

---

① 各一两：乾隆本、日本抄本、文瑞楼本同，明抄本无。
② 半：乾隆本、日本抄本、文瑞楼本同，明抄本作"一"。
③ 二：乾隆本、文瑞楼本同，明抄本作"一"，日本抄本作"三"。
④ 一两：乾隆本、日本抄本、文瑞楼本同，明抄本作"五钱"。
⑤ 别：乾隆本、日本抄本、文瑞楼本同，明抄本作"炒"。
⑥ 半：乾隆本、日本抄本、文瑞楼本同，明抄本作"一"。

上九味，捣罗为末，炼蜜丸如梧桐子大。每服二十丸，煎桑根白皮汤下，不拘时。

治产后肿满，心烦气闷，肠胃不利[1]，**羚羊角汤**方

羚羊角屑　延胡索　枳壳去瓤，麸炒　芍药　刘寄奴　槟榔剉　桑根白皮剉。等分[2]

上七味，粗捣筛。每服三钱匕，水一盏，煎至七分，去滓温服，不拘时。

治产后肿满，烦闷喘咳，**枳壳丸**方[3]

枳壳去瓤，麸炒　防己各二两[4]　诃黎勒皮半两　大黄炒。一两　当归切，焙。二两　郁李仁去皮，别[5]研。半两　桑根白皮剉。一两

上七味，除研外，捣罗为末，拌匀，炼蜜丸如梧桐子大。每服二十丸，生姜紫苏汤下，不拘时。

治产后通身暴肿，烦闷不食，**商陆汤**方

商陆根剉。二两　防风去叉。一两　甘草炙。半两　附子炮裂，去皮脐。一枚　赤小豆二合　麻子仁三合[6]

上六味，咬咀如麻豆。每服五钱匕，水一盏半，煎取一盏，去滓温服，不拘时。

治产后遍身头面浮肿，**干地黄汤**方

生干地黄焙　白术　芍药[7]　赤茯苓去黑皮。各一两[8]　桑根白皮剉。二两　甘草剉。半两　赤小豆五合　黄耆剉　商陆根剉。各

①　利：乾隆本、日本抄本、文瑞楼本同，明抄本作"疼痛"。

②　等分：乾隆本、日本抄本、文瑞楼本同，明抄本作"一两"。

③　烦闷喘咳枳壳丸方：乾隆本、文瑞楼本同，明抄本作"烦闷喘咳，不下食，枳壳丸方"，日本抄本作"小便不利，诃梨勒丸方"。

④　防己各二两：乾隆本、文瑞楼本同，明抄本作"防己各一两"，日本抄本作"防风各二两"。

⑤　别：乾隆本、文瑞楼本同，明抄本作"炒"，日本抄本作"剉"。

⑥　三合：明抄本、乾隆本、文瑞楼本同，日本抄本作"一分"。

⑦　芍药：乾隆本、日本抄本、文瑞楼本同，明抄本此后有"一两"。

⑧　各一两：乾隆本、日本抄本、文瑞楼本同，明抄本作"二两"。

二两^①

上九味，并生用，粗捣筛。每服五钱匕，水一盏半，煎至一盏，去滓温服，不拘时。

治产后头面四肢肿满，气喘咳嗽^②，**贝母丸方**

贝母去心　赤茯苓去黑皮。各二两　紫菀　桑根白皮剉　五味子　杏仁去皮尖、双仁，炒，别研膏　人参各一两　大枣一十枚。煮熟，去皮核，别研膏

上八味，除研二味外，捣罗为末，以杏仁枣膏拌，如干更入炼蜜少许，丸如梧桐子大。每服二十丸至三十丸，浓煎商陆根汤下，不拘时。

治产后头面浮肿，两胁痛^③，**枳壳丸方**

枳壳去瓤，麸炒。一两一分^④　诃黎勒煨，去核。二两　当归切，焙　大黄剉，炒^⑤　防己　芍药微炒。各三分　郁李仁酒浸，去皮。一两　木香^⑥　芎䓖　甘草炙，剉。各半两　牵牛子一两。炒，捣，取半两用

上一十一味，捣罗为末，炼蜜和丸梧桐子大。每服二十丸，煎桑白皮枣汤下，加至三十丸。

治产后肿满不能食，**防己汤方**

防己二两　防风去叉　芎䓖　附子炮裂，去皮脐　甘草炙，剉　当归切，焙　陈橘皮去白，焙。各一两　赤小豆拣。二合

上八味，㕮咀如麻豆。每服三钱匕，水一盏，入生姜三片，同煎至六分，去滓，食前温服。

治产后血风，通身浮肿，**柘黄汤方**

柘黄　枳壳去瓤，麸炒　白术　地丁各一两半　黄耆剉　人

① 二两：明抄本、乾隆本、文瑞楼本同，日本抄本作"半两"。
② 嗽：乾隆本、日本抄本、文瑞楼本同，明抄本此后有"烦闷胁痛"。
③ 头面浮肿两胁痛：乾隆本、日本抄本、文瑞楼本同，明抄本作"头面气虚浮肿，两胁胀痛"。
④ 一两一分：乾隆本、日本抄本、文瑞楼本同，明抄本作"一两"。
⑤ 炒：乾隆本、日本抄本、文瑞楼本同，明抄本作"酒炒"。
⑥ 木香：乾隆本、日本抄本、文瑞楼本同，明抄本列"当归"前。

参 款冬花 桔梗炒。各二两

上八味，粗捣筛。每服三钱匕，水一盏，煎至六分，去滓温服，不拘时。

产后小便不通

论曰：产后气血俱①弱，津液虚少，将温过度，热入膀胱，气脉内燥，壅塞不通，始则淋涩，甚则不通，令人少腹绕脐胀痛，气满于内，亦令胞转，治法使气得通则愈②。

治产后小便不通③，**泽泻散方**

泽泻剉。二两 井泉石半两。研 车前子洗，焙干 赤茯苓去黑皮，剉 当归切，炒。各一两半 葶苈子纸上炒 甘遂生。各半两

上七味，捣罗为散。每服一钱匕，蜜汤温调下，食前，日再服。

治产后小便不通，烦闷，**滑石汤方**

滑石 当归切，焙 木通剉。各一两 冬葵子炒 黄芩去黑心 麦门冬去心，焙。各三分④

上六味，粗捣筛。每服三钱匕，水一盏，煎七分，去滓温服，空心食前服。

治产后小便不通⑤，**木通汤方**

木通细剉 黄芩去黑心 石韦去毛。各一两 榆白皮细切 冬葵子炒。各二两 甘草炙。三分⑥ 白术一两半。剉

上七味，粗捣筛。每服三钱匕，水一盏，煎至七分，去滓温服，食前，日二。

---

① 俱：乾隆本、日本抄本、文瑞楼本同，明抄本作"虚"。
② 治法使气得通则愈：乾隆本、日本抄本、文瑞楼本同，明抄本作"治宜流通其气，脉疾斯愈矣"。
③ 通：乾隆本、日本抄本、文瑞楼本同，明抄本此后有"小腹绕脐胀痛"。
④ 三分：乾隆本、日本抄本、文瑞楼本同，明抄本作"五钱"。
⑤ 通：乾隆本、日本抄本、文瑞楼本同，明抄本此后有"烦闷"。
⑥ 三分：乾隆本、日本抄本、文瑞楼本同，明抄本作"两半"。

治产后小便不通①，**葵根汤**方

葵根二两②。洗，剉　乱发灰半两　大黄　桂去粗皮　滑石　木通剉　当归剉，炒。各一两

上七味，粗捣筛。每服三钱匕，水一盏，煎七分，去滓温服，食前，日再。

治产后小便不通③，**发灰汤**方

乱发烧灰　车前子　大黄剉，炒④　桂去粗皮　当归切，焙　滑石各一两　冬瓜子⑤五合　木通剉。一两半

上八味，粗捣筛。每服三钱匕，水一盏，煎七分，去滓温服，日二夜一。

治产后小便不通⑥，**黄芩汤**方

黄芩去黑心　瞿麦取穗　当归切，焙　冬葵子炒　木通剉。各一两

上五味，粗捣筛。每服三钱匕，水一盏，煎七分，去滓温服，日三。

治产后小便不通，**车前子汤**方

车前子洗，焙　瞿麦取穗　当归切，焙。各一两　黄芩去黑心，洗　郁金各半两。剉

上五味，粗捣筛。每服三钱匕，水一盏，煎七分，去滓温服，不拘时，日二。

治产后小便不通，**葵子汤**方

葵子炒　石膏生，碎　滑石各一两　贝齿四枚　阿胶炒令燥。半两

上五味，粗捣筛。每服三钱匕，水一盏，煎至七分，去滓温

---

① 通：乾隆本、日本抄本、文瑞楼本同，明抄本此后有"烦闷"。
② 葵根二两：乾隆本、日本抄本、文瑞楼本同，明抄本作"冬葵根白皮一两"。
③ 通：乾隆本、日本抄本、文瑞楼本同，明抄本此后有"烦闷"。
④ 炒：乾隆本、日本抄本、文瑞楼本同，明抄本作"酒炒"。
⑤ 冬瓜子：乾隆本、日本抄本、文瑞楼本同，明抄本作"冬葵子炒"。
⑥ 通：乾隆本、日本抄本、文瑞楼本同，明抄本此后有"小腹胀疼"。

服，日三。

治产后小便秘涩，小腹疼痛①，**当归汤**方

当归切，焙。一两② 白芷剉，微炒 紫葛 芎䓖各半两 白茅根 胡荽各三分

上六味，细剉。每服五钱匕，水一盏半，入葱白五寸，同煎至八分，去滓温服，食后夜卧。

治产后小便秘涩，小腹疼痛③，**榆白皮散**方

榆白皮剉 木通剉，炒 黄芩去黑心 葵子炒。各半两 芎䓖 芍药炒 滑石捣研 蒲黄④各三分

上八味，捣研为散。每服二钱匕，浓煎木通汤调下。

产后大便不通

论曰：大肠者，传道之官，变化出焉。产后津液减耗，胃中枯燥，润养不足，糟粕壅滞，故大便难而或致不通。凡新产之人，喜病此者，由去血多、内亡津液故也。

治产⑤后大便秘涩不通，脐腹坚痛，**十圣丸**方

槟榔剉 木香 芎䓖 羌活去芦头 桂去粗皮。各一两 大黄剉，蒸 郁李仁去皮尖，别研如膏 当归切，焙 熟干地黄焙 人参各二两

上一十味，除郁李仁外，捣罗为末，入郁李仁和匀，炼蜜为丸梧桐子大。每服二十丸，米饮下，不拘时，以利为度。

治产后大便不通，**三脘**⑥**汤**方

大腹皮剉 紫苏茎叶 羌活去芦头 甘草炙 木瓜切，焙 芎

---

① 治产后……疼痛：此11字乾隆本、日本抄本、文瑞楼本同，明抄本作"治产后小便秘涩不通，小腹绕脐胀痛"。

② 一两：乾隆本、日本抄本、文瑞楼本同，明抄本作"五钱"。

③ 治产后……疼痛：此11字乾隆本、日本抄本、文瑞楼本同，明抄本作"治产后小便不通，小腹胀痛"。

④ 蒲黄：乾隆本、日本抄本、文瑞楼本同，明抄本此后有"微炒"。

⑤ 产：乾隆本、日本抄本、文瑞楼本同，明抄本作"新产"。

⑥ 三脘：明抄本、乾隆本、文瑞楼本同，日本抄本作"大腹"。

劳　陈橘皮去白，切，炒　槟榔剉　沉香　白术　木香各一两①

上一十一味，粗捣筛。每服二钱匕，水一盏，煎七分，去滓温服，不拘时。

治产后大便秘涩不通，**诃黎勒丸方**

诃黎勒煨，去核　大黄剉，炒②　当归切，焙　熟干地黄焙　大麻仁别研如膏　人参各一两半③

上六味，捣罗五味为末，与大麻仁同研令匀，炼蜜和丸如梧桐子大。每服三十丸，米饮下，不拘时服。

治产后④大肠虚结，秘涩不通，**厚朴丸方**

厚朴去粗皮，生姜汁炙透　人参　陈橘皮去白，焙　大黄剉　郁李仁去皮，别研如膏。各一两　当归切，焙。一两半

上六味，捣罗五味为末，入郁李仁膏同研令匀，炼蜜和丸如梧桐子大。每服三十丸，温水下，不拘时。

治产后大便不通，**人参丸方**

人参　槟榔剉。各一两半　当归切，焙。一两　厚朴去粗皮，生姜汁炙透。三分　郁李仁去双仁、皮尖，研如膏。半两

上五味，捣罗四味为末，入郁李仁膏，同研令匀，炼蜜和丸如梧桐子大。每服二十丸，温水下，加至三十丸，不拘时。

治产后大便秘涩不通，**大黄丸方**

大黄剉，炒⑤　赤芍药　当归切，焙　厚朴去粗皮，生姜汁炙透。各一两　枳实去瓤，麸炒　大麻仁别研如膏　生干地黄焙。各三分

上七味，捣罗六味为末，与麻仁膏同研令匀，炼蜜和丸如梧桐子大。每服二十丸，米饮下，不拘时服。

治产后大便秘涩不通，**调胃散方**

---

① 两：乾隆本、日本抄本、文瑞楼本同，明抄本此后有"全用"。
② 炒：乾隆本、日本抄本、文瑞楼本同，明抄本作"酒炒"。
③ 一两半：乾隆本、日本抄本、文瑞楼本同，明抄本作"一两"。
④ 产后：乾隆本、日本抄本、文瑞楼本同，明抄本此后有"血下过多"。
⑤ 炒：乾隆本、日本抄本、文瑞楼本同，明抄本作"酒炒"。

大黄剉，炒① 当归切，焙 麦门冬去心，焙 桃仁去双仁、皮尖，麸炒 生干地黄焙 菖蒲剉 鳖甲醋炙，去裙襕 柴胡去苗。各一两 厚朴去粗皮，生姜汁炙透 秦艽去苗、土 黄连去须。各三分 桂去粗皮。半两 吴茱萸汤洗去涎，焙干，炒。半两

上一十三味，捣罗为散。每服二钱匕，温水调下，空心食前服。

治产后风热，大便秘涩，**大黄丸方**

大黄剉，炒② 大麻仁研如膏 当归切，焙。各三两 生干地黄焙。四两

上四味，捣罗三味为末，与麻仁膏研令匀，炼蜜和丸如梧桐子大。每服二十丸，米饮下，以利为度。

治产后肠胃燥热，大便秘涩③，**郁李仁饮方**

郁李仁去双仁、皮尖，研如膏 朴消研。各一两 当归切，焙 生干地黄焙。各二两

上四味，将二味粗捣筛，与别研者二味和匀。每服三钱匕，水一盏，煎至七分，去滓温服，未通更服。

治产后大便秘涩，**升麻汤方**

升麻 大黄剉。各一两 当归切，焙。二④两 生干地黄焙。三⑤两 前胡去芦头。二两半⑥ 山栀子仁微炒。二⑦两

上六味，粗捣筛。每服五钱匕，水一盏半，煎至八分，去滓，食前温服。

治产后热燥，大便秘涩，**升麻汤方**

升麻 枳实⑧去瓤，麸炒 黄芩去黑心。各三分 大黄剉 栀

① 炒：乾隆本、日本抄本、文瑞楼本同，明抄本作"酒炒"。
② 炒：乾隆本、日本抄本、文瑞楼本同，明抄本作"酒炒"。
③ 治产后……秘涩：此11字乾隆本、日本抄本、文瑞楼本同，明抄本作"治产后下血过多，肠胃燥热，大便秘涩不通"。
④ 二：乾隆本、日本抄本、文瑞楼本同，明抄本作"一"。
⑤ 三：明抄本、乾隆本、文瑞楼本同，日本抄本作"二"。
⑥ 二两半：乾隆本、日本抄本、文瑞楼本同，明抄本作"三两"。
⑦ 二：乾隆本、日本抄本、文瑞楼本同，明抄本作"一"。
⑧ 枳实：乾隆本、日本抄本、文瑞楼本同，明抄本作"枳壳"。

子仁　杏仁去双仁、皮尖，麸炒　当归切，焙　人参　甘草炙　生干地黄焙。各一两

上一十味，粗捣筛。每服二钱匕，水一盏，煎至七分，去滓，食前服。

治产后大便不通，**皂荚内药方**

猪牙皂荚生　杏仁汤退去皮尖，生　蛇蜕皮微炙　干姜炮。各一分　蜜半两[①]

上五味，先捣前四味，细罗为末，于铫子内熬蜜三两，沸后下药末，不住手搅，候可丸，即丸如枣核大。每一丸，用绵子裹药，以麻油润药上，内下部中，仰卧便通，未通再内。

治产后[②]热毒气结燥，大便不通壅滞，气闷疼痛，腰重[③]胁胀，**大腹皮汤方**

大腹皮五枚。细剉　枳壳去瓤，麸炒　赤芍药剉。各一两　秦艽去苗、土　羌活去芦头。各半两　天门冬去心，焙干。三分　生干地黄焙。一两　甘草炙。三分　郁李仁去皮[④]。半两。炒

上九味，粗捣筛。每服三钱匕，水一盏，煎至七分，去滓温服。得利为度。

治产后大肠结燥秘涩，气壅胀闷欲死，宜**蜜煎导方**

蜜半碗[⑤]

上一味，铫内微火煎之，搅令稠如饧，取出搓如手指大小，约长二寸，内下部中，须臾即通。未通，再内不妨。

治产后大便不通，大肠结燥，腹中壅胀，**内药方**

皂荚不蚛者，一梃。去皮子，酥炙，捣为末　盐豉半合。研细　白蜜一合

上三味，先熬蜜令消，次下盐豉、皂荚末，慢火煎，不住手

---

① 蜜半两：乾隆本、文瑞楼本同，明抄本作"白蜜半两"，日本抄本无。
② 产后：乾隆本、文瑞楼本同，明抄本、日本抄本此后有"下血过多"。
③ 重：明抄本、乾隆本、日本抄本、文瑞楼本同，日本抄本旁注作"痛"。
④ 去皮：乾隆本、文瑞楼本同，明抄本无，日本抄本作"去双仁、皮尖"。
⑤ 蜜半碗：乾隆本、日本抄本、文瑞楼本同，明抄本作"白蜜半斤"。

搅，候如饧即止，丸如枣核大。内一丸入下部中，未通可内三五丸不妨，药在内自化。如得通利，即随出。

治产后下部闭塞，大便秘结不通，以**乌梅导方**

乌梅十四枚

上一味，温汤浸取肉，捣丸如小槟榔大。每用一枚，内下部中，立通。

治产后大肠热燥，糟粕结硬，药势不入，大便不通，宜以**皂荚导方**

皂荚肥不蚛者。去皮子。一梃①

上一味，捣罗为末，炼蜜和丸如枣大。取一丸内下部中，须臾即通。

治产后大便不通七八日以上者，**温中丸方**

硫黄用柳木细研，飞过，生用

上一味，用水浸炊饼和丸如梧桐子大。每服二十丸，或三十丸，用木香少许，煎汤吞下即效。

治大便不通，不问老幼，皆可吃②，**中和散方**

附子③一两。一半生，一半炒　大黄一两。一半生，一半炒

上二味，同碾为散。每服二钱匕，温米饮调下，临卧服。

---

① 一梃：乾隆本、文瑞楼本同，明抄本无，日本抄本作"枚"。

② 治大便不通……皆可吃：此12字乾隆本、日本抄本、文瑞楼本同，日本抄本旁注"一作治产后大便及老少皆可服"，明抄本作"治产后大便及老少皆可服"。

③ 附子：乾隆本、日本抄本、文瑞楼本同，明抄本此后有"去皮脐"。

卷第一百六十六

产后门

产后大小便不通　产后乳汁不下　产后妒乳　产后乳结核
产后乳结痈

产后门

产后大小便不通

论曰:《内经》谓大肠与膀胱受五脏浊气,名曰传化之府,此不能久留,输泻者也。妇人大小肠本挟热者,既产之后,血气暴竭,津液内涸,燥热相搏,大小肠秘涩,不能传导,故大小便俱不通也。

治产后大小便不通,**茯苓丸方**

赤茯苓去黑皮　赤芍药　当归①切,焙　人参　枳壳去瓤,麸炒　白术剉,炒　大麻仁别研如膏。各半两　大黄剉,炒。三两

上八味,捣罗七味为末,与麻仁研匀,炼蜜和丸如梧桐子大。每服二十②丸,煎茅根汤下,以利为度。

治产后风气③壅结,大小便不通,**赤芍药丸方**

赤芍药一两一分　桂去粗皮。一两　瞿麦取穗。三分　大黄剉,炒。一两半　槟榔剉　当归切,炒④　羌活去芦头。各二⑤两

上七味,捣罗为末,炼蜜和丸如梧桐子大。每服二十⑥丸,

---

① 当归:乾隆本、日本抄本、文瑞楼本同,明抄本此药在药物组成的最后,剂量为"一两"。

② 二十:乾隆本、日本抄本、文瑞楼本同,明抄本作"三十"。

③ 风气:文瑞楼本同,明抄本、乾隆本、日本抄本作"血气"。

④ 炒:日本抄本、文瑞楼本同,明抄本无,乾隆本作"焙"。

⑤ 二:明抄本、乾隆本、文瑞楼本同,日本抄本作"三"。

⑥ 二十:乾隆本、日本抄本、文瑞楼本同,明抄本作"三四"。

米①饮下，以利为度。

治产后因肿满，小腹急胀，大小便不通，**木香丸**方

木香一两。炮　牵牛子二两。微炒，别捣罗为末入　防己　陈橘皮去白，炒。各一两半　槟榔剉　诃黎勒炮，去核　羚羊角镑。各一两

上七味，捣罗为末，炼蜜和杵令熟，丸如梧桐子大。每服二十②丸，煎生姜橘皮汤下，以利为度。

治产后大小便不通，**榆白皮汤**方

榆白皮剉碎。四两　桂去粗皮　当归切，炒　甘草炙，剉　滑石各一两

上五味，粗捣筛。每服三钱匕，水一盏，煎至七分，去滓，食前温服，以利为度。

治产后大小便不通，**葱胶汤**方

葱白一握　牛胶③一片。广二寸，长四寸

上二味，剉碎。以水三升，和煮消尽，去滓顿服。

治产后冷热不调，大小便不通，**木香煮散**方

木香炮，为末　青黛研。各一两

上二味，再研令匀。每服二钱匕，水半盏，麻油少许，同煎十余沸，和滓温服之，少顷即通；未通，再服。

治产后脏腑壅滞，肠胃燥涩，大小便秘，**三脘④散**方

大腹皮炙，剉　紫苏茎叶　沉香　木瓜切，焙　羌活去芦头。各一两　白术　芎䓖　木香　甘草炙，剉　陈橘皮去白，焙　槟榔面裹煨熟，去面。各三分

上一十一味，捣为粗散。每服三钱匕，水一盏，煎至六分，去滓温服，不拘时。

---

① 米：乾隆本、日本抄本、文瑞楼本同，明抄本作"陈米"。

② 二十：乾隆本、日本抄本、文瑞楼本同，明抄本作"三十"。

③ 牛胶：乾隆本、日本抄本、文瑞楼本同，明抄本作"黄明胶"。黄明胶即牛胶。

④ 三脘：乾隆本、日本抄本、文瑞楼本同，明抄本作"大腹皮"。

治产后大小便不通，腹胀气急，**芍药汤方**

赤芍药　芒消别研　杏仁去皮尖、双仁，麸炒。各一两　大麻仁三分。研如膏　大黄剉，炒　当归切，炒。各二两

上六味，将四味粗捣筛，入大麻仁，同研令匀。每服三钱匕，水一盏半，煎至八分，去滓，下芒消末半钱匕，温服，以利为度。

治产后大小便不通，脐下妨闷兼痛，**石韦汤方**

石韦去毛　赤芍药各一两　当归二两。剉，炒　赤茯苓去黑皮　瞿麦取穗。各一两半①　冬葵子二分②。炒　大黄③半两。生，剉

上七味，粗捣筛。每服三钱匕，水一盏，煎至七分，去滓温服，以利为度。

治产后关格闭塞，大小便不通，**大黄丸方**

大黄二两。剉，炒　芒消一两。别研　黄芩去黑心　赤芍药　杏仁去双仁、皮尖，麸炒　赤茯苓去黑皮　生干地黄焙。各一两半

上七味，捣罗为末，炼蜜和杵，丸如梧桐子大。每服二十④丸，食前煎粟米饮下，以利为度。

治产后大小便不通六七日，腹中有燥屎，寒热烦闷，气短汗出，腹满，**濡脏汤方**

生葛根五⑤两。切。无生者，用干葛二两　大黄半两。剉，炒

上二味，粗捣筛。每服三钱匕，水一盏，煎至七分，去滓温服，以利为度。

治产后内热，大小便不通，**柴胡汤方**

柴胡去苗　黄芩去黑心　陈橘皮汤浸，去白，切，炒⑥　泽泻　羚羊角镑。各三分　栀子仁　赤茯苓去黑皮。各一两　石膏椎

---

①　一两半：明抄本、日本抄本、文瑞楼本同，乾隆本作“一两”。

②　分：文瑞楼本同，明抄本、乾隆本、日本抄本作“合”。

③　大黄：乾隆本、日本抄本、文瑞楼本同，明抄本无剂量“半两”，而排在“赤茯苓　瞿麦一两”之前。

④　二十：乾隆本、日本抄本、文瑞楼本同，明抄本作“三十”。

⑤　五：乾隆本、日本抄本、文瑞楼本同，明抄本作“二”。

⑥　炒：日本抄本、文瑞楼本同，明抄本、乾隆本作“焙”。

碎　芒消别研。各一两半

上九味，粗捣筛八味。每服三钱匕，水一盏半，煎至八分，去滓，下芒消末半钱匕[1]，更煎一沸，温服。

治产后大小便不通，**栀子仁汤方**

栀子仁　石膏碎　黄芩圆小者　泽泻　柴胡去苗　赤芍药剉　葳蕤各一两半　车前叶切。半升[2]

上八味，粗捣筛。每服三钱匕，水一盏，煎至七分，去滓，食前温服，以利为度。

治产后胸膈噎塞，心下痞坚，行滞气，消饮食，通大小便，**木香丸方**

木香二两　牵牛子二十四两。炒香，别捣取末一十二两　荜澄茄　补骨脂炒　槟榔酸粟米饭裹，湿纸煨熟，去饭。各四两

上五味，捣四味为末，与牵牛末和匀，渐滴井华水，和丸如绿豆[3]大。每服四十[4]丸，茶汤熟水食后任下。

治产后大小便不通，脐下疼痛，兼腹满急胀，**槟榔散方**

槟榔剉。半两　桂去粗皮　芎䓖　独活去芦头　木香各半两　大黄剉，炒　郁李仁去皮尖、双仁，别研　赤茯苓去黑皮。各一两

上八味，捣罗为散。每服二钱匕，食前温水调下，以利为度。

治产后大小便不通，并服泻药腹胀气喘方

盐半斤。炒令变色

上一味，先以浆水一斗半煎沸，下盐末在汤中搅和，倾盆中，看冷热通手，即入盆中坐，浸腰腹，须臾便通；汤或渐冷，即入新热汤投之。常令稍热，人困即扶起，少顷又浸。

治产后大小便秘涩，**木通饮方**

木通剉，炒　冬葵根剉。各三分　陈橘皮汤浸，去白，焙　黄

---

① 半钱匕：乾隆本、文瑞楼本同，明抄本无，日本抄本作"五钱匕"。
② 升：明抄本、乾隆本、文瑞楼本同，日本抄本作"斤"。
③ 绿豆：乾隆本、日本抄本、文瑞楼本同，明抄本作"梧子"。
④ 四十：乾隆本、日本抄本、文瑞楼本同，明抄本作"二三十"。

芩去黑心　甘草①炙，剉　当归切，焙　蒲黄微炒　瞿麦穗各半两

上八味，粗捣筛。每服五钱匕，水一盏半，煎至八分，去滓温服，日再。

产后乳汁不下

论曰：新产水血俱下，暴伤津液，气脉未顺，所以乳汁不下也。若能调其冲任，治手太阴、少阳②之经不足，则乳脉自然流行。若其经虚，气脉闭而不通，虽强治之，亦无益也。

治产后乳无汁，**石钟乳汤**方

石钟乳细研为粉③　白石脂各一分　木通④　消石一分　桔梗炒。二两

上五味，剉碎如麻豆大。每服三钱匕，水一盏，煎七分，去滓温服，不拘时。

治产后乳不流行，下奶，**如圣散**方

地胆草⑤　栝楼根　莴苣子

上三味，等分，捣罗为散。每服二⑥钱匕，温葱酒调下，日三四服。

治产后乳无汁，**漏芦汤**方

漏芦去芦头　木通各一两　钟乳半两

上三味，捣剉如麻豆大。每服三钱匕，水一盏，黍米半合⑦同煎，候米熟，滤去滓，温服，不拘时。

治产后乳汁不下，**木通汤**方

---

① 甘草：乾隆本、日本抄本、文瑞楼本剂量同，明抄本作"三两"。

② 手太阴少阳：日本抄本、文瑞楼本同，明抄本、乾隆本作"手太阳少阴"，按《诸病源候论》卷四十四"妇人产后病诸候下·产后乳无汁候"中"妇人手太阳、少阴之脉，下为月水，上为乳汁"句，则以"手太阳少阴"义胜。

③ 细研为粉：日本抄本、文瑞楼本同，明抄本、乾隆本作"炼过"。

④ 木通：日本抄本、文瑞楼本剂量同，明抄本、乾隆本作"三分"。

⑤ 地胆草：乾隆本、日本抄本、文瑞楼本同，明抄本此后有"炙"。

⑥ 二：明抄本、乾隆本、文瑞楼本同，日本抄本作"一"。

⑦ 半合：乾隆本、日本抄本、文瑞楼本同，明抄本作"一撮"。

木通　钟乳各一两　漏芦去芦头。二两①　栝楼根②　甘草各一两③

上五味，捣剉如麻豆大。每服三钱匕，水一盏半，黍米一撮同煎，候米熟，去滓温服，不拘时。

治产后乳汁不下，**桔梗汤方**

桔梗一两。炒　漏芦去芦头　钟乳粉各半两　蛴螬三分。炙干

上四味，粗捣筛。每服三钱匕，水一盏，煎六分，去滓温服，不拘时。

治产后乳汁少，或不下，**木通饮方**④

木通剉。一两半　甘草炙，剉　枳壳去瓤，麸炒。各半两　芍药　漏芦去芦头　桑根白皮剉　黄芩去黑心。各一两　淡竹叶一握。切

上八味，粗捣筛。每服三钱匕，水一盏，煎至七分，去滓温服，不拘时。

治产后乳汁少或不下，**猪蹄汤方**

猪蹄四只。以水五升，煮汁三升，澄清　瞿麦去梗⑤　漏芦去芦头　木通剉。各一两

上四味，内三味粗捣筛。每服三⑥钱匕，猪蹄汁一盏，煎七分，去滓温服，不拘时。

治产后乳无汁⑦，**麦门冬散方**

麦门冬去心，焙　钟乳粉　理石研　土瓜根各半两　蛴螬七枚。炙干　干枣七枚。去核，炒

---

① 两：乾隆本、日本抄本、文瑞楼本同，明抄本作"分"。
② 栝楼根：乾隆本、日本抄本、文瑞楼本同，明抄本此药排在"木通　钟乳　甘草"之后，剂量作"一分"，而无钟乳及甘草后的"各一两"，且漏芦排在药物组成的最后。
③ 两：日本抄本、文瑞楼本同，乾隆本作"分"。
④ 饮方：乾隆本、日本抄本、文瑞楼本同，明抄本作"汤"。
⑤ 瞿麦去梗：乾隆本、日本抄本、文瑞楼本同，明抄本作"瞿麦穗"。
⑥ 三：明抄本、乾隆本、文瑞楼本同，日本抄本作"一"。
⑦ 乳无汁：乾隆本、日本抄本、文瑞楼本同，明抄本作"乳汁或少或不下"。

上六味，捣罗为散。每服三①钱匕，浓煎木通汤调下，不拘时服。

治产后因病乳汁少或不下，**猪蹄汤**方

母猪蹄一具。细剉　白油麻②二合。洗，研细　蛴螬七③枚。炙干，为末

上三味，先将猪蹄用水五碗煮令熟，入研了油麻，再煮俱熟，却入蛴螬末，略煮便倾出，细绢滤，澄清，时暖一盏饮之，不拘时。

治乳汁不下，**王瓜**④酒方

上以王瓜，不计多少，用酒煮至烂熟，饮酒嚼王瓜下，其乳脉自通⑤。

治产后乳汁不下或汁少，**鬼箭汤**方

鬼箭羽五两。剉碎⑥

上一味，粗捣筛。每服二钱匕，水一盏，煎七分，去滓温服，不拘时。

治产后乳汁不下，**寄生汤**方

桑寄生三两握。细剉

上一味，粗捣筛。每服三钱匕，水一盏，煎七分，去滓温服，不拘时⑦。

治产后乳汁不下或少，**栝楼酒**方

栝楼黄大者，一枚。剉碎

上一味，熟捣令烂，用好酒五盏，煎取三盏，去滓，每服一小盏，暖服，不拘时。

---

① 三：乾隆本、日本抄本、文瑞楼本同，明抄本作"一二"。
② 白油麻：乾隆本、日本抄本、文瑞楼本同，明抄本作"乌油麻"。
③ 七：乾隆本、日本抄本、文瑞楼本同，明抄本作"二"。
④ 王瓜：乾隆本、日本抄本、文瑞楼本同，明抄本作"土瓜根"。
⑤ 饮酒……自通：此11字乾隆本、日本抄本、文瑞楼本同，明抄本作"食瓜根酒，不拘时，频饮二三钟"。
⑥ 五两剉碎：乾隆本、日本抄本、文瑞楼本同，明抄本作"拭净赤毛，酥炙过"。
⑦ 每服……不拘时：此18字乾隆本、日本抄本、文瑞楼本同，明抄本作"水煎三钱成汤，入酒少许，频服二三钟"。

治产后乳无汁，**露蜂房散方**

露蜂房三枚①。剉碎，略炒

上一味，捣罗为散。每服二钱匕，温酒调下，不拘时服②。

治产后乳无汁，**栝楼散方**

栝楼根五两。切，焙干

上一味，捣罗为散。每服二钱匕，以白粥饮调下，温酒亦得，早晨、日午、至夜各一。

治产后乳无汁，**鱼灰散方**

鲤鱼头五枚。剉碎，瓦上烧灰

上一味，细研为散。每服二钱匕，以温酒调下，早晨、午时、夜卧各一。

治产后乳汁少或不下，**王瓜根汤方**

王瓜根五两。以水五碗同捣，绞取汁三碗，去滓不用

上一味取汁，每服一盏，入酒少许，同煎七分，温服，不拘时。

治产后乳汁不下，**莴苣饮方**

莴苣子一合。淘　糯米　粳米各半合。淘

上三③味，用甘草半两，煎汁一升，研前三味，滤去滓，分作三服，服之立下。

又方

木通剉　钟乳细研为粉　麦门冬去心，焙。各半两

上三味，捣罗为散。每服二钱匕，食后温酒调下，日再。

治乳无汁，下乳，**漏芦散方**

---

① 枚：乾隆本、文瑞楼本同，明抄本无，日本抄本作"两"。

② 上一味……不拘时服：此20字乾隆本、日本抄本、文瑞楼本同，明抄本作"慢炙为末，用白酒煎一钱，温服日二"。

③ 三：原作"二"，文瑞楼本同，与实际药味数不符，据明抄本、乾隆本、日本抄本改。

漏芦三分　栝楼根　王瓜根各一两①　木通剉。二②两　蛴螬研。三枚

上五味，捣研匀。每服二③钱匕，食后温酒调下，日再服。

又方

母猪蹄一只④　木通三两

上二味，㕮咀如麻豆大。每服五钱匕，水一盏半，煎至八分，去滓，食后温服。并取此汁作羹亦得。

产后妒乳

论曰：气血流行，则上为乳汁，下为月水，上下通达，不失常度，是谓平人。宜⑤通而塞则为痛，热气复乘之则为肿，向之流行者壅遏矣。倘失调治，则结硬成核，身体壮热，甚则憎风，遂为乳痈。世传气结乳闭，亦为妒乳者此也。

治产后乳汁不泄，结滞肿痛，**连翘汤**方

连翘未开者　射干　杏仁汤去皮尖、双仁，炒　大黄剉，炒　柴胡去苗　甘草炙，剉　升麻　防己　芍药　芒消研。各一两

上一十味，粗捣筛。每服五钱匕，水一盏半，煎至八分，去滓温服，不拘时。

治产后妒乳，乳汁不泄，结成痈肿，**玄参汤**方

玄参　芍药　连翘去梗⑥　防己　射干　升麻剉　芒消　白敛　大黄剉，炒。各一两　杏仁去皮尖、双仁，炒。四十枚⑦　甘草炙。三分

---

① 漏芦……各一两：此13字乾隆本、日本抄本、文瑞楼本同，明抄本作"漏芦　王瓜根　栝楼根三两"。

② 二：明抄本、乾隆本、文瑞楼本同，日本抄本作"三"。

③ 二：乾隆本、日本抄本、文瑞楼本同，明抄本作"一"。

④ 一只：乾隆本、文瑞楼本同，明抄本作"七只"，日本抄本作"一双"。

⑤ 宜：乾隆本、日本抄本、文瑞楼本同，明抄本作"若不"。

⑥ 梗：明抄本、乾隆本、文瑞楼本同，日本抄本作"根"。

⑦ 四十枚：日本抄本、文瑞楼本同，明抄本作"四十九枚"，乾隆本作"一两"。

上一十一味，粗捣筛。每服三钱匕，水一盏半，煎一盏，去滓温服，不拘时。

治产后妒乳，汁不通，疏肿痛①，**漏芦散方**

漏芦去芦头　地锦　蔓荆实去白皮　黄耆剉②　当归切，焙　威灵仙去土。各一两

上六味，捣罗为散。每服二钱匕，温酒调下，不拘时服。

治产后乳汁不泄，结成痈肿，热痛，**升麻汤方**

升麻　玄参　芍药　生干地黄焙　连翘　瞿麦取穗。各一两　射干半两　甘草炙。一分

上八味，粗捣筛。每服三钱匕，水一盏，煎至七分，去滓，不拘时温服。

治产后妒乳，**涂傅方**

野葛　芍药　薤白　当归　木通各半两　附子一分。春月不用此一味

上六味，各细剉如豆③大。用醋浸半日后，同煎沸，即先煎猪脂八分一碗，令烟出，次入乱发一分，洗去垢，煎令消，次入松脂一两半④，蜡半⑤两，再煎沸，绵布滤去滓，瓷合盛，冷则以故帛傅乳上，干则易之。

治产后妒乳，乳汁不泄，蕴结成痈，**连翘汤方**

连翘　大黄略炒。各半两　黄耆一两。剉　犀角屑　芍药　木通细剉　升麻　黄芩去黑心。各三分　竹叶一握。切　芒消半两

上一十味，粗捣筛。每服三钱匕，水一盏半，煎至八分，去滓温服，不拘时⑥。

---

① 汁不通疏肿痛：乾隆本、日本抄本、文瑞楼本同，明抄本作"乳汁不通，结成痈肿，疏肿止痛"。

② 剉：乾隆本、日本抄本、文瑞楼本同，明抄本作"蜜炙"。

③ 豆：日本抄本、文瑞楼本同，明抄本无，乾隆本作"麻豆"。

④ 一两半：乾隆本、日本抄本、文瑞楼本同，明抄本作"五分"。

⑤ 半：乾隆本、日本抄本、文瑞楼本同，明抄本作"一"。

⑥ 每服……不拘时：此20字乾隆本、日本抄本、文瑞楼本同，明抄本作"水煎三钱，去滓，入芒消五分，再沸服"。

治产后妒乳，壅结疼痛①，**牡丹皮散方**

牡丹皮　威灵仙洗，焙　黄耆剉　桂去粗皮　大黄酒蒸，切，焙　当归切，焙。各一两

上六味，捣罗为散。每服二②钱匕，温③酒调下，不拘时服，日三。

治产后妒乳，**鹿角散方**

鹿角一两半　故靴头二枚

上二味，烧灰研细。每服二钱匕，煎当归酒温调下，不拘时服。

治产后妒乳欲成痈，**铁粉散方**

铁粉研　细辛去苗叶　芎䓖　人参　防风去叉　干姜炮　黄芩去黑心　桂去粗皮　芍药　肉苁蓉酒浸，切，焙。各一两　当归切，焙　甘草炙。各二两

上一十二味，捣罗为散。每服三钱匕，酒调下，日四五服，或脓血败坏，自出为效。

治产后妒乳或痈，**鸡屎④散方**

鸡屎炒干⑤。一两　麝香半钱。细研

上二味，为细散。每服一钱匕，煎荆芥酒温调下，不拘时服。

治产后乳汁不泄，结滞不消，热肿，**二灰散方**

蔓荆实烧存性　皂荚刺烧存性。各一两

上二味，合研为散。每服二钱匕，温酒调下，不拘时。

治产后妒乳，结肿不消，热痛，**傅乳方⑥**

升麻　木香　檀香各半两

上三味，各取成块者，逐味就沙盆内，用酒少许带湿磨，三味相等，即用鹅羽刷傅乳上。如干，以水润之。常令湿润，一日

---

① 壅结疼痛：乾隆本、日本抄本、文瑞楼本同，明抄本作"结成痈肿"。

② 二：乾隆本、日本抄本、文瑞楼本同，明抄本作"一二"。

③ 温：乾隆本、日本抄本、文瑞楼本同，明抄本作"白"。

④ 鸡屎：乾隆本、日本抄本、文瑞楼本同，明抄本作"鸡屎醴"。

⑤ 干：乾隆本、日本抄本、文瑞楼本同，明抄本作"香"。

⑥ 傅乳方：乾隆本、日本抄本、文瑞楼本同，明抄本作"升麻傅乳方"。

两次傅之。

治产后妒乳，结滞成痈肿，发热疼痛，**槲皮汤**洗方

槲皮三①升。细切

上一味，以水一斗，煮取七升，通手便洗，不拘时，频暖洗之。

治产后妒乳成痈肿，或已破脓血未散，**天麻草洗方**

天麻草五两②。细切

上一味，以水一斗，煮取七升，去滓，通手洗之，不拘时，频频暖洗。

产后乳结核

论曰：产后乳结核者，以气血虚弱，风邪搏之，乳脉凝滞，故结而为核。日久不差，蕴积生热，热胜则肿，甚则成痈也。

治产后乳结核，或成痈肿，发热疼痛，**枳壳汤方**

枳壳去瓤，麸炒　芍药　人参　黄耆剉　木通剉　当归切，焙　桂去粗皮　蒺藜子炒，去角　鸡骨醋炙　大黄剉，炒。各一两

上一十味，粗捣筛。每服二钱匕，水一盏，煎七分，去滓温服，不拘时。

治产后乳结核，坚硬疼痛，**当归散方**

当归切，焙　芍药　黄耆③剉　蒺藜子炒，去角　鸡骨炙　附子炮裂，去皮脐　枳实去瓤，麸炒。各二④两　桂去粗皮　人参　薏苡仁各一两

上一十味，捣罗为散。每服三钱匕，酒调服，日三。

治产后乳结核，或坚硬疼痛，**莽草散方**

---

① 三：明抄本、日本抄本、文瑞楼本同，乾隆本作"二"。
② 五两：乾隆本、日本抄本、文瑞楼本同，明抄本作"不拘多少"。
③ 黄耆：明抄本、乾隆本、文瑞楼本同，日本抄本作"黄芩"。
④ 二：乾隆本、日本抄本、文瑞楼本同，明抄本作"一"。

莽草叶一两　紫葛　大黄各半两　赤小豆二两^①

上四味，捣为末。用醋调如糊，傅结核上，频易之，每易则先以热葱汤洗。

治产后乳肿热痛，外傅膏方

黄连去须^②。三分　大黄生　鼠^③粪炒。各半两

上三味，捣罗为末。用米糊调^④，傅乳四边，频易之，每易先用热葱汤洗。

治产后乳结核及初结作痈，服此麦门冬汤方

麦门冬去心，焙　黄芩去黑心　黄耆剉　芍药　赤茯苓去黑皮　甘草　木通剉。各二两^⑤　桑寄生　防风^⑥去叉　人参各三两

上一十味，吹咀如麻豆大。每服五钱匕，水一盏半，入枣二枚，擘，煎取一盏，去滓，入砂糖一枣大令销，温服，不拘时候。乳渐消减，即服后方天门冬丸。

治产后乳结核，天门冬丸方

天门冬去心，焙。二两半　木通剉　黄耆剉　防风去叉　生干地黄焙　桑寄生剉　人参各一两　羌活去芦头。一两半　大黄一两　白芷　升麻各三分　泽兰去枝梗　茯神去木　天雄炮裂，去皮脐　黄芩去黑心　枳实去瓤，麸炒　五味子各半两

上一十七味，捣罗为末，炼蜜为丸梧桐子大。每服二十丸加至三十丸，温酒下，日三。

治产后乳结核，疼痛或肿，欲成痈，外消膏方

伏龙肝半两　大黄剉。半两　生姜一分。洗，切，研细

上三味，除姜外为细末，和匀，用醋调作膏，看大小摊贴病上，早晚易之。

---

① 两：乾隆本、日本抄本、文瑞楼本同，明抄本作"合"。
② 须：乾隆本、日本抄本、文瑞楼本同，明抄本作"芦"。
③ 鼠：乾隆本、日本抄本、文瑞楼本同，明抄本作"雄鼠"。
④ 用米糊调：乾隆本、日本抄本、文瑞楼本同，明抄本作"以蜜和"。
⑤ 各二两：乾隆本、日本抄本、文瑞楼本同，明抄本无。
⑥ 防风：乾隆本、日本抄本、文瑞楼本同，明抄本此药排在药物组成的最后，剂量为"一两"，且木通后无"各二两"，人参后无"各三两"。

治产后乳结核，欲坏不坏，**托里散方**

威灵仙洗，焙　当归切，焙　牡丹皮　芍药剉　黄耆剉　桂去粗皮。各一两　大黄炮。半①两

上七味，捣罗为散。每服三钱匕，温酒调下，不拘时候。

治产后乳肿或结核，败坏热闷，**升麻汤方**

升麻　白敛各一两半　大黄生。半两　黄芩去黑心。一两　芒消研。半两　桂去粗皮。一两　人参　黄耆剉。各三分

上八味，捣为粗末。每服三钱匕，水一盏，煎七分，去滓温服，不拘时。

治产后乳肿痛，烦热，**蔓荆实散方**

蔓荆实炒。二两　甘草炙。半两

上二味，捣罗为散。每服二钱匕，温酒调下②，不拘时服。

治产后乳结核肿痛，发热烦闷③，**大黄汤方**

大黄剉，略炒　芍药　楝实④擘破，炒，去子　马蹄炙焦黄。各一两

上四味，粗捣筛。每服二⑤钱匕，水一盏，煎七分，去滓温服，不拘时。

治产后乳初觉有核，渐发热痛，累日不退，欲成痈，**黄芩汤方**

黄芩圆小者　甘草炙，剉　桑寄生剉　防风去叉　木通剉　麦门冬去心，焙　赤芍药　黄耆剉　大黄各一两

上九味，粗捣筛。每服五钱匕，水一盏半，煎至一盏，去滓温服，不拘时。

治乳结核坚硬，**当归散方**

当归切，焙　桂⑥去粗皮。各半两　芍药　人参　枳实去瓤，

---

① 半：乾隆本、文瑞楼本同，日本抄本作"十"。明抄本无此方。

② 温酒调下：乾隆本、日本抄本、文瑞楼本同，明抄本作"空心酒下"。

③ 烦闷：乾隆本、日本抄本、文瑞楼本同，明抄本作"烦渴"。

④ 楝实：明抄本、日本抄本、文瑞楼本同，乾隆本作"枳实"。

⑤ 二：乾隆本、日本抄本、文瑞楼本同，明抄本作"三"。

⑥ 桂：乾隆本、日本抄本、文瑞楼本同，明抄本排在药物组成的最后。

麸炒。各三分　蒺藜子炒，去角　鸡骨炙。各一两　木通①剉　黄耆剉。各一两半②

上九味，捣罗为散。每服二钱匕，空腹酒调下，日再。

产后乳结痈

论曰：产后冲任不足，气血俱虚，僭热潜行，入于足阳明之脉。其直行者，从缺盆下乳内廉，下侠脐，入气冲中。冲脉者，起于气冲。并足阳明之经夹脐上行，至胸中而散也。其经为邪热攻冲，则血为之击搏，气为之留滞，击搏则痛作，留滞则肿生，《内经》所谓营气不从，逆于肉理，乃生痈肿。产后多有此疾者，以乳汁蕴积，与气相搏故也。

治产后乳痈欲结未结，发热肿痛，**当归饮方**

当归切，炒③　芍药　牡丹皮　生干地黄焙　人参　黄耆剉　大黄生　升麻　连翘各一两

上九味，粗捣筛。每服五④钱匕，水一盏半，煎至七分，去滓温服，不拘时。

治产后乳结核，或肿痛，渐成痈，烦热，**黄耆汤方**

黄耆剉　生干地黄焙　麦门冬去心，焙　升麻各一两半　人参　赤茯苓去黑皮。各一两　当归切，炒　芍药　远志去心　甘草生。各半两

上一十味，粗捣筛。每服五⑤钱匕，水一盏半，煎至一盏，去滓温服，不拘时。

治产后乳结痈，肿痛烦热，**铁粉散方**

铁粉别研　肉苁蓉酒浸，切，焙　桂去粗皮　细辛去苗叶　芎劳　人参　防风去叉　干姜⑥　黄芩去黑心　芍药　当归切，

---

① 木通：乾隆本、日本抄本、文瑞楼本剂量同，明抄本作"三分"。
② 各一两半：乾隆本、日本抄本、文瑞楼本同，明抄本作"一两"。
③ 切炒：文瑞楼本同，明抄本无，乾隆本、日本抄本作"焙"。
④ 五：乾隆本、日本抄本、文瑞楼本同，明抄本作"三"。
⑤ 五：乾隆本、日本抄本、文瑞楼本同，明抄本作"三"。
⑥ 干姜：明抄本、文瑞楼本同，乾隆本、日本抄本此后有"炮"。

炒　甘草炙，剉。各一两

上一十二味，捣罗为散。每服二钱匕，温酒调下，不拘时。

治乳痈疼痛，寒①热，**蛇蜕皮散方**

蛇蜕皮烧灰。半两　麝香二钱

上二味，研细。每服二钱匕，热酒调下，不拘时。

治产后乳结痈脓②，败坏不散，发热疼痛，**芍药汤方**

芍药　桂去粗皮　黄耆剉　赤茯苓去黑皮　当归切，炒③　生干地黄焙。各一两　甘草炙，剉　人参　麦门冬去心，焙。各一两

上九味，㕮咀如麻豆大。每服五④钱匕，水一盏半，入生姜一枣大，切，煎至八分，去滓，下朴消末一钱匕⑤，再煎令沸，温服，不拘时。

治产后乳痈热痛，未结脓者，**甘草饮方**

甘草半两。半炙半生　栝楼一枚。去皮用瓢

上二味，先以酒三盏，煎甘草至二盏，入栝楼瓢，煎至一盏，去滓，温服半盏。如稠，即以温酒少许解之；未效，再作。

治产后乳痈，脓溃未溃，热痛不已，**栝楼散方**

栝楼实二两　败酱　细辛去苗叶　干姜炮　厚朴去粗皮，生姜汁炙　桔梗⑥炒　人参　防风去叉。各半两

上八味，捣罗为散。每服三钱匕，温酒调下，水一盏，煎至八分，温服亦得，不拘时。

治乳汁不出，蕴积在内，结成痈肿，此名妒乳，**蜂房散方**

露蜂房烧灰

上一味，研细。每服二钱匕，水一盏，煎至六分，温服，不

---

① 寒：乾隆本、日本抄本、文瑞楼本同，明抄本作"烦"。

② 脓：乾隆本、日本抄本、文瑞楼本同，日本抄本旁注"作肿"，明抄本作"肿毒"。

③ 切炒：乾隆本、文瑞楼本同，明抄本无，日本抄本作"焙"。

④ 五：乾隆本、日本抄本、文瑞楼本同，明抄本作"三"。

⑤ 一钱匕：乾隆本、日本抄本、文瑞楼本同，明抄本作"五分"。

⑥ 桔梗：乾隆本、日本抄本、文瑞楼本同，明抄本此药排在药物组成的最后，剂量为"一两"，防风无"各半两"。

拘时。

治产后乳痈欲结未结，脓攻疼痛，**黄耆膏方**

黄耆_剉 芎䓖 当归切，炒^① 黄芩去黑心 黄连去须 白敛 芍药 防风去叉。各一两

上八味，捣罗为末。用鸡子白调，随大小贴之，每日一易。

治产后乳痈肿痛，脓不消散，**托外膏方**

黄耆_剉。一两半 白芷 大黄剉，炒。各一两 当归切，炒 续断各三分 薤白切。二合 松脂二两。别研 猪脂五两^② 生地黄汁一升 蜡一两半

上一十味，将前五味捣为细末，入地黄汁，慢火煎渐稠，次入猪脂、松脂、薤、蜡等，再煎成膏，以新布滤过，新瓷器盛，候冷摊帛上，看大小贴之，逐日一易。

治产后乳痈破后脓血不尽，**猪蹄汤**洗方

猪蹄一具 当归切，炒 芍药 黄芩去黑心 独活去芦头 莽草 大黄剉，炒 芎䓖各半两

上八味，捣罗七味为细末，将猪蹄剉洗令净，以水五升煮熟，去滓，澄清，内药，再煎令热，通手洗乳上令透，拭干，良久又暖洗，不拘次数。

治乳痈，**黄连膏方**

黄连去须 大黄剉，炒^③。各一分 鼠粪末半两

上三味，为细末，煮黍米粥饮，调如膏，于四边傅之。

治乳汁不时泄，蕴积于内，遂成痈，**漏芦膏方**

漏芦 黄芩去黑心。各一两 米粉半两

上三味，为细末。新水调如膏涂之。

治乳痈肿痛，**大黄散方**

大黄剉 楝实各一两 芍药一两一分^④ 马蹄炙，剉。一两半

---

① 炒：日本抄本、文瑞楼本同，明抄本无，乾隆本作"焙"。
② 两：乾隆本、日本抄本、文瑞楼本同，明抄本作"合"。
③ 炒：日本抄本、文瑞楼本同，明抄本无，乾隆本作"焙"。
④ 一两一分：乾隆本、日本抄本、文瑞楼本同，明抄本作"一两"。

上四味，捣罗为散。每服二钱匕，空腹米饮调下，盖覆取汗，服三剂差。

治乳肿，初觉有异，**麦门冬汤**方

生麦门冬去心　黄耆剉　防风去叉　桑寄生各一两半　甘草炙。三分　木通二两半　黄芩去黑心　赤芍药各一两半①

上八味，㕮咀如麻豆大。每服五钱匕，水一盏半，入枣二枚，煎至八分，去滓，内乳糖一分，再煎一沸，去滓温服。

① 生麦门冬……赤芍药各一两半：此42字乾隆本、文瑞楼本同，日本抄本除甘草"三分"作"一分"外，余同，明抄本作"麦门冬去心　防风　片芩　白芍药　桑寄生　绵黄芪一两　木通二两半　甘草三分"。